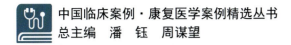

中国临床案例·康复医学案例精选丛书

总主编 潘 钰 周谋望

脏器康复案例精选

江 山 李 欣 曹 磊 主 编

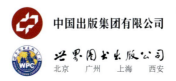

中国出版集团有限公司

世界图书出版公司

北京 广州 上海 西安

图书在版编目（ＣＩＰ）数据

脏器康复案例精选 / 江山，李欣，曹磊主编 .
北京：世界图书出版有限公司北京分公司，2025.3.
ISBN 978-7-5232-2094-8

Ⅰ. R509

中国国家版本馆 CIP 数据核字第 2025Y182R5 号

书　　名	脏器康复案例精选	
	ZANGQI KANGFU ANLI JINGXUAN	
主　　编	江　山　李　欣　曹　磊	
总 策 划	吴　迪	
责任编辑	张绪瑞	
特约编辑	付春艳	
出版发行	世界图书出版有限公司北京分公司	
地　　址	北京市东城区朝内大街 137 号	
邮　　编	100010	
电　　话	010-64033507（总编室）　　0431-80787855　　13894825720（售后）	
网　　址	http://www.wpcbj.com.cn	
邮　　箱	wpcbjst@vip.163.com	
销　　售	新华书店及各大平台	
印　　刷	长春市印尚印务有限公司	
开　　本	787 mm×1092 mm　　1/16	
印　　张	19.25	
字　　数	339 千字	
版　　次	2025 年 3 月第 1 版	
印　　次	2025 年 3 月第 1 次印刷	
国际书号	ISBN 978-7-5232-2094-8	
定　　价	238.00 元	

《脏器康复案例精选》
编委会

总主编

潘　钰　　北京清华长庚医院

周谋望　　北京大学第三医院

主　编

江　山　　中日友好医院

李　欣　　北京清华长庚医院

曹　磊　　首都医科大学宣武医院

副主编

张立新　　中国医科大学附属盛京医院

李　眺　　珠海市人民医院

王荣丽　　北京大学第一医院

杨国法　　晋城市人民医院

刘小燮　　北京大学第三医院

编　委

（按姓氏笔画排序）

卜宏伟　　中国康复研究中心北京博爱医院

王若溪　　北京小汤山医院

王思远　　中日友好医院

王家玺　　中日友好医院

王晨昊　　北京大学第一医院

尹　珏　　中日友好医院

田心保　　宁夏医科大学总医院

付　莎　　南方医科大学第三附属医院

朱　宁　　宁夏医科大学总医院

朱志中　　天津市环湖医院

刘　畅　　中日友好医院

刘旭妍　　中日友好医院

刘园园　　宁夏医科大学总医院

刘泽键　　北京小汤山医院

汤　颖　　南方医科大学第三附属医院

许　鹏　　中国科学技术大学附属第一医院

孙　洁　　北京小汤山医院

孙小花　　北京清华长庚医院

李　榕　　宁夏医科大学总医院

李明真　　中日友好医院

杨　光　　中国人民解放军总医院京中医疗区

杨　蕾　　北京大学第一医院

杨天祎　　中日友好医院

吴　涛　　浙江大学医学院附属邵逸夫医院

吴　霜　　贵州医科大学附属医院

吴骐亘　　晋城市人民医院

邹丽丽　　北京清华长庚医院

宋云锋　　晋城市人民医院

张　羽　　中日友好医院

张　欣　　中国康复研究中心北京博爱医院

张小年　　中国康复研究中心北京博爱医院

张栢毓　　北京大学第一医院

张健华　　中日友好医院

陈　彦　　贵州医科大学附属医院

林瑞珠　　宁夏医科大学总医院

罗　春　　北京大学第一医院

岳雅蓉　　包头市蒙医中医医院

金　贺　　北京中医药大学东直门医院

周红俊　　中国康复研究中心北京博爱医院

郑海清　　中山大学附属第三医院

郑鑫鑫　　中日友好医院

项文平　　包头市蒙医中医医院

赵子怡　　北京清华长庚医院

赵利娜　　中国医科大学附属盛京医院

郝春霞　　中国康复研究中心北京博爱医院

段亚景　　中日友好医院

姜一梦　　北京大学第一医院

秦　峤　　北京大学第一医院

郭军辉　　北大医疗海洋石油医院

蓝嘉威　　珠海市人民医院

靖华芳　　中国康复研究中心北京博爱医院

薛　慧　　包头市中心医院

穆景颂　　中国科学技术大学附属第一医院

学术秘书

李明真　　中日友好医院

第一主编简介

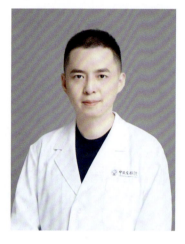

　　江山，主任医师，副教授，中日友好医院康复医学科主任。兼任中华医学会物理医学与康复学分会青年学组副组长，中国医师协会康复医师分会理事，中国医师协会康复医师分会青年工作组、重症学组副组长，中国老年医学学会康复分会常务委员兼秘书长，北京医学会物理医学与康复学分会常务委员，北京医师协会康复医师分会副会长，中国康复医学会远程康复专业委员会副主任委员兼秘书。

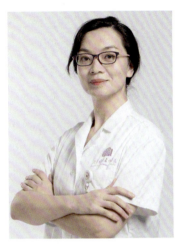

李欣，博士，副主任医师，就职于北京清华长庚医院康复医学科。兼任北京康复医学会呼吸康复专业委员会委员，北京神经内科学会康复医学专业委员会委员，北京康复医学会康复医学教育专业委员会委员等学术职务；《机器人外科学杂志》编委。

参与科研项目多项，国家重点研发计划、国家临床重点专科建设项目、科技创新2030"新一代人工智能"重大项目、北京市科委科技计划多项，开发系统并获专利5项，发表医工交叉领域论文多篇，发表学术专著2部。获2023年中国康复医学会科学技术奖一等奖，2020年产学研合作创新成果奖二等奖。

从事康复临床工作及研究10余年，主要的业务方向是神经系统康复、肿瘤康复、移植康复、胃肠康复、二便康复等脏器康复。研究方向致力于研究医疗数据管理及医疗大数据分析的应用。在肝移植、肺移植、腹膜癌手术等外科手术的加速康复及围术期的康复方面处于领域领先水平。

第三主编简介

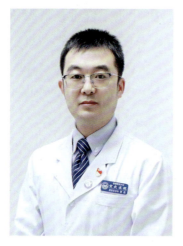

　　曹磊，主任医师，副教授，硕士研究生导师，首都医科大学宣武医院（雄安）康复医学科执行主任。兼任中国康复医学会青年工作委员会副主任委员，北京医师协会康复医学专科医师分会常务委员兼总干事，中华医学会物理医学与康复学分会青年学组委员，中国康复医学会颅脑创伤康复专业委员会常务委员等学术职务。

序

　　近年来，脏器康复的概念越来越受到人们的重视。除了大家日益关注的呼吸康复、心脏康复以外，脏器康复还包括肾脏康复、胃肠康复、肌肉血管康复、代谢疾病如糖尿病康复等。广大康复领域从业者充分认识到各种脏器疾病可能会产生功能障碍甚至残疾的后果，为了避免这些情况的发生，需要对脏器疾患的患者进行康复评定，制订康复计划并实施康复治疗，以减少残障、提高患者生活质量。

　　由于人口老龄化的增加，加上生活方式和饮食结构的改变，慢性病患者的比例逐年提高，并呈现年轻化趋势，由此带来的脏器疾病的康复需求也越来越大。然而，中国脏器疾病康复手段和康复疗效尚处于初期阶段，康复专业人员的专业背景、学科知识及临床经验的巨大差异导致了康复诊疗水平不统一，康复服务能力整体不足，限制了康复质量的提高与学科进一步发展。

　　本书的 29 个典型病例均来源于全国从事一线临床工作的脏器康复相关工作人员，涵盖了呼吸康复、心脏康复、肾脏康复、胃肠康复、前庭康复、内分泌疾病及风湿免疫疾病康复、肌肉血管康复等，可以为广大医师和治疗师提供脏器康复管理模式、诊疗思路及经验的参考，有助于提高类似病例的诊治水平和服务质量。

2024 年 7 月 24 日

序言专家简介

　　谢欲晓，主任医师，教授。全国首席康复科学传播专家，中国老年医学学会康复分会会长，中国老年医学会标准化专家库成员，中华医学会物理医学与康复学分会常务委员兼心肺学组组长，中国康复医学会远程康复专业委员会主任委员，中国康复医疗转化技术协会常务理事兼言语康复专业委员会副主任委员，中国康复医学会常务理事兼副秘书长、运动康复专业委员会副主任委员、康复医学教育专业委员会常务委员，《中华物理医学与康复杂志》《中国康复医学杂志》《国外医学康复医学分册》《中国康复》《健康管理》等杂志编委。"第五届人民名医·优秀风范"获奖者。

前　言

　　脏器康复是现代康复医学中的一个重要且复杂的分支，涉及呼吸系统、心血管系统、消化系统、内分泌系统等全身多个系统的脏器疾病。当前我国正在迅速进入老龄社会，是世界上老年人口绝对数量最多的国家，伴随而来的是各种慢性病发病率的上升，因此脏器康复的作用越来越重要。

　　相较于神经康复、骨关节康复，我国脏器康复尚处于起步阶段。近年来，呼吸康复、心脏康复等多种脏器康复的研究进展很快，康复理念和技术也越来越多样化。为了让广大从事康复临床工作的医务人员更加深入了解脏器康复的相关进展和技术，本书特选取了 29 个脏器康复的典型病例，每个病例均来源于从事一线临床工作的医务人员。希望本书能帮助读者从临床医务人员的视角了解脏器康复的方方面面。

　　本书的出版倾注了所有参编人员的辛勤劳动，对此，我真诚地向各位作者和工作人员致以衷心的感谢！同时，也衷心地感谢全国首席康复科学传播专家谢欲晓教授为本书作序。也希望广大读者对本书的不足和存在的问题进行指正。

2024 年 7 月

目　录

病例1 冠状动脉旁路移植术联合二尖瓣置换术后 心脏康复

一、病历摘要

患者男性，47岁。

主 诉：冠状动脉旁路移植术联合二尖瓣置换术后8天，四肢乏力。

现病史：患者在术前两周因"间断性左胸部疼痛10余天"就诊于某三甲心血管专科医院。入院行冠状动脉造影示三支病变＋左主干病变，心脏彩超示二尖瓣钙化并近中量反流。于2021年5月26日行冠脉搭桥术（搭桥4根），同时术中探查二尖瓣，尝试修复治疗不成功，切除二尖瓣前叶，保留部分后瓣叶及瓣下腱索，完成二尖瓣机械瓣置换术。术后给予围术期床旁排痰、肢体、步行等康复训练。因术后仍存在乏力，为行心脏康复于2021年6月4日至我院心脏康复中心治疗。

既往史：高血压5年，血压控制尚可；高脂血症多年。无糖尿病、脑梗死病史。无吸烟、饮酒史。

家族史：否认家族遗传病史及类似疾病史。

体格检查：脉搏78次/分，血压129/63 mmHg。神清语利，胸部及双下肢伤口愈合良好。肺腹阴性。心律齐，心率78次/分，二尖瓣听诊区可闻及金属瓣起闭音。双足背动脉搏动较弱。

专科评估：无运动习惯，身体活动情况分级低级；无家族史、糖尿病史及骨骼肌肉系统异常。心血管病危险因素：①体重指数（body mass index，BMI）25.3，超重；②腰围93 cm，腰臀比0.96；③高血压5年未规律治疗；④高脂血症5年未规律治疗。

药物评估：术后同质化管理，抗血小板聚集、抗凝、降脂、β受体阻滞剂、扩冠、降压治疗。

营养评估：采用心脏健康餐盘与脂肪餐评估量表进行评估，结果：饮食习惯不健康。

运动能力评估：体适能及心肺耐力低下。

心理评估：轻度抑郁及焦虑，睡眠障碍。

尼古丁依赖评估：无吸烟史。

辅助检查：

心脏彩超：（2021 年 5 月 14 日）左心室射血分数（left ventricular ejection fraction, LVEF）71%。二尖瓣瓣环内径约 30 mm×31 mm，二尖瓣前叶回声增强、增厚，闭合时可见中量反流信号。（2021 年 5 月 31 日）LVEF 67%，二尖瓣为人工瓣置换术后，左房增大。

冠状动脉造影（2021 年 5 月 18 日）：左主干：末端 70% 狭窄，远端血流 TIMI 分级 3 级。左前降支：近中段性 80% 狭窄，远端血流 TIMI 分级 3 级。左回旋支：中远段闭塞病变，远端血流 TIMI 分级 0 级。右冠状动脉：中远段闭塞病变，远端血流 TIMI 分级 0 级。SYNTAX 评分 32 分，建议冠状动脉搭桥手术治疗。

化验（2021 年 6 月 4 日）：甘油三酯 1.93 mmol/L，总胆固醇 4.90 mmol/L，高密度脂蛋白胆固醇 0.57 mmol/L，低密度脂蛋白胆固醇 3.45 mmol/L；凝血功能：凝血酶原时间 21.80 秒，国际标准化比值 1.89。血常规、肝肾功能、电解质、血糖等未见异常。

疾病诊断：①冠心病：冠状动脉旁路移植术后，心功能 2 级［美国纽约心脏病学会（NYHA）分级］；②二尖瓣置换术后；③高血压 2 级（很高危）；④高脂血症。

功能诊断：①有氧能力低下；②日常生活活动能力受限；③社会参与能力下降。

二、诊疗经过

患者于 2021 年 6 月 4 日入我院心脏康复中心，依据《2020 冠状动脉旁路移植术后心脏康复专家共识》对患者进行全面详细的评估，发现其主要原因是术后有氧代谢能力、心肺储备功能、冠状动脉血管循环能力、运动耐量均不同程度的下降，且患者运动危险分层为高危，给予Ⅰ期住院、Ⅱ期门诊、Ⅲ期居家康复。

Ⅰ期康复旨在改善患者术后血流动力学，增加左室射血功能，提高心肺耐力、减少术后并发症，此期运动仍须在心电和血压监护下进行，以有氧运动为主，辅以呼吸训练、下肢为主的抗阻及肩关节活动度训练（病例 1 图 1）。Ⅱ期门诊康复目的是提高桥血管通畅率，提高患者运动能力和生活质量（quality of life, QoL），含二级药物预防、运动、营养、心理、睡眠、生活方式管理等内容。此期根据患者危险分层为高危，给予监护，依据临床、药物、营养、心理等评估基础，完成体适能及心肺功能再评估，调整运动处方。根据心肺运动试验（cardiopulmonary exercise testing, CPET）以无氧阈强度进行有氧训练，辅以吸气肌肌力训练、抗阻训练（包括上肢、下肢及躯干）、柔韧平衡等训练。Ⅲ期康复是Ⅱ期延续，根据患者心脏康复综合评估结果提示，该患者仍为中高危患者，居家康复佩戴远程监护设备，保障患者运动过程中心电、血压、心率、血氧饱和度（percutaneous oxygen saturation，SpO$_2$）等数据实时上传，确保安全、规范实施运动训练，定期复诊，积极随访，及时更新运动处方，运动内容主要包括有氧运动、抗阻运动、柔韧性运动、平衡训练等。

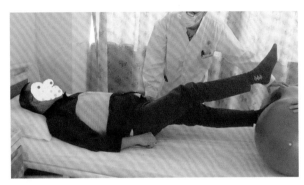

病例1图1 患者住院期间Ⅰ期康复（下肢床旁抗阻训练）

患者完成14天Ⅰ期住院心脏康复后，行Ⅱ期门诊与Ⅲ期居家康复治疗。经过持续6个月规范的综合心脏康复治疗，患者生理指标、影像学检查、体适能及心肺功能等指标明显改善。术后40天重返原工作岗位（轻体力劳动）并与患者建立线上及线下随访，定期门诊复查生理指标，定期评估心肺功能等。

居家康复后再次辅助检查：

1. 化验（2021年12月3日） 甘油三酯0.98 mmol/L，高密度脂蛋白胆固醇1.02 mmol/L，低密度脂蛋白胆固醇1.73 mmol/L，总胆固醇3.2 mmol/L；凝血功能（2021年10月15日）：凝血酶原时间17.40秒，国际标准化比值1.92。总胆固醇、低密度脂蛋白胆固醇、总胆固醇均较之前降低，高密度脂蛋白胆固醇较之前升高，国际标准化比值控制达标。

2. 心脏超声（2021年10月15日） 左室射血分数71%，二尖瓣置换术后，左房稍增大，左室舒张功能减低，治疗后左室射血分数提高。

3. 冠状动脉电子计算机断层扫描（computed tomography，CT）（2021年12月3日） 冠状动脉搭桥术＋二尖瓣置换术后，主动脉－对角支、主动脉－后降支左室后支桥血管通畅，左乳内动脉 - 前降支桥血管及吻合口通畅，以远前降支管腔观察受限，左室壁厚度正常，心肌密度均匀。

4. 心肺功能　治疗后体适能及心肺功能明显改善，见病例 1 表 1、病例 1 表 2。

5. 心理评估　患者抑郁、焦虑及睡眠状态均得到一定程度的改善。

病例 1 表 1　患者各阶段一般情况与体适能评估结果

项目名称	入院时（Ⅰ期）	出院时（Ⅰ期）	门诊康复 1 个月（Ⅱ期）	居家康复 3 个月后（Ⅲ期）
体重（kg）	74	72.5	70.8	65.5
腰围（cm）	93	92	90	83
腰臀比	0.96	0.95	0.93	0.86
左 / 右握力（kg）	34.6/41.8	36.7/45.6	38/45.3	41.7/45.9
4 米步行速度测试（m/s）	3.06	3.03	3.01	3.06
起立 - 行走计时测试（秒）	5.54	5.35	5.06	5.08
30 秒坐站测试（秒）	12.53	10.06	9.36	7.07
口腔最大吸气压（cmH$_2$O）	45	53.5	57.28	51.05
6 分钟步行距离（米）	371	491	510	555

病例 1 表 2　患者各阶段心肺运动试验结果

项目名称	住院康复（Ⅰ期）（2021 年 6 月 15 日）	门诊康复（Ⅱ期）（2021 年 7 月 14 日）	居家康复（Ⅲ期）（2021 年 10 月 14 日）
FVC（L）	3.37	3.46	4.14
FEV$_1$（L）	2.34	2.73	3.14
MVV（L/min）	126.1	140.1	143.4
Peak Power（Watt）	87	119	116
Peak VO$_2$/k [mL/（kg·min）]	14.8	17.3	20.1
Peak Mets（MET）	4.2	4.9	5.7
Peak VO$_2$/k@AT [mL/（min·kg）]	11.2	11.9	14.4
Peak VO$_2$/HR（ml/beat）	9.7	10.2	12.0

注：FVC，用力肺活量；FEV$_1$，1 秒用力肺活量；MVV，分钟最大通气量；Peak Power，峰值功率；Peak VO$_2$/k，峰值公斤摄氧量；Peak Mets，峰值代谢当量；Peak VO$_2$/k@AT，无氧阈公斤摄氧量；Peak VO$_2$/HR，峰值氧脉搏。

三、病例特点及讨论

患者高血压、高脂血症史 5 年未规律治疗，因冠状动脉多支病变、二尖瓣中度反流，同时行冠状动脉旁路移植术联合瓣膜置换术。术后第 1 天予围术期康复，术后第 8 天入我院给予 I 期住院、II 期门诊、III 期居家综合心脏康复治疗，且于术后 20 天即较早行心肺运动测试，为运动处方制订提供精准依据，保障训练安全有效。经 6 个月院内与居家持续规范心脏康复治疗，患者峰值摄氧量（peak oxygen uptake，VO_2 peak）提高至 35.8%、峰值代谢当量（metabolic equivalent，METs）提高至 35.7%、无氧阈（anaerobic threshold，AT）提高至 28.5%、峰值氧脉搏（O_2/HR）提高至 23.7%，患者有氧代谢能力、心肺储备功能、冠状动脉血管循环能力、运动耐量等均得到明显改善。

心脏瓣膜术后或冠状动脉旁路移植术心脏康复为 I A 类推荐，即可开展全面康复。心脏外科术后病情稳定即可开始院内 I 期康复，其中围术期进行以咳嗽训练和肢体运动为主的运动康复，减少肺感染等并发症，为 I 期康复做准备。I 期康复旨在改善患者术后血流动力学，增加左室射血功能，提高心肺耐力，减少术后并发症，此期运动仍须在心电和血压监护下进行，对可进行 200 米以上步行负荷者，I 期住院期间建议完成心肺运动负荷试验，精准评价运动能力，指导运动处方。II 期门诊康复含二级药物预防、运动、营养、心理、睡眠、生活方式管理等内容，此期据患者危险分层给予相应监护形式，心脏康复有助于提高桥血管通畅率，降低再住院率和相关医疗费用，提高患者运动能力和生活质量。III 期居家康复是 II 期延续，其运动可通过远程居家监护系统监测训练中的心电、血压、血氧饱和度等，确保安全、规范实施运动训练，定期复诊、积极随访，及时更新运动处方。

但是全周期综合心脏康复的实施受到诸多因素的影响，接受并坚持完成全周期的心脏外科术后患者占比很少。影响因素主要有患者的依从性、医院的客观条件（是否同时开展全周期闭环心脏康复管理模式）、患者家庭和社会的支持，以及院外患者康复训练的强度制订和安全把控等。

本病例患者依从性很好，患者在心血管专科医院行冠状动脉旁路移植术联合二尖瓣置换术生命体征平稳就已经开始进行围术期的康复训练，减少了患者卧床时间，增加了下床活动及步行时间，减少了由于卧床产生的不利影响。8 天后患者从心血管专科医院无缝衔接转到我康复中心继续进行康复训练，心脏康复的连续性得到保证。在我院由专业的心脏康复团队进行科学的评估和有针对性的康复训练，且在术后 20 天即较早行心肺运动测试，为运动处方制订提供精准依据，同时患者在不同时期均有阶段性评估，并及时根据患者科学的评估结果调整运动处方。患者不论是在医院监护下（住院与门诊）的运动还是远程监护下的居家运动，均可保障其运动的规范性与安全性，大大提高了患者的运动效率，高效地提高了其术后心肺储备能力和生活质量，患者获益显著。

因此，本病例体现了心脏外科术后给予患者围术期、术后早期（住院康复期）、门诊、居家的全周期综合心脏康复管理的重要性，这样的全周期闭环管理模式可提高患者的康复效率，增加患者的依从性，且运动的过程是安全的、高效的，值得临床推广。

四、病例相关问题及分析

根据以上病例资料，我们总结了关于冠状动脉旁路移植术联合二尖瓣置换术患者康复的几方面具有代表性的问题进行讨论，希望为广大康复同行们提供参考。

1. 针对冠状动脉旁路移植术联合二尖瓣置换术早期患者，何时可以进行心肺运动试验评估？

心肺运动试验作为一种客观、定量、无创、可同时反映心肺代谢及整体功能的方法，已广泛用于心肺康复中的功能评估、临床疗效及预后评价、手术风险评估及管理、运动处方制订等方面，是心肺储备功能和运动耐力的有效检测方法，能够很好地反映出受试者的运动功能。对于心脏外科术后病情稳定的患者，当其具备 200 米以上独立步行能力时，建议完成心肺运动负荷试验，精准评价运动能力，指导运动处方。

2. 如何把控冠状动脉旁路移植术联合二尖瓣置换术患者康复训练中的安全？

心脏外科术后患者运动康复存在一定的风险，所以在运动中的安全把控至关重要，不仅需要专业的心脏康复团队，还要做好患者在运动中各项指标的监测，以便及时发现隐患，预防不良事件的发生。

患者初次评估时，根据患者的病情和运动能力等确定患者的运动危险分层，运动时患者受监护的次数会根据其运动危险分层的结果有所不同，病情越复杂的患者需要监测的次数越多。建议运动危险分层为低危的患者心电监护下运动至少 6～18 次，运动危险分层为中危的患者心电监护下运动至少 12～24 次，运动危险分层为高危的患者心电监护下运动至少 18～36 次。

运动测试和运动训练时均有心脏康复科临床医生和心肺物理治疗师在场，场地内固定放置急救设备，居家康复的患者根据病情可适当选择佩戴远程心电监护设备。

3. 影响心脏外科术后患者接受全周期综合心脏康复的因素有哪些？

心脏康复通常分为 3 期，Ⅰ期康复、Ⅱ期康复和Ⅲ期康复，每个时期对患者的功能康复和疾病预防都很重要，但接受并坚持完成全周期的心脏外科术后患者占比很少，全周期综合心脏康复的实施受到诸多因素的影响。心脏外科术后患者Ⅰ期康复的接受程度远远高于Ⅱ期康复和Ⅲ期康复，这可能与心外科术后患者早期面临很多问题需要及时改善有关，如四肢肌力下降、呼吸肌肌力减退、呼吸模式异常、咳痰困难等，而渡过了这个时期后，大部分患者日常生活活动能力得到改善，功能障碍并不明显，因此依从性下降。

影响心脏外科术后患者康复接受程度的因素有患者文化程度、家庭的关心支持、心脏康复科工作人员对患者的关注等。文化程度较高的患者更容易接受心脏康复的健康教育内容，并有意识地改变自己的行为习惯，能够很好地遵医嘱并及时反馈且长期坚持；而文化程度较低的患者不易做到。家庭对患者的关心和支持可以增加其持续参加康复的动力，家庭对患者的关心和支持包括家人、亲友等对患者经济和情感的支持，可以有效减少患者的焦虑和抑郁情绪。另外，心脏康复科的工作人员对患者病情恢复的关注程度也会影响患者接受心脏康复的持续时间。

五、病例点评

心脏康复在心外科患者中的积极作用已被国内外心脏康复专家普遍认可，各类权威心血管疾病协会将其作为Ⅰ级证据推荐，在临床上得到广泛的应用。

心脏康复是采用多种综合干预的方法改善心脏病患者心理状态、生理功能和社会功能，缩短住院时长，加快康复进展，从而降低并发症的发生率和死亡率，改善患者生活质量和预后。心脏康复主要的干预内容包括对患者的健康教育、综合评估、运动训练、药物管理、营养干预、生活方式、心理状态等危险因素的管理。心脏康复通常分为 3 期，Ⅰ期康复、Ⅱ期康复和Ⅲ期康复。Ⅰ期为院内康复，包括术前干预、重症期干预和普通病房干预，此期干预的目的是降低患者术后并发症、缩短住院周期、尽快恢复患者体能；Ⅱ期为门诊康复，患者通过门诊干预进行康复训练，主要目的是提高患者运动功能，让患者更快地回到正常的社会生活中去；

Ⅲ期为院外长期康复，患者在心脏康复医生的指导下，养成一个良好的生活习惯，包括运动、饮食、作息等，将心脏康复的受益达到最大化。

但是在实际应用中，很少有医院开展全周期的心脏康复管理模式，三级专科医院主要以Ⅰ期心脏康复为主，少部分医院同时开展Ⅱ期心脏康复，二级医院主要以Ⅱ期心脏康复为主，部分医院同时开展Ⅲ期院外居家康复，具体开展情况受医院心脏康复病源的影响，因此，很少有患者能够得到全周期的、闭环的心脏康复治疗。本病例体现了全周期的心脏康复管理模式的重要性，患者有氧代谢能力、心肺储备功能、冠状动脉血管循环能力、运动耐量等均得到明显改善。此外，本病例中，科学评估的方法和及时调整的运动处方及运动中的安全监护等均起到了至关重要的作用。总体来说，这个病例展示了全周期的心脏康复管理模式的重要性。

（病例提供者：郭军辉　郭金龙　北大医疗海洋石油医院）

（点评专家：朱志中　天津市环湖医院）

参考文献

[1]Hartog J, Blokzijl F, Dijkstra S, et al.Heart rehabilitation in patients awaiting open heart surgery targeting to prevent complications and to improve quality of life (Heart-ROCQ): study protocol for a prospective, randomized, open, blinded endpoint (PROBE) trial[J].BMJ Open, 2019, 9 (9): e031738.

[2]Kulik A, Ruel M, Jneid H, et al.American heart association council on cardiovascular surgery and anesthesia.secondary prevention after coronary artery bypass graft surgery: a scientific statement from the American Heart Association[J].Circulation, 2015, 131 (10): 927-964.

[3]Kim C,Sung J,Lee JH,et al.Clinical practice guideline for cardiac rehabilitation in Korea[J].Ann Rehabil Med, 2019, 43 (3): 355-443.

[4]Woodruffe S, Neubeck L, Clark RA, et al.Australian cardiovascular health and rehabilitation association (ACRA) core components of cardiovascular disease secondary prevention and cardiac rehabilitation 2014[J].Heart Lung Circ, 2015, 24 (5): 430-441.

[5]Mendes M. Is there a role for cardiac rehabilitation after coronary artery bypass grafting？ there is no role for cardiac rehabilitation after coronary artery bypass grafting[J].Circulation，2016，133（24）：2538-2543.

[6] 朱利月,梁琦.康复治疗师临床工作指南/心肺疾患康复治疗技术[M].北京：人民卫生出版社，2019：257-261.

[7] 胡大一.中国心血管疾病康复/二级预防指南（2015版）[M].北京：北京科学技术出版社，2015：129-130.

[8] 李继峰.同期行冠状动脉旁路移植和心脏瓣膜置换术治疗冠心病合并心脏瓣膜病的近远期疗效分析[J].中国民康医学，2018，30（07）：32-34.

病例 2　前庭康复

一、病历摘要

患者女性，57 岁。

主　诉：发作性眩晕 5 天，加重 1 天。

现病史：患者于 5 天前无明显诱因出现间断眩晕，表现为"天旋地转"，在改变体位后可诱发数十秒的短暂眩晕状态，保持体位不变后眩晕缓解，再次改变体位时，再次诱发时间小于 1 分钟的眩晕症状。近 1 天感眩晕程度明显加重，性质及诱发因素同前，同时伴恶心、呕吐，为非喷射性呕吐，呕吐物为胃内容物，发作时感全身出汗，病程中无听力下降及耳鸣，无意识不清、视物模糊、大小便失禁、肢体抽搐及麻木等。就诊于我院门诊，门诊以"眩晕原因待查"收入院。患者自发病以来，精神欠佳，进食欠佳，睡眠及二便尚可。

既往史：患者 10 年前因"子宫肌瘤"切除子宫及卵巢；甲状腺功能亢进症多年，平素口服甲巯咪唑，每日 30 mg 对症治疗。否认高血压、糖尿病病史，否认脑梗死、脑出血病史，否认外伤史。无吸烟、饮酒史。否认家族遗传病史及类似疾病史。

体格检查：体温 36.5 ℃，呼吸 20 次 / 分，脉搏 83 次 / 分，血压 115/70 mmHg。呼吸平稳，颜面及口唇无发绀。双肺呼吸音清，未闻及干、湿性啰音。心律齐，未闻及杂音。腹平软，无压痛及反跳痛。

专科检查：神清语利。双侧瞳孔等大等圆，直径约 3.0 mm，对光反射正常，双眼球各向活动可，眼震（-）。双侧鼻唇沟对称，伸舌居中。四肢肌力 5 级，肌张力正常，腱反射正常。指鼻试验稳准，跟膝胫试验稳准，四肢感觉对称，双侧病理征阴性，脑膜刺激征阴性，闭目难立征不合作。

辅助检查：头部 CT 示：颅脑 CT 扫描未见明显异常。前庭功能检查：扫视、视动性眼震试验正常；Dix-Hallpike 试验时右悬头，有右向上的眼震（病例 2 图 1）。

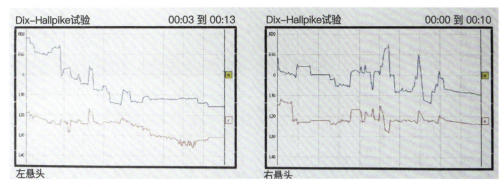

病例 2 图 1　前庭功能检查结果

疾病诊断：①右后半规管良性阵发性位置性眩晕（benign paroxysmal positional vertigo，BPPV）；②甲状腺功能亢进症。

功能诊断：前庭功能障碍。

二、诊疗经过

中年女性患者，急性起病，以眩晕为主要症状来诊。考虑定位于前庭神经受损，头部 CT 未见异常，考虑为外周性前庭功能受损；完善前庭功能检查，诊断为良性阵发性位置性眩晕。按照右后半规管管结石耳石症施行手法复位治疗，同时给予止吐、补液对症治疗，盐酸倍他司汀改善前庭功能、金纳多注射液改善循环、B 族维生素营养神经治疗，患者诉眩晕较前好转。入院第 2 天，患者诉仍有眩晕症状，复查前庭功能检查：Dix-Hallpike 试验右悬头时可见典型眼震，再次按右后半规管管结石耳石症施行手法复位治疗。经两次手法复位治疗，患者眩晕症状消失，但是出现头部闷胀感、走路漂浮感。进行前庭康复训练及针灸康复治疗后，患者头部闷胀感、走路漂浮感逐渐消失。住院期间，患者眩晕症状虽逐渐好转，但仍产生焦虑情绪，进行汉密尔顿焦虑量表（hamilton anxiety scale，HAMA）及汉密尔顿抑郁量表（hamilton depression scale，HAMD）评估，患者存在轻度焦虑，进行有效心理疏导后，患者焦虑情绪得到缓解。

三、病例特点及讨论

BPPV 属于前庭周围性眩晕，又称"耳石症"，由内耳耳石器从耳石膜脱落并异常刺激半规管感受器引起。主要临床表现为头部体位变化到某一特定位置时诱发的短暂性、突发性眩晕及眼球震颤，可伴恶心、呕吐等症状，发作时间通常小于

1 分钟。BPPV 在所有前庭周围性眩晕中占比为 20% ～ 30%，40 岁以上人群是 BPPV 的高发年龄群，发病率随年龄增长而逐渐上升。临床治疗 BPPV 主要采取手法复位，通过复位法将耳石复位，改善眩晕症状。部分患者经复位成功后眩晕消失，但会出现前庭功能紊乱症状，如不典型头晕、昏沉不适感、踩棉花感等，严重者甚至伴有焦虑、恐慌等情绪方面症状，这种前庭功能紊乱的发病率为 31% ～ 61%，持续时间从几天到几周不等。

本病例中，患者表现为与体位变化相关的发作性、短暂性眩晕，Dix-Hallpike 试验右悬头时可见典型眼震，经手法复位治疗后眩晕明显改善，符合 BPPV 诊断。患者甲状腺功能亢进症多年，甲状腺功能亢进症患者由于甲状腺素大量分泌而使得胃肠道蠕动功能增强，钙盐吸收率降低，尿钙增多，造成体内钙缺失。耳石的主要成分为碳酸钙，钙缺失可导致耳石本身的结构及功能退化，故而易脱落引起 BPPV 发作。患者此次 BPPV 发作，出现前庭功能紊乱症状。

中国及美国在 2017 年最新版的 BPPV 诊治指南上均提出，对于耳石复位后，仍有头晕或平衡不稳的患者可给予前庭康复训练治疗。因此，在给予止晕药物治疗的同时，及时给予前庭康复训练及针灸康复治疗，患者前庭功能紊乱症状逐渐消失。住院期间，患者因近一周的发作性眩晕及后续的闷胀不适感，出现焦虑情绪，通过及时给予心理疏导，避免了使用抗焦虑药物治疗，随着前庭康复治疗时症状的逐渐好转，患者焦虑情绪逐渐消失。

患者发作性短暂性眩晕，根据患者前庭功能检查，此次患者为右后半规管耳石症发作，进行 Epley 法复位：①使患者坐于检查床上，在治疗师的帮助下快速后仰，并且头部向右侧转至 45°；②患者头部逐渐转正，等眩晕和眼震消失后，再将头部向左侧转动 45°，使耳石转移到总脚旁；③再将患者头部连同身体向左侧翻转，头部偏离仰卧位 135°，使其侧卧，面部朝地面方向，此时患者可能会出现眩晕情况；④待眩晕消失之后，患者坐起，头向前方倾 20°，双腿自然垂直。每个步骤在患者眩晕消失后均保持 1 分钟。经过两次手法复位后，患者眩晕消失，但有头部闷胀感等前庭功能紊乱现象。

针对患者前庭功能紊乱现象，根据 BPPV 诊治指南，我们给予患者前庭康复训练。前庭康复训练作为耳石复位的一种物理治疗方法，能够提高患者前庭功能，减少前庭损伤后遗症，在眩晕疾病治疗中可以有效提高患者对眩晕的耐受力，对患者平衡功能具有良好的改善作用。具体前庭康复训练如下：①眼球转动训练：患者取端坐位，固定头部，以右手手指放于自身眼球正前方水平位置，手指从左至右缓慢移动，移动期间要求患者眼睛始终注视手指指尖，直至眼睛注视不到指尖位置，换左手按同样方法进行反向训练，左右平移后依次换右手、左手上下平移，所有动作做完为1组，训练过程中移动速度根据患者疾病状况好转情况先慢后快；②头部转动训练：患者取端坐位，眼睛向正前方平视，在医生指导下依次缓慢向左、右、上、下方向转动头部，转动程度为所转位置极限，至极限位置后维持不动5秒，整个过程中眼睛位置不变，只转动头部；坐位训练完成后辅助患者取卧位，按同样方法进行训练；③耸肩动作：眼球转动、头部转动训练结束后即可进行耸肩训练，患者转动肩膀，并模拟弯腰拾物动作；④行走训练：选取走廊、过道等空旷、安全的环境，患者取站立位，以前方一物品作为参照物，眼睛始终注视参照物向前行走，要求行走缓慢，尽量保持直线路线，眼睛不可注视他处，患者准确无误行走后行闭眼行走训练，再依次进行先睁眼、后闭眼的上下坡行走训练；⑤腰部弯身训练：患者取站立位，缓慢弯腰、伸腰，要求动作至所处极限，至极限后维持5秒，训练过程先保持睁眼状态，待可轻松坚持5秒后转为闭眼训练。以上各组动作根据患者疾病状况与极限能力均训练2~5分钟/次，3次/日（病例2图2）。通过以上前庭康复训练，患者在进行2周训练后，前庭功能紊乱症状消失。

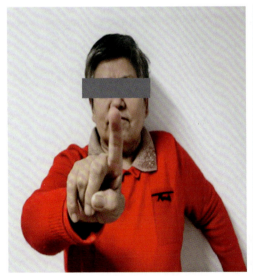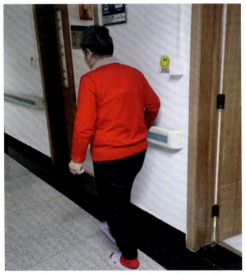

病例 2 图 2 患者进行前庭康复训练

中医认为，BPPV病位在头和脑，与全身气血循环有关，作为传统中医治疗手段的针灸，可以刺激头及周围腧穴整体性调节脏腑、气血平衡，对于改善BPPV复位后残余症状有很好的疗效。近年来，通过中西医结合手段治疗BPPV残留症状方面取得了显著的进展。具体施针方法如下：取穴：晕听区、印堂、百会、翳风、太阳、太冲、合谷、四神聪（病例2图3）。患者取坐位，常规消毒针具及穴区，使用0.30 mm×30 mm毫针，斜行快速刺入穴位后，平行捻转进针，捻转频率保持在120 r/min，得气后，留针30分钟，每日1次。晕听区具有疏泄肝胆经气、养血通络、益精填髓的功效；印堂具有推动气血运行、开窍止晕的功效；百会是经脉气血交汇之处，可补脑益髓、升提阳气；翳风、太阳、太冲、合谷、四神聪等穴位，也通过理气活血、疏风通络，达到治疗头痛、眩晕的功效。本针法所选取穴位多分布于大脑颞叶、顶叶及小脑处，刺激此处有利于加强脑神经核团间的反射功能，加快脑细胞电活动，促进中枢神经递质的释放，进而加强脑皮层对应位置的血流量，改善脑组织的血供，调节细胞代谢能力，从而改善血液流变学，促进前庭功能及平衡能力恢复。患者采取前庭康复训练与针灸康复联合治疗，经过两周治疗后，BPPV残留症状消失。

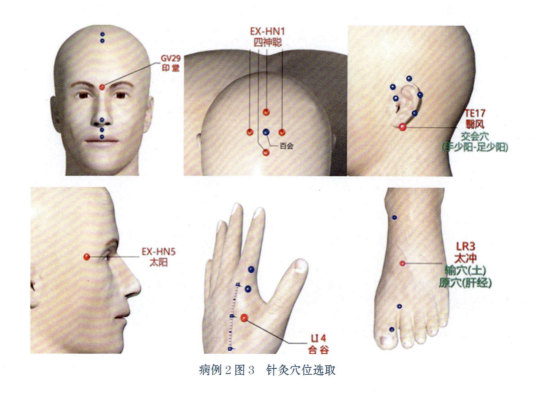

病例2图3 针灸穴位选取

BPPV 患者常存在焦虑、抑郁，如不及时干预，可能出现持续性姿势 - 知觉性头晕（persistent postural-perception dizziness, PPPD）。HAMA 及 HAMD 显示患者存在轻度焦虑状态，因 BPPV 引起的近一周的发作性眩晕及后续残余症状，使患者长时间处于头晕等不适状态，且患者担心预后及复发问题，故出现了轻度焦虑情况，通过治疗师对患者进行认知行为疗法（cognitive behavior treatment, CBT）疏导焦虑情绪，且随着前庭康复训练进行，患者头部闷胀感及走路漂浮感改善明显，焦虑情绪也逐渐消失。

四、病例相关问题及分析

根据以上病例资料，我们对良性阵发性位置性眩晕前庭康复涉及的问题进行讨论，希望有助于提高对类似病例的诊治水平和服务质量。

1. 良性阵发性位置性眩晕手法复位有哪些方法？

根据 2017 年良性阵发性位置性眩晕诊断和治疗指南，要根据受累半规管进行手法复位选择。

（1）后半规管耳石：采取 Epley 法和 Semont 法。

Epley 法：①使患者坐于检查床上，在治疗师的帮助下迅速快速后仰，并且患者头部向患侧转至 45°；②患者头部逐渐转正，等患者眩晕和眼震消失后，再将患者头部向健侧转动 45°，使耳石转移到总脚旁；③再将患者头部连同身体向健侧翻转，头部偏离仰卧位 135°，使其侧卧，面部朝地面方向，此时患者可能会出现眩晕情况；④待眩晕消失之后，患者坐起，头向前方倾 20°，双腿自然垂直，每个步骤在患者眩晕消失后均保持 1 分钟。

Semont 法：①患者坐于治疗床床沿，双脚自然下垂，治疗者面对患者站立，手扶患者头部；②将患者头向健侧转 45°，保持此头位不变，由坐位快速向患侧侧卧，此时后枕部靠床而鼻尖朝上；③头位仍不变，将患者由患侧卧位迅速变成健侧侧卧位。此时前额或鼻尖靠床而后枕部朝上；④将患者慢慢扶起取坐位，头略前倾。每一体位维持时间至眩晕和眼震消失，再保持 1 分钟。

（2）水平半规管耳石：采取 Barbecue 法和 Gufoni 法。

Barbecue 法：①需患者平坐于检查床上，然后在治疗师的协助下，患者变成仰卧位，之后患者头部与身体同时向健侧转动 90°；②患者身体向健侧翻转 90°，使其面部朝下；③继续向健侧方向翻转 90°，使患者侧卧于患侧；④患者坐起，每个步骤在患者眩晕消失后均停留 1 分钟。

Gufoni 法：①患者在正坐位下进行，眼睛注视前方，躯体快速向健侧侧卧，在此体位下持续 1 ～ 2 分钟；②然后头部快速旋转向地板 45°，在此体位下保持 1 ～ 2 分钟，最后患者坐起。

（3）前半规管耳石：采取 Yacovino 法。

Yacovino 法：①患者在检查床上取坐位，迅速躺下，头部悬垂 30° ～ 75°。躺在床尾 30 秒；②然后迅速抬起头来，头部快速前移，下颌尽量靠近胸部，保持 30 秒；③患者恢复坐姿，头部微微前倾，再保持 30 秒。

2. 出现残余症状，为何要进行前庭康复训练？

目前研究认为 BPPV 残余症状出现多与以下原因有关：①手法复位治疗后耳石碎片仍在半规管中；②耳石器功能障碍导致空间定向障碍；③无法经病史确定的前庭系统功能障碍；④心理及精神因素诱发的主观感觉障碍；⑤复位治疗后中枢系统的再适应机制。针对以上可能存在的原因，前庭康复训练是很有必要的。首先，在进行前庭康复训练时，通过简单重复的头部运动、眼球运动和平衡训练，能够很好地促进颈部肌肉放松，头部活动也可避免残留在半规管中的耳石碎片沉积，促进耳石的溶解和吸收。其次，该训练模式通过在转头、行走的同时睁眼、闭眼，形成视觉环境变化，促使前庭神经系统适应输入的不对称信息，重新建立平衡，缓解眩晕症状。再次，目前研究发现康复活动可扩张周围动脉微循环，改善机体神经活动，促进颅脑血液循环，前庭康复训练后患者基底动脉、椎动脉平均血流速度高于未康复者，采用前庭康复训练可明显加快患者血流速度，改善内耳血液循环，促进内耳结构恢复，改善眩晕程度。最后，促进前庭代偿形成，前庭代偿为一种复杂的中枢过程，患者通过前庭训练，可增强前庭在各种条件下的适应能力，逐渐减弱自身前庭反应效果。而且，受损的前庭功能可通过其他途径形成替代，如通过康复训练中的眼球转动训练与头部转动训练补偿头部运动中前庭 - 眼反射的缺陷，通过眼睛与感觉训练代替患者丧失的部分前庭功能，维持患者身体平衡。反复的前庭训练，可使患者的前庭反应减弱，增强前庭中枢可塑性，形成前庭代偿。因此，前庭康复训练能有效缩短残余症状持续时间，提高患者生活质量。

3. 前庭康复训练开始时间、频次、训练时长及训练疗程如何选择？

目前文献报道中，前庭康复疗法在改善 BPPV 复位后残余症状中的应用最为广泛。但前庭康复疗法在 BPPV 治疗中的开始时间、频次、训练时长及治疗疗程等问题，尚无统一标准。就何时开始评估患者存在残余症状及需要进行前庭康复治疗的时间点上，研究主要聚集在手法复位成功后 1 天、2 天、3 天、7 天、14 天，临床上，复位成功后 2 天内进行评估并进行前庭康复干预的研究最多。就训练频次及训练时长上，有研究指出，前庭康复日频次 3 次以上、每次时长 15 分钟以上，可有效改善 BPPV 残余症状。就训练疗程上，目前研究集中于 2 周、2 周、4 周、6 周。大家普遍认为，4 周可有效治愈残余症状并降低 BPPV 复发率。

4. 焦虑、抑郁对 BPPV 的影响及处理方法是怎样的？

有研究发现，BPPV 不仅与前庭功能失衡有关，同时与患者的焦虑、抑郁情绪也密切相关，焦虑、抑郁情绪会导致患者前庭神经紊乱，加重病情。且具有女性 BPPV 患者、后半规管及混合半规管 BPPV 患者、右侧半规管受累的 BPPV 患者更易焦虑、抑郁等特点。因此，在常规治疗基础上注重改善患者焦虑、抑郁情况意义重大。目前针对 BPPV 残余症状的治疗，并没有统一标准，主要包括改善循环治疗、抗焦虑治疗、前庭抑制剂治疗、前庭康复治疗。但有文献指出，建议患者在复位成功后，尽量避免使用苯二氮䓬类药物及前庭抑制剂等，上述两类药物会加大患者的不良反应，同时也会影响患者的日常生活。临床上主要采取口服氟哌噻吨美利曲辛片或进行经颅磁刺激治疗缓解焦虑情绪，促进前庭神经功能恢复正常。

五、病例点评

BPPV 为临床常见的前庭性眩晕疾病，其基本病理过程是耳石膜表面上的耳石器脱落，并异位进入某一半规管内，对半规管感受器构成异常刺激。临床治疗 BPPV 主要以改善前庭血液循环、纠正耳石位置、降低半规管受累程度为主，手法复位为主要手段。

大部分患者经过手法复位后，眩晕症状得到有效改善。但部分患者在经过手法复位后，虽给予改善前庭血液循环药物，但仍有眩晕症状，并伴随头部闷胀感、走路踩棉花感，遗留的内耳前庭功能损伤症状，严重影响患者平衡功能。前庭康复训练作为神经康复治疗方法之一，对患者眩晕、失衡等症状具有良好的改善作用，该治疗方法主要训练内容为凝视稳定、平衡训练和活动性功能训练，通过提高前庭适应性和代偿功能，从而改善患者平衡功能。近年来，通过中西医结合手段治疗 BPPV 取得了明显的进展，特别是在缓解残留症状方面的效果比较显著，基于此，采用前庭康复训练配合针灸治疗 BPPV 复位后有残余症状，治疗效果较好。BPPV 患者常出现焦虑、抑郁情绪，针对患者焦虑、抑郁，治疗师应及时进行疏导，必要时，可给予药物及经颅磁刺激治疗。总体来说，通过此病例，对于前庭康复治疗进行了较全面的讲解。

（病例提供者：薛　慧　包头市中心医院）

（点评专家：项文平　岳雅蓉　包头市蒙医中医医院）

参考文献

[1] 张笑. 倍他司汀联合前庭康复训练在手法复位后良性阵发性位置性眩晕患者中的应用效果 [J]. 中国民康医学，2023，35（09）：31-33.

[2] 中华耳鼻咽喉头颈外科杂志编辑委员会，中华医学会耳鼻咽喉头颈外科学分会. 良性阵发性位置性眩晕诊断和治疗指南（2017）[J]. 中华耳鼻咽喉头颈外科杂志，2017，52（3）：173-177.

[3] Bhattacharyya N, Gubbels SP, Schwartz SR, et al. Clinical practice guideline：benign paroxysmal positional vertigo（Update）[J]. Otolaryngol Head Neck Surg，2017，156（3_suppl）：S1-S47.

[4] 陈伟. 前庭康复训练联合手法复位治疗良性阵发性位置性眩晕的效果观察 [J]. 现代医学与健康研究电子杂志，2022，6（24）：13-16.

[5] 刘丽霞，刘国材. 前庭训练联合手法复位对良性阵发性位置性眩晕的治疗效果研究 [J]. 反射疗法与康复医学，2022，3（02）：79-82.

[6] 范巧真，王立男，齐耿，等. 针灸联合前庭康复对良性阵发性位置性眩晕复位后残余症状的影响 [J]. 辽宁中医杂志，2023，50（11）：209-212.

[7] 程宇. Epley手法复位和Barbecue翻滚手法复位治疗耳石症效果比较 [J]. 家庭医药·就医选药，2018，（11）：7.

[8] 田从哲，荣桂源，王平，等. 改良李氏复位法和Semont法治疗后半规管良性阵发性位置性眩晕疗效对比研究 [J]. 中华耳科学杂志，2017，15（03）：285-289.

[9] 张玉卓，杨立军. 观察手法复位治疗耳石症眩晕的有效性和安全性 [J]. 中国医学文摘（耳鼻咽喉科学），2023，38（06）：238-240+38.

[10] Yacovino DA, Hain TC, Gualtieri F. New therapeutic maneuver for anterior canal benign paroxysmal positional vertigo [J]. J Neurol，2009，256（11）：1851-1855.

病例 3　脑基底节区出血后神经源性膀胱的康复

一、病历摘要

患者男性，66 岁。

主　诉：右侧肢体活动不灵活伴言语不利、排尿困难 4 个月余。

现病史：患者 4 个月余前（2022 年 12 月 9 日）晨起 8 点一人在家，因右侧肢体无力摔倒在地，约 6 小时后被发现，当时患者言语不利，能与人简单交流，伴小便失禁，意识清，随即被紧急送往当地医院。头颅 CT 示"左侧基底节区高密度影"，考虑"脑出血"，急诊全身麻醉下行"左侧额部钻孔血肿引流术"。术后患者睡眠增多，呼之能应，可简单交流，右侧肢体完全不能活动，留置胃管和尿管。1 周后患者意识逐渐好转，病情平稳后转入康复医学科治疗。术后 10 天左右拔除胃管、尿管，拔除尿管后出现了排尿困难，给予持续留置尿管至今。患者 2023 年 1 月份开始接受全面康复治疗，右侧肢体无力较前好转，目前右侧肢体活动不灵活，能辅助下站立，言语不利，为进一步康复治疗入我科。

既往史：患者有高血压 20 余年，血压最高 160/90 mmHg，规律服药，目前应用氯沙坦氢氯噻嗪降压治疗，血压控制在 120/80 mmHg 左右。否认糖尿病、高脂血症、冠心病史，否认外伤、输血、手术史，否认过敏史，预防接种史不详。否认传染病及其接触史。

个人史：生于原籍，否认长期外地居住史，否认疫区居留，否认特殊化学物品及放射线接触史，否认吸烟、饮酒史。已婚，配偶体健，育有 1 子，体健。

家族史：父母已故，有高血压；姐姐有高血压。

体格检查：体温 36.3 ℃，脉搏 84 次 / 分，呼吸 18 次 / 分，血压 133/78 mmHg。神清，情绪稳定。听理解一步指令可完成，多步指令可部分完成，自发语非流畅，找词困难，复述可，书面语理解单词水平可部分完成。计算力、记忆力轻度下降，瞳孔对光反射灵敏，双侧等大等圆，直径约 3.5 mm。右侧轻度中枢性面舌瘫，余颅神经未见异常。四肢关节活动度无异常，Ashworth 分级：右上肢屈肌张力 1 级，右侧旋前肌张力 2 级，右手屈肌张力 1 级，右下肢伸肌张力 1 级。Brunnstrom 分期：右上肢 2 期，右手 2 期，右下肢 3 期。右侧腱反射活跃，右侧病理征阳性，右侧深浅感觉减退，皮层感觉减退。腹软，无压痛。双下肢不肿。

辅助检查：

头颅CT（2022年12月9日，外院）：左侧基底节区高密度灶，出血量约60 mL。

头颅磁共振成像（magnetic resonance imaging，MRI）（2023年1月30日，外院）：左侧基底节区脑出血清除术后改变，伴左侧锥体束华勒氏变性，右侧小脑半球软化灶形成。双侧脑白质变性（病例3图1）。

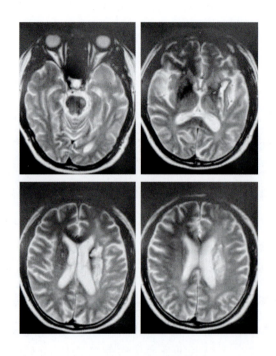

病例3图1　头颅磁共振

泌尿系彩超（2023年2月4日，外院）：膀胱壁厚，前列腺大伴钙化灶。

尿动力学检查（2023年4月3日，我院）：静态最大尿道闭合压力为43 cmH₂O（仰卧位），充盈期（坐位）膀胱测压压力较稳定，灌注至228 mL出现初感觉，灌注期间多次嘱其咳嗽均未出现膀胱无抑制性收缩及漏尿，灌注至337 mL诉憋胀，停止灌注，嘱其排尿，无尿液排出，拔出测压管后，嘱其排尿，无尿液排出，导尿测残余尿为370 mL。结果分析：充盈期逼尿肌压力较稳定，膀胱顺应性大致正常，膀胱测压容积大致正常，膀胱壁较光滑，充盈期和排尿期膀胱颈均未开放，未见膀胱输尿管反流。印象诊断：充盈期逼尿肌压力较稳定，排尿期未见明显逼尿肌收缩，膀胱感觉减退。

尿常规（2023 年 4 月 25 日）：白细胞 33.1/μL，6 个 /HP。

疾病诊断：①脑出血恢复期；②神经源性膀胱；③高血压 3 级（极高危）；④前列腺增生。

功能诊断：①偏瘫；②失语；③认知障碍；④痉挛；⑤排尿障碍；⑥日常生活活动受限，社会参与能力减退。

二、诊疗经过

1. **常规康复**　对患者进行全面的评估后，给予二级预防用药，并开展了针对性的语言康复、运动康复、认知康复等康复训练。

2. **药物治疗**　排尿障碍的药物治疗上，继续应用非那雄胺、赛洛多辛，治疗前列腺增生，减轻流出道梗阻。

3. **行为疗法**　调整日常生活习惯，制订饮水计划，记录液体摄入量、排尿量。定时定量饮水，每日共 1500 ～ 2000 mL。同时进行膀胱训练，定时开放尿管，初始时约 4 小时开放一次，观察尿量，每次 400 mL 较为理想，多于或少于 400 mL 则需调整相应时段的饮水量。摸索出个体化较稳定的饮水、排尿方案，为拔除尿管做前期准备。

4. **间歇导尿**　入院 3 天后拔除尿管，给予间歇导尿。第一阶段，即规律间歇导尿阶段，两次导尿间隔时间为 4 小时。第二阶段，即部分自主排尿阶段，导尿原则为逐步减少导尿次数，尽量实现既能排空膀胱，又能监测残余尿量的目的，间隔时间为 4 ～ 6 小时。第三阶段，即大部分自主排尿阶段，患者可自主排出大部分尿液，多数残余尿量＜ 100 mL，可考虑调整为晨起、睡前间歇导尿，直至患者残余尿量均小于 50 mL，可停止间歇导尿。

5. **膀胱腔内电刺激**（intravesical electrical stimulation, IVES）　结合患者尿动力学检查结果，考虑患者逼尿肌收缩无力、膀胱感觉减退，行膀胱腔内电刺激，具体参数为脉冲幅度 10 mA、周期 2 毫秒、频率 20 Hz，每天刺激 45 分钟，为期 4 周。

6. **盆底肌电刺激**　患者盆底肌肉功能检查（病例 3 表 1、病例 3 表 2）显示，盆底肌肉稍紧张，盆底肌力量弱，给予盆底肌电刺激，放松盆底肌，减小排尿阻力。前后两次盆底肌肉功能检查结果显示：经过治疗后盆底肌功能有改善。同时，给予患者盆底生物反馈，提高对盆底肌的控制能力。

病例 3 表 1　盆底肌肉功能检查报告（2023 年 5 月 15 日）

阶段名称	参数名称	测试结果	参考值	得分（分）
前静息阶段	平均值	4.02 μV ↑	＜ 4 μV	79.58 ↓
	变异性	0.25 ↑	＜ 0.2	
快速收缩阶段（Ⅱ类肌）	最大值	4.08 μV ↓	＞ 70 μV	4.59 ↓
	上升时间	2.04 秒 ↑	＜ 0.5 秒	
	恢复时间	2.19 秒 ↑	＜ 0.5 秒	
持续收缩阶段（Ⅰ类肌）	平均值	2.52 μV ↓	＞ 50 μV	27.47 ↓
	变异性	0.21 ↑	＜ 0.2	
耐久收缩阶段（Ⅰ类肌）	平均值	2.38 μV ↓	＞ 40 μV	30.25 ↓
	变异性	0.30 ↑	＜ 0.2	
	后前 10 秒比值	0.92	0.8 ～ 1.0	
后静息阶段	平均值	1.78 μV	＜ 4 μV	93.95
	变异性	0.21 ↑	＜ 0.2	
总得分	--	--	--	31.60 ↓

注：结果显示前静息时盆底肌肉稍微紧张；快速收缩时盆底快肌肌力很差；持续收缩时，盆底慢肌肌力很差；耐久收缩时盆底慢肌耐力很差。

病例 3 表 2　盆底肌肉功能检查报告（2023 年 6 月 12 日）

阶段名称	参数名称	测试结果	参考值	得分（分）
前静息阶段	平均值	2.33 μV	＜ 4 μV	100.00
	变异性	0.12	＜ 0.2	
快速收缩阶段（Ⅱ类肌）	最大值	7.98 μV ↓	＞ 70 μV	15.06 ↓
	上升时间	1.04 秒 ↑	＜ 0.5 秒	
	恢复时间	0.90 秒 ↑	＜ 0.5 秒	
持续收缩阶段（Ⅰ类肌）	平均值	2.68 μV ↓	＞ 50 μV	32.22 ↓
	变异性	0.16	＜ 0.2	
耐久收缩阶段（Ⅰ类肌）	平均值	2.46 μV ↓	＞ 40 μV	33.59 ↓
	变异性	0.11	＜ 0.2	
	后前 10 秒比值	0.96	0.8 ～ 1.0	
后静息阶段	平均值	2.41 μV	＜ 4 μV	100.00
	变异性	0.11	＜ 0.2	
总得分	--	--	--	39.91 ↓

注：结果显示前静息盆底肌肉放松良好；快速收缩时盆底快肌肌力仍偏差，但较 2023 年 5 月 15 日结果好转；持续收缩时盆底慢肌肌力仍偏差，但较 2023 年 5 月 15 日结果好转；耐久收缩时盆底慢肌耐力仍偏差，但较 2023 年 5 月 15 日结果好转。

7. 针灸 神经源性膀胱可归属于中医淋证、癃闭、遗溺、小便不禁等范畴，针灸可作为改善神经源性膀胱的方法之一，常用腧穴：中髎、三阴交、水道、会阳、气海、关元、中极等。

经过以上治疗，患者自主排尿量逐渐增多，残余尿逐渐减少，最终实现了自主排尿。

三、病例特点及讨论

该病例为脑卒中后神经源性膀胱的患者。患者脑卒中后 10 余天拔除尿管后发现排尿困难，行尿动力学检查，结果显示：逼尿肌收缩无力，膀胱感觉减退，给予膀胱腔内电刺激后好转，最终可自主排尿。脑卒中后为什么会出现排尿障碍呢？排尿过程受到复杂的神经网络的调控，脑、脊髓、周围神经均参与了排尿反射的通路，脑桥排尿中枢对这个网络进行协调，同时又接收来自高级中枢的神经调控，尤其是来源于额叶内侧的神经冲动，因此，排尿反射通路的任何部位受损，都将导致储尿和排尿功能障碍。脑卒中可引起各种类型的下尿道功能障碍，尿失禁是脑血管意外后的常见症状，多是短暂的，但尿失禁消失后可能会出现其他形式的排尿障碍，46.7% 的患者存在膀胱储尿功能障碍，23.3% 的患者存在膀胱排尿功能障碍，如果持续性存在尿失禁，多认为脑卒中的预后不良。膀胱腔内电刺激的适应证为神经源性膀胱感觉减退和逼尿肌收缩力低下的患者，临床中，此类患者应用膀胱腔内电刺激效果较好。

四、病例相关问题及分析

1. 神经源性膀胱患者合并泌尿系感染该如何处理？

泌尿系感染是神经源性膀胱患者最常见的并发症之一，它包括症状性泌尿系感染及无症状菌尿，具体发病机制尚未明确，目前认为主要诱因为神经源性膀胱患者的慢性病管理不当，如残余尿增加、膀胱的高压、留置尿管等；其他诱因在于宿主的防御机制变化，如营养及卫生状况不佳、会阴部定植菌改变、压疮、慢性病（如糖尿病）控制不佳等。

患者常常缺乏典型的尿频、尿急症状，往往表现为非特异性的发热、腰背部或腹部不适、自主神经反射异常（如血压升高、出汗、心率快、烦躁等）。

对于尿常规白细胞超过正常值上限的患者，建议尽快完善尿培养检查。

神经源性膀胱患者的菌尿，无临床症状时一般不考虑药物治疗，一般抗菌药物无法改善临床结局，还会导致耐药菌株显著性增加，其次治疗前应解除以上诱发因素，如选择良好的导尿方式、减少残余尿量、降低膀胱压等。对于有症状的泌尿系感染，一般应使用特异性强或窄谱抗菌药物，尽可能对正常菌群影响较小者，多以 72 小时为疗效评估周期，一般建议 5～7 天，严重感染或复发感染，可以延长至 14 天，不建议长期应用，具体情况的处理可咨询泌尿外科专科医生。虽然饮水有助于预防泌尿系感染，但局部膀胱冲洗对预防感染无效，更不推荐抗生素盐水膀胱冲洗。

2. 为什么更推荐间歇导尿，而不是留置导尿？

神经系统疾病的急性期，短期留置导尿是安全的，但长期留置导尿有较多并发症，比如泌尿系感染、膀胱痉挛、膀胱挛缩、尿道损伤、癌症风险等。间歇导尿被国际尿控协会推荐为神经源性膀胱的首选方法。间歇导尿是指不将导尿管置于膀胱内，仅在需要时插入膀胱，排空后即拔出，是膀胱训练的一种重要方式，膀胱间歇性充盈与排空，有助于膀胱反射的恢复，是协助膀胱排空的"金标准"。间歇导尿的前提条件包括：①患者有足够大的安全膀胱容积，确保患者完成每天 4～6 次间歇导尿，共排出约 1500 mL 的尿量；②膀胱低压储尿；无膀胱输尿管反流，逼尿肌压力＜ 40 cmH$_2$O；③尿道条件良好、无尿道狭窄、足够的尿道阻力、无明显漏尿；④病情稳定、不需要抢救、监护治疗或大量输液治疗；⑤安全膀胱容量过小或压力过高的患者应先行药物或外科手段来扩大膀胱容量，再进行间歇导尿。

3. 膀胱腔内电刺激是怎样一种治疗？

膀胱腔内电刺激（病例 3 图 2）是把带有刺激电极的尿管插入膀胱内，以生理盐水作为介质刺激逼尿肌，通过逼尿肌与中枢间尚存的传入神经联系通路，诱导膀胱产生排尿感觉，从而继发性增加传出通路神经冲动，促进排尿或提高控尿能力。最新指南（中国泌尿外科和男科疾病诊断治疗指南）推荐的常用刺激参数为波幅 10 mA，脉宽 22 毫秒，频率 20 Hz，每天刺激 45～90 分钟，为期至少一周。膀胱腔内电刺激的适应证为神经源性膀胱感觉减退和逼尿肌收缩力低下的患者。目前对于中枢或外周神经不完全性损伤者，膀胱腔内电刺激是唯一一个既能改善膀胱感觉功能，又能促进排尿反射的治疗方法。只有当逼尿肌与大脑皮质之间的传入神经通路完整，并且逼尿肌尚能收缩时，膀胱腔内电刺激才可能有效。膀胱腔内电刺激可增强膀胱灌注时感觉、促进排尿，并有可能恢复逼尿肌的神经控制。

膀胱腔内电刺激可能具有促进膀胱感受器向中枢神经系统产生"向心性生长"的作用，这种作用有助于唤醒膀胱对压力变化的感知。一旦患者感知到明确的尿意和膀胱收缩的联系，将有助于反馈程序恢复、感觉功能的唤醒和恢复，对于诱导激活逼尿肌收缩具有重要意义。

膀胱腔内电刺激有可能引起患者疲劳、腿抖、皮肤瘙痒和泌尿系感染，疲劳、腿抖和皮肤瘙痒可通过降低刺激强度、调整电极位置或暂停刺激的方法解决，泌尿系感染可通过服用抗生素和暂停刺激的方法解决。即使治疗过程中引起轻微不良反应，停止治疗后，这些反应也随之消失，基本不会给患者带来困扰。

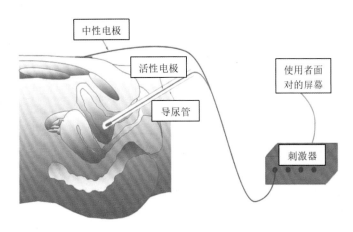

病例3图2 膀胱腔内电刺激

引自：Deng H，Liao L，Wu J，et al.Clinical efficacy of intravesical electrical stimulation on detrusor underactivity：8 Years of experience from a single center. Medicine，2017，96（38）：e8020.

4. 盆底生物反馈在神经源性膀胱患者康复中的意义及应用条件有哪些？

生物反馈是采用一系列治疗步骤，利用电子仪器准确测定神经、肌肉和自主神经系统的活动，并把这些信号有选择地放大成视觉和听觉信号，反馈给受试者。盆底生物反馈可提高盆底肌肉和肛提肌强度及功能，从而达到盆底康复和改变排尿习惯的目的。正确使用可减少神经源性膀胱的药物用量，提高患者的生活质量。

神经源性膀胱患者生物反馈的条件：①有可以测量的生理指标，而且该生理指标功能应与治疗的目标症状有密切关系；②所选的生理指标可以改变，且变动能通过一种信号被感觉器官所感觉；③患者能够集中注意力，有改变测量指标的能力，如收缩和放松肛门外括约肌；④所涉及的神经系统尽可能是完整的，允许感觉的传入和运动的传出。

5. 长期随访有哪些注意事项？

神经源性膀胱是一种不稳定状态，甚至可以在短时期内发生很大变化，因此高度推荐进行长期的随访来评价膀胱尿道及上尿路功能。所有患者均需每年进行全面的体格检查，项目包括基本病史资料、系统查体及尿常规、肾功能检查、泌尿系彩超。对于无症状患者，不推荐进行更频繁的尿常规和尿培养检查，对于无症状性菌尿患者也不需要进行治疗。如果患者出现下尿路症状，则需根据细菌培养结果进行针对性治疗，若患者同时出现发热症状，则需要进行上尿路影像学检查。神经源性膀胱患者不需要常规进行膀胱镜检查，但应注意到肌层浸润性膀胱癌的发病率呈上升趋势，因此，需要长期进行肿瘤学随访，尤其是出现肉眼血尿的患者。

五、病例点评

神经源性膀胱是中枢神经因神经调控机制出现紊乱，进而导致的下尿路功能障碍。虽然神经源性膀胱在脊髓损伤患者中更容易受到关注，但实际上在脑损伤患者中也非常常见，而且病因和影响因素更为复杂，往往器质性因素和功能性因素并存，原发性因素和继发性因素并存，所以更需要全面精准的评定和康复。

本病例是神经康复中非常多见的基底节出血患者，但出血量较大，影响到意识、语言、认知、运动等功能，缺少早期的康复介入，卧床和留置尿管时间较长，发现排尿困难后仅是采取持续导尿的简单处理方法，缺乏进一步的评定和康复措施。入院后针对排尿困难，首先通过细致的病史和体格检查、神经影像分析、超声结构检查和尿动力学功能测试等，充分了解其病因和影响因素；其次由康复医生、康复护士、康复治疗师、泌尿科医生、中医治疗师及家属陪护组成多学科团队，全面规范、科学精准、循序渐进地进行个体化康复治疗，并取得非常理想的效果；最后作者也通过病例讨论解答了一些疑问，纠正了一些误区，对于临床实践有非常重要的指导意义。

（病例提供者：张　欣　靖华芳　卜宏伟　中国康复研究中心北京博爱医院）

（点评专家：张小年　中国康复研究中心北京博爱医院）

参考文献

[1] 廖利民，陈国庆，吴娟，等 . 神经源性膀胱诊断治疗指南 [M]// 郭应禄，那彦群，叶章群等 . 中国泌尿外科和男科疾病诊断治疗指南：2022 版 [M]. 北京：科学出版社，2013：267-329.

[2] Li X, Liao L.Updates of underactive bladder：a review of the recent literature[J]. Int Urol Nephrol, 2016, 48（6）：919-930.

[3] 刘丽岩，吴娟，廖利民，等 . 膀胱腔内电刺激对神经源性膀胱感觉功能的影响 [J]. 中国康复理论与实践，2010，16（12）：1106-1107.

[4] Gladh G, Mattsson S, Lindström S.Intravesical electrical stimulation in the treatment of micturition function in children[J].Neurourol Urodyn, 2003, 22（3）：233-242.

[5] Deng H, Liao L, Wu J, et al.Clinical efficacy of intravesical electrical stimulation on detrusor underactivity：8 Years of experience from a single center[J].Medicine, 2017, 96（38）：e8020.

病例 4 心源性猝死生还后射血分数降低的心力衰竭患者的康复

一、病历摘要

患者男性，47 岁。

主　诉：间断胸痛 20 余年，一过性意识丧失 1 个月。

现病史：患者 20 余年前外出游玩后出现胸痛，伴黑矇及出汗，随后出现心搏骤停，次日诊断为急性心肌梗死，并行冠状动脉造影未见明显狭窄，诊断为冠状动脉痉挛，此后服用阿司匹林、倍他乐克（酒石酸美托洛尔）、蒙诺及硝酸酯，后因频发室性期前收缩加用可达龙（盐酸胺碘酮），2 年后停口服药。此后仍间断发作期前收缩，并自诉曾出现 R-on-T 室性期前收缩，间断服用心律平（普罗帕酮）、稳心颗粒、倍他乐克、氯沙坦钾等药物。半年前感染新型冠状病毒后出现心率增快，3 个月前期前收缩增多。1 个月前突发意识丧失、呼吸心搏骤停，胸外按压神志恢复后转运途中再次出现心室颤动、意识丧失，呼吸心搏骤停，予心肺复苏、电除颤、气管插管、呼吸机辅助通气，患者自主心律未恢复，予当日启动体外膜肺氧合（extracorporeal membrane oxygenation，ECMO），启动 25 分钟后患者自主心律恢复。急诊冠状动脉造影示：左主干正常；左前降支中远段狭窄 30% ～ 50%，可疑冠状动脉痉挛。后转入监护室治疗，期间出现血肌酐升高，予间断连续性肾脏替代治疗（continuous renal replacement therapy，CRRT），转氨酶升高，予保肝治疗。10 天前患者一般状况好转，予撤机 ECMO、拔除气管插管并逐渐过渡为鼻导管吸氧、减停 CRRT。入监护室期间间断发热，痰培养提示鲍曼不动杆菌，予泰能（亚胺培南西司他丁钠）、替加环素、头孢哌酮钠舒巴坦钠（舒普深）输液后降级为头孢地尼。患者于 1 周前置入植入型心律转复除颤器（implantable cardioverter defibrillator，ICD），置入后频发室性期前收缩，考虑可能与低钾、低镁相关，予补充治疗。

既往史：无高血压、糖尿病病史，无过敏史。

个人史：已婚已育，配偶及子女体健。患者职业为医生。

家族史：患者父母、姐妹体健，家族中无类似发作患者。

体格检查：脉搏 68 次 / 分，血压：左上臂 94/66 mmHg，右上臂 101/72 mmHg。

神志清楚，可平卧。双肺呼吸音清，未闻及干、湿性啰音。心界不大，心律齐，P2＜A2，各瓣膜听诊区未及病理性杂音。腹软，无压痛，肝脾肋下未及。双下肢不肿。四肢肌张力不高，被动活动度尚好，双侧屈髋肌力 3+ 级，四肢其他各关节肌力 4～4+ 级。床上双桥式运动欠充分，能独立床上翻身、扶床栏可坐起，坐位平衡分级 1 级，坐位时呈稍屈曲姿势，可独坐 10 分钟。扶助下可站立，但晃动明显，站位平衡分级 1- 级，尚不能行走，日常生活活动能力改良 Barthel 指数评分 60 分。说话时间长稍有气短，胸腹联合呼吸模式，幅度稍浅。广泛性焦虑障碍量表和 PHQ-9 评定患者处于轻度焦虑和重度抑郁状态。NYHA 心功能分级为 3 级。

辅助检查：

心肌损伤及心功能检查示：乳酸脱氢酶 293 U/L，羟丁酸脱氢酶 242 U/L，高敏肌钙蛋白 125.3 ng/L，钠尿肽 388 pg/mL。

超声心动图检查示：左室扩大（左室舒张末内径 5.8 cm，病例 4 图 1），弥漫性室壁运动减弱，左室射血分数降低（LVEF 27.1%），右室收缩功能正常，二尖瓣轻度反流，少量心包积液。

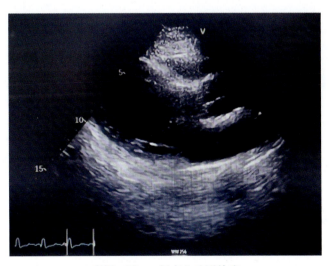

病例 4 图 1 超声心动图检查

疾病诊断：①心源性猝死后生还（心室颤动）；②室性心动过速（ICD 植入术后）；③射血分数降低的心力衰竭（心肌病不除外）；④急性肾损伤；⑤肺部感染；⑥急性肝损伤；⑦胰腺损伤；⑧轻度贫血；⑨营养不良；⑩陈旧性心肌梗死可能（冠

状动脉痉挛不除外）；⑪周围神经病；⑫消化不良；⑬低钾血症；⑭心绞痛不除外。

功能诊断：①肌力减退；②转移障碍；③平衡障碍；④体能下降；⑤日常生活活动能力受限；⑥社会参与能力下降；⑦抑郁状态。

二、诊疗经过

在全面的入院检查基础上，经过详细的康复评估，发现该患者目前康复方面存在的问题包括：肌力下降、转移功能障碍、平衡功能障碍、步行功能障碍、呼吸肌功能障碍和抑郁。整体康复的目标为：通过康复训练提升患者的双下肢肌力，改善转移、平衡、步行及呼吸功能，改善抑郁状态，恢复患者的日常生活自理能力，使其尽快回归家庭生活和工作岗位。针对该患者的情况采用了如下康复方案：提升肌力方面，主要通过抗阻肌力训练，康复前后的评估显示，双下肢肌力从入院时的 3+ 级提升到了 4+ 级。改善呼吸功能方面，主要通过吸气肌训练、腹式－缩唇呼吸训练及运动时配合呼吸节律和呼吸模式训练，患者说话时间长和活动后气短的症状较之前有所缓解，NYHA 分级从 3 级到 2 级。改善转移、平衡及步行功能，恢复日常生活自理能力方面，在心电监护下通过功能性活动训练建立正确的运动模式，并根据监测下的生命体征变化结合 Borg 主观费力程度评分，循序渐进，逐步提升患者的耐力，以满足日常生活需求。经过为期两周的康复，患者能够独立完成翻身坐起、坐站转移，坐位平衡分级由入院时的 1 级提升至 3 级，站立平衡分级从 1- 级提升至 3 级，在一人监护下可连续步行约 150 米，日常生活活动能力改良 Barthel 指数评分由原来的 60 分提升至 75 分，表明患者在功能性活动和日常生活活动能力上有显著进步。康复过程中，给予患者正向反馈与鼓励，通过量化的指标直观感受到自己的进步，从而树立患者信心，患者的情绪状态较之前有明显的提升。

三、病例特点及讨论

患者因心室颤动导致猝死，后予心肺复苏（cardiopulmonary resuscitation, CPR）＋气管插管呼吸机后＋ECMO 后生还，在撤机后置入 ICD，并伴有射血分数降低的心力衰竭（heart failure with reduced ejection fraction, HFrEF ）。由于患者处于虚弱状态，难以进行高强度的康复训练，因此在对该患者进行早期康复的过程中，需要注意以下几点。①合理安排训练强度：患者射血分数较低（LVEF 27.1%），且长期卧床，心肺功能较差，训练中极易疲劳并常伴有低血压的情况出现，因此在进行抗阻肌力训练及功能性活动训练时，应合理安排训练强度，随时监测生命体征和 Borg 主观费力程度，避免发生危险；②体能下降方面：应从中心效应与周围效应两方面给予干预。患者由于呼吸肌无力，说话多及活动时，常出现气短的症状，通过适当的呼吸训练，可以改善呼吸肌肌力，提升患者的通气效率，改善氧合指数；通过适度的有氧运动，提高机体利用氧的能力和运动耐力，降低静息心率，改善生活质量；③提供必要心理支持：抑郁是心力衰竭（heart failure，HF）患者常见的合并症，研究表明我国超四成的心力衰竭住院患者合并抑郁，且抑郁患者的一年全因死亡风险增加近一倍。患者职业为医生，对疾病的认知较深刻，疾病对心理健康的影响较其他人群更明显。采用简明自评工具如 PHQ-9 对心力衰竭患者进行抑郁筛查，必要时及时采取相应的干预措施，可促进患者的恢复，改善患者的预后。

针对患者由于长期卧床导致双下肢肌力和核心肌力明显下降的问题，早期康复以仰卧位的抗阻肌力训练和核心稳定性训练为主，具体训练内容包括：利用 1kg 重的沙袋进行直腿抬高、仰卧蹬腿、桥式运动、仰卧摸膝训练。每个动作重复 6～10 次，组间休息 1～2 分钟，重复 3 组。训练过程中吸气发力，呼气放松，避免屏气，以防出现心律失常、心肌缺血等问题。功能性活动训练在康复早期与肌力训练同步进行，具体训练内容包括：仰卧位翻身坐起、助行器辅助下坐站转移、坐位平衡、在他人监护和助行器辅助下的站立平衡、原地踏步及连续行走，训练强度由患者的 Borg 主观费力程度评分决定，控制在 14 分以内。每次训练前、后监测患者的血压、心率和血氧饱和度，询问患者的 Borg 主观费力程度及有无出现新发不适。训练过程中若患者出现头晕、心悸、呼吸急促等，需及时停止运动并监测生命体征，根据患者实际情况随时调整次数及组数。经过两周的训练后，患者双下肢的肌力提升到 4+ 级，坐位平衡和站立平衡分级达到 3 级，在一人监护下可连续步行约 150 米，日常生活活动能力改良 Barthel 指数评分提升至 75 分，以上评估结果显示患者肢体功能具有明显改善，充分体现了康复治疗的有效性。

针对患者呼吸肌无力的问题，我们指导患者进行了如下训练：①腹式呼吸。患者选择卧位或坐位，左手置于胸前，右手置于上腹部，经鼻缓慢深吸气使上腹部鼓起，然后以口呼气，将腹部内收，尽量延长呼气时间。腹式呼吸会使副交感神经兴奋，从而降低心率、舒张外周血管，导致血压下降。由于患者本身血压偏低，因此针对该患者进行腹式呼吸训练时,需少量多次进行,每组仅重复 6～10 次,组间休息 1～2 分钟,重复 3 组;②缩唇呼吸。用鼻缓慢吸气,稍屏气后行缩唇呼气,使气体缓慢匀速吹出,吸呼时间比为 1 : 2,随着患者呼吸功能的提升,逐渐延长至 1 : 4。每组重复 6～10 次,组间休息 1～2 分钟,重复 3 组;③器械辅助呼吸训练。借助呼吸训练器,通过调节合适的阻力大小锻炼患者的吸气肌力量,让患者深长均匀的吸气使浮子保持升起状态,并尽可能长时间的维持,每组完成 6～10 次,组间休息 1～2 分钟,重复 3 组,Borg 主观费力程度评分控制在 14 分以内。训练强度应循序渐进,以防过度通气,出现头晕、目眩等症状。经过一段时间的训练后,患者说话时间长气短的症状有明显改善,整体的运动耐量也有了明显的提升。

由于本病例患者相对年轻且发病突然,入院时生活无法自理,家庭及社会参与能力均受限,患病前后生活状态差异较大,因此较为悲观,通过广泛性焦虑障碍量表和 PHQ-9 进行评估,发现患者处于轻度焦虑和重度抑郁状态。心血管疾病患者存在的精神心理问题通常是亚临床或轻中度焦虑、抑郁,没有达到精神疾病的诊断标准,因此可先采用以下针对认知行为的治疗方法进行初步干预。①纠正错误认知:患者住院期间,由心内科医师进行患者教育,让患者本人及家属对疾病有充分的认知,避免出现过度恐慌。但对于该患者,由于其职业特点,对疾病的临床认知已经比较清晰,因此,运动康复的教育就更加重要了,需要康复医师、物理治疗师为患者提供运动康复对疾病预后的影响的教育,从而增加患者恢复的信心;②运动疗法:患者由于长时间卧床,运动功能有所丧失,通过运动疗法可以逐步帮助患者恢复正常的运动能力,同时相关研究证实,运动疗法不仅能改善患者的情绪状态,还能改善心血管预后。在进行运动疗法前,康复科医师和治疗师共同对患者进行运动功能的评估和运动方案的制订,在整个康复进程中,及时再评估,通过得出的量化指标结合实际表现让患者能直观感受到自己的进步,从而进一步树立康复信心;③减压疗法:通过腹式呼吸、肌肉放松、冥想等方式,对心力衰竭患者的生理、心理问题也会起到积极的作用。通过上述方法,患者在出院时焦虑、抑郁的情绪有所缓解,对自己的预后产生信心。

四、病例相关问题及分析

根据以上病例资料,我们总结了关于射血分数降低的心力衰竭患者康复的具有代表性的几方面问题进行讨论，希望有助于提高对类似病例的诊治水平和服务质量。

1. 针对射血分数降低的心力衰竭患者，如何设定合适的训练强度？

对于射血分数降低的心力衰竭患者，要根据患者的实际情况制订个性化的运动处方。运动处方的要素包括运动频率、强度、时间、类型，其中运动强度是制订运动处方的重要内容，直接关系到运动干预的效果和安全性。针对稳定期的患者，在制订运动处方前，通常会先对患者进行心肺运动试验，并通过测试结果中的最大心率、储备心率、峰值摄氧量或无氧阈值等作为标准确定合适的运动强度。对于疾病较早期的患者，尚不能安全耐受心肺运动试验，在运动过程中可以用心率、自觉劳累程度分级（rating of perceived exertion，RPE）等为标准确定运动强度。RPE 常用 Borg 主观费力程度分级（十五级表）评价。对于心力衰竭患者，运动中心率较静息时增加 10～15 次/分，或 Borg 评分 10～14 分即可。如果出现呼吸困难、胸痛等，应把运动强度降低至 8～9 分。射血分数降低的心力衰竭患者普遍心功能较差，过高的运动强度易使血压升高、心率增快，增加心脏负担。在指导此类患者运动的过程中，可随时根据患者的自觉劳累程度进行调整，在患者体感并未出现过度疲劳的前提下，安全有效地进行康复训练。

2. 心力衰竭患者进行呼吸训练的原因及方法是怎样的？

心力衰竭患者常以呼吸困难、运动耐量降低为主要临床表现，伴或不伴有肺循环淤血或体循环淤血。一方面，由于患者静脉压升高，气道分泌物增多，造成气道堵塞，同时肺顺应性下降，通气血流比例失调，导致呼吸做功增加，全身耗氧增加。另一方面，患者呼吸困难和运动耐力降低导致恶性循环：心力衰竭患者早期卧床导致活动量减少，对膈肌收缩的需求减少，进而使运动耐量降低；而卧床的体位也不利于膈肌的运动，两种因素均可导致膈肌萎缩，就会造成呼吸困难，使运动耐量进一步下降。通过呼吸训练，能够激活膈肌运动，加强吸气肌的力量，同时还能帮助患者延长呼气时间，使肌肉交感神经活动被抑制，降低心脏后负荷，增加心排血量和骨骼肌血流量，进而满足呼吸肌和运动肌的能量需求。因此，呼吸训练对于心力衰竭患者具有至关重要的作用。

在为患者制订呼吸训练方案时，要对患者进行临床评估，可以借助呼吸肌力测试仪对最大吸气压和最大呼气压进行精准评估，也可以通过膈肌超声评价膈肌的收缩能力和呼吸功能。同时，也需要结合患者的自身情况选择适合的呼吸训练形式，常见的训练方式包括腹式呼吸、缩唇呼吸、主动呼吸循环技术（active cycle of breathing techniques，ACBT）、器械辅助呼吸训练等。在训练过程中根据患者生命体征的变化和体感对强度进行调整，避免患者出现呼吸肌过度疲劳及不适。

3. 抑郁对心力衰竭患者的影响及处理方法是怎样的？

抑郁是心血管疾病重要的危险因素，也是心力衰竭患者常见的合并症，合并抑郁的心力衰竭患者生活质量更差，且再入院率和死亡率更高。因此针对该群体，心理问题筛查尤为重要。临床上常用广泛性焦虑障碍量表和抑郁筛查量表进行筛查，以便及时进行干预。

针对心力衰竭患者的抑郁问题，临床上除选择合适的抗焦虑、抑郁药物进行治疗外，还采用认知行为疗法进行干预。认知行为疗法是一组通过改变思维、信念或行为的方法来改变不良认知，达到消除不良情绪或行为的短暂心理治疗方法。包括纠正错误认知、运动疗法及减压疗法。纠正错误认知主要是帮助患者纠正错误认识，提出积极想法，帮助患者建立求助动机，建立良好医患关系。目前已有多项研究表明运动对于心力衰竭患者的重要性，然而患者对运动的恐惧是产生焦虑、抑郁情绪的原因之一，因此，通过运动疗法逐步帮助患者恢复正常的运动能力，不仅能够改善患者的情绪状态，还能够改善心血管预后。运动疗法前，需对患者进行综合评估，了解患者的焦虑及抑郁程度、心肺及运动功能。在进行运动疗法时，可结合患者的兴趣、需求及健康状态制订个体化运动处方，以达到更好的治疗效果。减压疗法主要包括腹式呼吸、肌肉放松、冥想和生物反馈，临床研究表明，上述手段作为行为心脏病学方法，对心力衰竭患者的生理、心理问题干预效果卓有成效。因此，在对心力衰竭患者焦虑、抑郁问题进行处理时，可以将上述方法巧妙结合、合理运用，必要时可联合精神心理科医师制订进一步的治疗方案，通过多学科的交流合作，控制疾病进展，共同维护患者的身心健康。

五、病例点评

心力衰竭是由任何结构的或功能的心脏疾病导致的一组以心室充盈或射血功能障碍的临床综合征，是多种心血管病的严重和终末阶段，可由心肌疾病、心包疾病、心内膜疾病、心脏瓣膜病、血管病或糖尿病导致。根据 LVEF 将 HF 分为射血分数降低的心力衰竭（即 LVEF ≤ 40%）和射血分数保留的心力衰竭（heart failure with preserved ejection fraction，HFpEF；即 LVEF ≥ 50%），以及射血分数临界的心力衰竭（heart failure with mid-range ejection fraction，HFmrEF；即 40% ＜ LVEF ＜ 50%）。2005 年欧洲心脏病协会心脏康复和运动生理工作组和美国心脏协会（American Heart Association，AHA）下属运动心脏康复和预防分会建议，运动康复是慢性心力衰竭患者有效的二级预防措施，运动锻炼应作为心脏康复的一部分应用于稳定性心力衰竭患者。2013 美国心脏病学会基金会（American College of Cardiology Foundation，ACCF）/AHA 心力衰竭管理指南把运动康复列为慢性稳定性心力衰竭患者Ⅰ A 类推荐。目前研究较多的是 HFrEF 的运动康复。

心力衰竭运动康复治疗方式包括：有氧运动、抗阻运动、呼吸肌训练、柔韧性运动等。有氧运动训练可以逆转左心室重构，具有改善 LVEF 及左心室舒张末容量的中心效应；也可增加最大耗氧量，延迟无氧代谢，增加肌肉的氧化能力，改善氧的利用，提高氧化酶活性，磷酸肌酸再合成增多，因此骨骼肌组织学显示肌纤维大小增加、线粒体体积密度增大，这种外周效应是目前比较明确的运动康复的效应。有氧运动也可以减少心力衰竭患者的抑郁症状。有氧运动＋抗阻运动可以降低心力衰竭患者 N 末端 B 型钠尿肽前体的水平，并增强线粒体功能，可改善肌力。大量的研究明确了呼吸肌力弱与症状、运动耐力、通气不足、心肺运动测试结果异常的关系，提示呼吸肌训练可改善慢性心力衰竭患者的运动能力。

该病例为心源性猝死生还后射血分数降低的心力衰竭患者。病情已稳定，目前表现为肌力减退、体能下降、平衡、转移功能障碍，同时表现为重度抑郁状态。因此康复治疗包括了肌力训练、有氧运动训练、呼吸训练、功能性动作训练，以及心理方面的疏导。由于患者 LVEF 较差，卧床时间长，训练需要循序渐进、逐步开展，在有效监护下进行，并随时根据监测指标的变化对治疗强度进行调整。坐起、坐站转移、床椅转移、坐位平衡、站立平衡、行走能力，这些功能性动作训练的稳步提高可帮助患者尽早出院、缩短住院周期，也对患者回归家庭和工作环境提供了信心。通过这些功能的改善，以及对康复知识进一步了解，患者的心理状态有了改善。对于本病例，需要对患者出院后的运动训练进行指导，并定期复查，随病程的进一步稳定，调整运动计划，长期随访。综上所述，心力衰竭患者康复的获益与其康复过程的质量直接相关，核心是康复的时机和节奏，要进行系统化的评估、精准化的处方、个体化的管理、具象化的随访。

对该患者肌力、耐力、功能性活动、心理状况的处理体现了康复医学的全人管理理念。由心内科医师、康复科医师、运动康复治疗师、康复护士组成的跨学科团队式工作模式能使患者获取最大的福祉，值得推广。本病例也体现了康复医学虽是独立的学科，但也需要与其他学科交融，并要有专业化发展方向的重要性。

（病例提供者：张栢毓　姜一梦　杨　蕾　北京大学第一医院）

（点评专家：罗　春　北京大学第一医院）

参考文献

[1] 王超群，赵林芳.慢性心力衰竭病人呼吸训练研究现状 [J].护理研究，2021，35（03）：437-441.

[2] 高敏，胡丹丽，邢福威，等.心力衰竭患者抑郁及其与一年结局的相关性分析 [J].中国循环杂志，2021，36（06）：606-611.

[3] 中国康复医学会心血管病预防与康复专业委员会.慢性心力衰竭心脏康复中国专家共识 [J].中华内科杂志，2020，59（12）：942-952.

[4] 中国康复医学会心血管病预防与康复专业委员会，中国老年学学会心血管病专业委员会，中华医学会心身医学分会.在心血管科就诊患者心理处方中国专家共识（2020 版）[J].中华内科杂志，2020，59（10）：764-771.

[5]Wang MHua, Yeh ML.Respiratory training interventions improve health status of heart failure patients：A systematic review and network meta-analysis of randomized controlled trials[J].World journal of clinical cases, 2019, 7（18）：2760-2775.

[6]Pelliccia A, Sharma S, Gati S, et al.ESC scientific document group.2020 ESC guidelines on sports cardiology and exercise in patients with cardiovascular disease[J].Eur Heart J, 2020：ehaa605.

[7]Yancy CW, Jessup M, Bozkurt B, et al.2013 ACCF/AHA guideline for the management of heart failure：a report of the american college of cardiology foundation/american heart association task force on practice guidelines[J].J Am Coll Cardiol, 2013, 62（16）：147-239.

[8]Hansen D, Beckers P, Neunhäuserer D, et al.Standardised exercise prescription for patients with chronic coronary syndrome and/or heart failure：A consensus statement from the EXPERT working group[J].Sports Med, 2023, 53（11）：2013-2037.

[9]Cahalin LP, Arena RA.Breathing exercises and inspiratory muscle training in heart failure[J].Heart Fail Clin, 2015, 11（1）：149-172.

病例 5　腹部术后困难脱机重症患者的早期康复干预

一、病历摘要

患者男性，64 岁，急性病程，于 2021 年 5 月 27 日入院。

主　诉： 腹痛 9 小时余。

现病史： 患者 9 小时前排便时突发剧烈腹痛，伴恶心、呕吐，行腹盆部 CT 示乙状结肠右前壁穿孔可能，急诊行开腹探查＋Hartmann 术，术中持续泵入去甲肾上腺素 0.2 ～ 0.6 μg/（kg·min）升压，术后带呼吸机转入重症加强护理病房（intensive care unit，ICU）。入 ICU 后考虑腹腔脓毒症、感染性休克，继续予扩容、升压，积极给予抗感染治疗（亚胺培南西司他丁钠、万古霉素、卡泊芬净），持续腹腔引流，术后化验检查回报：白细胞计数 2.48×10⁹/L，中性粒细胞百分比 85.2%，降钙素原＞100.00 ng/mL，超敏 C- 反应蛋白 113.30 mg/L，白介素 -6 ＞1625.00 pg/mL。入 ICU 后胸片示肺部情况大致正常，予大剂量氨溴索排痰、胸部物理治疗，防治肺部感染。余给予镇静、镇痛、全肠外营养支持、预防深静脉血栓、免疫调节等治疗。

既往史： 2 型糖尿病，颈椎病，左肘骨折术后。

个人史、家族史： 无特殊。

体格检查： 气管插管接呼吸机辅助通气，镇静状态。心律齐，未闻及明显杂音及附加音。双肺呼吸音粗，双下肺呼吸音弱。全腹肌紧张，未闻及肠鸣音，腹部造口通畅。双下肢不肿。

辅助检查：

2021 年 5 月 28 日胸片：提示双肺渗出可能，左下肺为著（病例 5 图 1）。

2021 年 6 月 2 日胸部 CT：提示双侧胸腔积液，双肺组织膨胀不全（病例 5 图 2）。

2021 年 6 月 24 日胸片：提示双肺渗出较前减少，双侧胸腔积液减少（病例 5 图 3）。

2021 年 7 月 22 日胸片：提示心影正常，双侧膈面清晰，双侧肋膈角锐利（病例 5 图 4）。

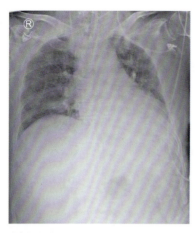

病例 5 图 1　2021 年 5 月 28 日胸片

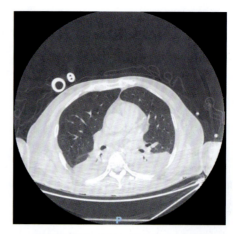

病例 5 图 2　2021 年 6 月 2 日胸部 CT

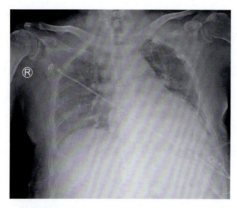

病例 5 图 3　2021 年 6 月 24 日胸片

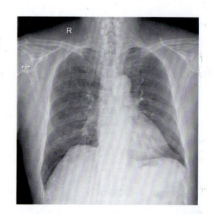

病例 5 图 4　2021 年 7 月 22 日胸片

疾病诊断：①感染性休克；②腹腔感染；③结肠穿孔（开腹探查＋ Hartmann 术）；④弥漫性腹膜炎；⑤ 2 型糖尿病；⑥颈椎病。

功能诊断：①呼吸功能衰竭伴呼吸模式异常；②气道廓清障碍；③肺容量降低；④肌肉力量、耐力降低；⑤关节活动范围受限；⑥转移能力障碍；⑦日常生活活动能力受限；⑧社会参与功能受限。

二、诊疗经过

该患者 ICU 住院期间发生限制性通气功能障碍及肢体功能障碍，经历呼吸机辅助通气、脱机后因痰堵窒息、呼吸窘迫再次插管上机、二次脱机后转回普通病房并出院。根据病程进展和病情变化行三次康复专科评估，并依据评估结果进行相应康复干预（病例 5 表 1）。

1. 2021 年 5 月 31 日首次康复评估　心率 130 ～ 140 次 / 分，血压 90 ～ 110/50 ～ 65 mmHg，呼吸 14 ～ 20 次 / 分，血氧饱和度 97% ～ 100%，体温 38.6 ℃。气管插管接呼吸机辅助通气，SPONT 模式。查体：浅镇静状态；标准化 5 问题（standardized five questions, S5Q）评分 4 分；躁动 - 镇静评分（richmond agitation-sedation scale, RASS）-1 分；ICU 患者意识模糊评估法（confusion assessment method for the ICU,CAM-ICU）阴性；疼痛采用视觉模拟评分法（visual analogue scale,VAS）评分 1 分；呼吸模式异常，以胸式呼吸为主，腹式呼吸动度差，双肺呼吸音粗，双下肺呼吸音低，大气道可闻及痰鸣音，痰量 2 级，Ⅱ 度白色黏痰，呛咳反射存在。肌力采用英国医学研究委员会评分法（medical research council, MRC）评分 60 分；四肢肌张力适中，除左肘外，各关节活动度无明显受限；患者仅能耐受床头抬高 30° 左右靠坐，进一步抬高床头靠坐时诉头晕无法耐受，考虑到可能与既往颈椎病，反复发作头晕有关；不能独立翻身、平移；右侧胫后静脉、双下肢肌间静脉血栓。

因患者体温高、心率快，感染指标较高，生命体征较不稳定，双下肺不张（左下肺为著）、气道分泌物多，故康复方案主要以床上活动为主，包括体位管理及呼吸训练改善呼吸功能，气道廓清技术促进分泌物排出及肺复张，四肢主动运动预防其余肢体深静脉血栓、肌容积下降等并发症，被动活动维持四肢关节活动度（range of motion，ROM）及软组织长度。

2. 2021 年 6 月 8 日第二次康复评估　患者于 2021 年 6 月 8 日顺利通过自主呼吸试验后予拔除气管插管、脱机后改由经鼻高流量吸氧 60 L/min，50% 氧浓度辅助通气。查体：神志清楚，查体合作。双肺呼吸音粗，双下肺呼吸音低，未闻及干、湿性啰音。自诉头晕、需要休息，康复训练配合程度较前降低，拒绝翻身、床上坐位等体位变化。可自主咳痰，痰液大量且为白色黏痰。2021 年 6 月 1 日开始给予肠内营养支持；尝试经口饮水 5 ～ 10 mL 可诱发呛咳。新发中心静脉导管附壁血栓，右侧肘静脉、头静脉血栓。

患者拔管后出现痰液增多，由刚拔管后的少量（< 10 mL/d）白色 Ⅰ 度痰逐渐发展为中量（10 ～ 150 mL/d）白色 Ⅱ 度黏痰，并且患者以仰卧位为其舒适体位为由要求长时间保持该体位，不利于气道廓清，同时存在双侧胸腔积液，双肺组

织膨胀不全，易加重肺部并发症。介入外科会诊示考虑孤立性下肢胫后静脉血栓，建议可尝试床旁站立。患者新发右上肢静脉血栓，故康复方案以床上及床边坐站活动为主，包括进行呼吸训练促进肺复张，加强气道廓清管理，增加肢体活动，予患者康复宣教、家属视频通话等方式提高患者康复依从性，增加转移活动及坐位、站立位时长，以提高身体活动能力，预防其余肢体血栓发生等并发症。

3. 2021 年 6 月 15 日第三次康复评估 患者 2021 年 6 月 14 日因突发憋气、呼吸窘迫、氧合指数下降、左下肺呼吸音消失紧急行气管插管呼吸机辅助通气，机械通气 Bilevel 模式［f：14 次 / 分、呼气末正压（positive end-expiratory pressure，PEEP）：25/10 cmH$_2$O、PS：14 cmH$_2$O、吸入氧浓度（fraction of inspiration O$_2$，FiO$_2$）90%］。2021 年 6 月 15 日胸片示左侧胸腔积液增多、左侧肺不张加重，床旁超声引导下行左侧胸腔置管闭式引流（累计引流量 1110 mL）。查体：神志较前淡漠，查体尚合作。双肺呼吸音低，左肺中下部为著，未闻及干、湿性啰音；配合度降低（S5Q 评分 3 分），头颅 CT 未发现新发脑血管病变；MRC 评分 56 分（双侧髋屈肌、膝伸肌 4 级），四肢肌张力、关节 ROM 同前；不能独立完成床上转移活动。

患者情绪较前低落，康复训练配合度有所下降，体力较差，主动活动明显减少。需要积极进行气道廓清，加强呼吸训练，鼓励患者定时进行右侧卧位等体位变化，增加床旁坐位、床上大椅位坐等负重体位机会及时长，完成肺复张。2021 年 6 月 23 日拔管后需积极协助患者站立体位增加双下肢负重，并进行床旁踏步及行走训练。患者 2021 年 6 月 25 日起肠内营养过渡为经口安素进食，2021 年 6 月 28 日拔除鼻胃管经口半流食饮食，期间根据患者营养水平确定适宜的训练强度。为进一步提高患者康复依从性可予家属探视、视频交流等方式预防谵妄发生及改善心理情绪，促使患者积极进行主动活动。

病例 5 表 1　康复治疗方案

	第一阶段（2021 年 5 月 31 日—2021 年 6 月 8 日）	第二阶段（2021 年 6 月 8 日—2021 年 6 月 15 日）	第三阶段（2021 年 6 月 15 日—2021 年 6 月 30 日）
体位管理	HOB = 30° 翻身 1 次 /2 小时	HOB = 30° 翻身 1 次 /2 小时 辅助下（2 人）站立	HOB = 90° 翻身 1 次 /1 小时（多右侧卧位） 床上长坐位 护理床站立位 辅助下（≥ 2 人）床边独坐位 辅助下（2 人）站立
物理治疗	呼吸训练（腹式呼吸、配合呼吸节律的上肢活动） 胸壁振动排痰 叩背 AROM 抗阻训练 核心训练 颈托支持	呼吸训练（腹式呼吸、配合呼吸节律的上肢活动、流量式激励式呼吸训练器） 胸壁振动排痰 叩背 AROM 抗阻训练 核心训练	呼吸训练（腹式呼吸、配合呼吸节律的上肢活动、流量式激励式呼吸训练器） 胸壁振动排痰 叩背 气道廓清（ACBT） 站立、步行训练 AROM 抗阻训练 核心训练

注：HOB，床头抬高角度；AROM，主动活动度。

三、病例特点及讨论

我科采用鲁汶大学医学院进阶式重症康复评估与治疗计划，患者在病程各阶段的诊治、护理、康复目标的不同，选择的治疗方案有所侧重（详见病例 5 表 1、病例 5 图 5）。

1. 呼吸功能　患者腹部术后机械通气时间超过 48 小时，存在左侧膈下、脾周积液，左侧胸腔积液，导致其左下肺不张、肺容量降低、膈肌收缩不充分、胸式呼吸占主导。临床上会优先考虑尽可能模拟正常的重力生理效应的体位。因为体位的不同对氧转运产生不同的影响。直立位能够最大化肺容积和肺容量（如功能残气量），而仰卧位使胸腔内血容量增加、功能残气量和肺的顺应性降低、呼吸道阻力增加，同时导致膈肌位置受脏器影响向后偏移，膈肌负荷增加影响吸气量。侧卧位由于身体下方内脏受挤压，使得膈肌的位置出现向头侧偏移，与仰卧位相比可以增加肺通气和肺换气，同时侧卧位可以显著增加肺重力依赖区的通气比例，以及纵隔和下肺的重力牵拉作用下上肺体积有所增加，从而增加患侧肺的通气，

提高通气 / 血流比（V/Q）。半坐卧位时腹压会增加,可能对心肺功能产生负面影响。患者存在左下肺胸腔积液、左下肺不张,应积极采用右侧卧位体位以增加上侧肺的通气和下侧肺的血流灌注,提高肺容积和通气 / 血流比（V/Q）,但因患者头晕症状的影响未能有效实施。患者二次插管后进行了左侧胸腔置管引流,为使其左侧肺充分复张,对患者进行充分宣教后积极进行右侧卧位的体位管理,并且机械通气期间利用护理床使患者完成 30°～60° 的床上站立位、床上大椅坐位等体位变化,逐步减少卧床时间。患者拔管后积极进行床旁独坐位及站立位练习,同时利用流量式呼吸训练器使其达到促进肺复张的目标。

因患者存在感染、胸腔积液、肺不张情况,易导致痰液生成且不易咳出,所以要加强气道廓清管理。根据听诊结果进行叩背及胸壁振动排痰仪振动,积极进行不同体位的转换,促进分泌物向大气道推移,机械通气期间积极进行密闭式吸痰管吸痰操作,为进一步清除气道深部分泌物,该患者 2021 年 6 月 1 日予纤维支气管镜下吸痰。拔管期间结合雾化药物使用积极进行辅助咳嗽、ACBT 等主动气道廓清训练干预技术,指导患者掌握正确有效的咳嗽方式,以及时清除气道分泌物。

2. 肢体活动　研究报道约 50% 的 ICU 患者卧床 1 周后会出现骨骼肌肌肉失用性萎缩,骨骼肌面积减少,且机械通气的患者肌肉萎缩的速度更快。普通外科手术患者大多数没有功能性活动问题,术后早期出现的活动性问题与疼痛及侵袭性管路或管道相关。深静脉血栓形成（deep vein thrombosis, DVT）是 ICU 患者常见并发症之一,对患者的预后和生活质量产生负面影响。患者干预前 D- 二聚体 3.46 mg/L,超声提示右侧胫后静脉血栓、双下肢肌间静脉血栓,四肢肌力 MRC 评分 60 分,力量水平好,但已经发生深静脉血栓形成,为避免其他肢体进一步发生深静脉血栓及力弱等并发症,需要患者主动参与到肢体活动中。

患者入院前具有较好的身体素质,住院期间可以配合完成肢体及核心肌群的抗阻或抗自重活动,活动方案以远端肢体主动活动（如踝泵、绷紧大腿、握拳等）、肢体各关节各方向抗自重及弹力带抗阻活动、核心肌群训练（如臀桥、功能死虫等）为主。

当患者能够配合体位变化时,增加模拟正常的重力生理效应的体位时长,如床旁独坐位、两人辅助下站立位,同时进行步态训练为出院后回归日常生活做准备。

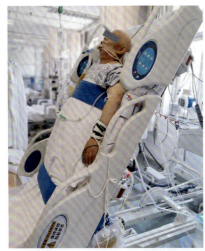
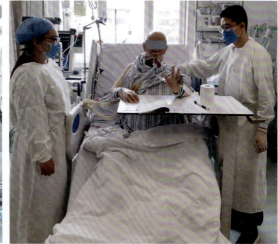
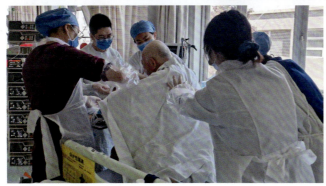
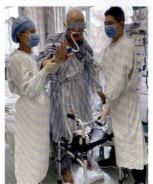

病例 5 图 5　康复干预（部分）

四、病例相关问题及分析

1. 安全筛查　对于重症患者康复方案的实施，每次进行评估、治疗前均需进行基础评估。

神经系统：RASS < 3 分。呼吸系统：PEEP < 10 cmH$_2$O，FiO$_2$ < 70%，SpO$_2$ > 90%，呼吸频率（respiratory rate，RR）> 5 次 / 分且 < 40 次 / 分。心血管系统：心率 > 50 次 / 分且 < 140 次 / 分，平均动脉压（mean arterial pressure，MAP）> 55 mmHg 且 < 140 mmHg，收缩压（systolic blood pressure，SBP）> 90 mmHg 且 < 200 mmHg，无新使用 / 增加血管活性药物，无新发的心律失常以确定患者安全，再根据患者配合程度，即标准化 5 问题（standardized five questions，S5Q：A. 睁眼和闭眼；B. 看着我；C. 张开嘴巴并伸出舌头；D. 点头；

E. 当我数到 5 请皱眉）。

根据基础评估结果选择合适的治疗方案。

2. 预防性活动　重症监护阶段患者可能发生诸多生理学不良反应，如心动过速、每搏输出量减少、增加血栓风险等心血管系统影响，骨骼肌萎缩、需氧量增加、关节挛缩等肌肉骨骼系统影响，潮气量减少、气道分泌物增加、肺不张风险增加等呼吸系统影响，肠梗阻、便秘等消化系统影响，尿潴留、体液潴留等泌尿系统影响，焦虑、睡眠模式改变、感知缺失等精神神经系统影响。

该患者进行了肢体活动、呼吸管理、体位管理方面的早期康复干预，故其肌力、关节活动度、压疮发生、心功能、呼吸指标等方面没有发生进一步的不良影响。同时对患者进行了被动活动、关节挤压等本体觉输入手段，模拟正常的重力生理效应的体位（床旁独坐、辅助站立），为患者后期进行站立、步态练习奠定基础。

3. 发生功能障碍进行个性化康复治疗　该患者入重症医学科查体时发现其呼吸模式异常，以胸式呼吸为主，双下肺呼吸音低，大气道可闻及痰鸣音，双下肺不张，所以需要积极进行呼吸模式诱发、肺复张、气道廓清等方面的呼吸康复，同时需要积极进行利于肺交换的体位。

患者住院时间长，发生了肌力、耐力下降的情况，除预防性活动外增加了弹力带下肌力训练，转回普通病房后通过康复踏车、自主步行等方式促进肌耐力恢复。

五、病例点评

随着重症救治能力的提升，为改善重症患者的生活质量、预防 ICU 获得性肌无力（intensive care unit-acquired weakness，ICU-AW）、深静脉血栓、认知功能障碍及心理障碍等常见并发症，长期卧床的传统模式逐渐被早期活动取代，重症患者的早期康复逐渐引起 ICU 临床医师的重视。对危重患者的 ABCDEF 集束化管理策略也强调早期活动的重要性，可促进患者重返社会。ABCDEF 集束化管理策略包括：A：代表 "Assess, Prevention, Management of Pain"，强调疼痛的评估、预防和治疗。B：代表 "Both Spontaneous Awakening Trials（SAT）and Spontaneous Breathing Trials（SBT）"，强调自主呼吸及意识水平的保持。C：代表 "Choice of Analgesia and Sedation" 强调镇静、镇痛药物的选择。D：代表 "Delirium：Assess，Prevent and Manage" 强调谵妄的评估、管理及预防。E 代表 "Early Mobility and Exercise"，强调早期运动康复的重要性。F 代表 "Family

Engagement and Empowerment"，强调家庭参与、家属护理及康复技术的培训。该集束化管理策略最开始是为了预防谵妄而提出的，目前已广泛应用于ICU患者重症管理，可有助于降低谵妄和认知精神障碍的发生率。对于早期康复来说，获得患者的积极主动配合和康复依从性至关重要。一旦患者出现谵妄或情绪障碍，无法配合进行康复训练，将进一步导致肌肉失用、关节挛缩等并发症。2018年PADIS指南不建议使用药物预防谵妄，而是建议将重点放在改善睡眠卫生、实行早期活动、改善ICU环境以帮助预防谵妄的发展。当患者出现谵妄，其治疗应侧重于识别任何潜在的可改变的诱因，如未识别的感染或未经治疗的疾病、移除有害药物、通过促进睡眠来改善。目前已有多项研究证据支持，重症康复除了可有效预防危重患者发生谵妄之外，还可有效改善其ICU停留时间、住院时间、住院费用及死亡率等，并有利于患者躯体、心理功能的恢复。我科于2021年5月开始，与重症医学科开展深度合作，在原有重症康复的基础上，对患者实施加强康复即医-康-护一体化管理。由重症医学科与康复医学科医生联合查房，共同筛选适宜康复治疗的患者，康复治疗过程由重症医学科医护团队和康复医学科医技团队共同参与；且康复医学科派出相对固定的康复科医生与康复治疗师专门负责重症医学科患者，开展驻科式康复评估及训练。康复治疗频率为2次/日，且训练方式遵循多样化、个体化原则，在徒手一对一康复训练基础上增加康复踏车、神经肌肉电刺激、膈肌起搏、咳痰机、吸气肌训练等。

本病例患者插管期间深镇静状态，镇静减停后虽未发生明确谵妄，但仍然存在情绪淡漠、头晕等拒绝配合康复训练及主动活动等情况，临床上通过对睡眠进行药物管理，进行患者环境改善（转床至隔断间，减少其他患者、医务人员活动、灯光等影响），还通过加强患者康复宣教、更换可提供大椅位靠坐的多体位护理床、鼓励患者与家属视频通话、增加家属探视频次，以增加患者的康复依从性和配合度，充分体现了通过积极调整和改变环境因素促进患者功能的提升。

针对患者的呼吸功能障碍，康复技术的选择应根据患者的病情变化和功能问题随时调整。本病例患者机械通气时间较长，拔管后因痰堵窒息导致再次插管，考虑到主要原因是呼吸肌力不足和气道廓清功能障碍。文献报道机械通气48小时后即可出现膈肌萎缩，导致呼吸机相关膈肌功能障碍（ventilator-induced diaphragmatic dysfunction，VIDD），机械通气时间越长越易加剧因膈肌萎缩而导致的呼吸机依赖。康复治疗师通过评估后给予充分的体位管理，结合咳嗽训练、ACBT 等主动气道廓清技术，同时给予吸气肌训练，并配合重症监护室的吸痰管、纤维支气管镜辅助排痰、雾化等操作，最终实现成功脱机。

对于一个腹部手术患者，何时能够开始恢复肠内营养是非常重要的，加速康复外科（enhanced recovery after surgery，ERAS）理念也非常强调患者术后的营养管理，所以此病例应体现术后何时开始通过鼻饲给予肠内营养？何时从肠内 - 肠外营养相结合过渡至全肠内营养？患者何时开始恢复经口进食？何时可以完全经口进食拔除鼻饲管？此内容应在诊疗过程中更为清晰地呈现。且本病例患者早期康复干预的不足之处在于，在患者机械通气及全肠外营养期间，因条件限制及考虑到患者存在头静脉血栓，未能及时给予吞咽肌电刺激等治疗预防吞咽肌萎缩，患者第一次拔管后出现痰多，少量饮水呛咳，不除外由于吞咽肌失用性萎缩、吞咽功能下降导致误吸可能。日后重症康复应更加关注患者的营养状态，以及吞咽功能评估和早期康复干预。

综上，重症康复应在全面评估患者的功能障碍的情况下，个体化的选择适宜的康复技术，同时要注重与患者的沟通和康复宣教，以获得患者的信任和更好的康复依从性，患者能够积极主动配合康复训练，才能获得更好的康复疗效。

（病例提供者：王晨昊　秦　峤　北京大学第一医院）

（点评专家：王荣丽　北京大学第一医院）

参考文献

[1] 喻鹏铭，赵红梅 . 物理治疗和重症康复工作手册 [M]. 北京：北京科学技术出版社，2020：1.

[2] 武亮，郭琪，胡菱，等 . 中国呼吸重症康复治疗技术专家共识 [J]. 中国老年保健医学，2018，16（5）：3-11.

[3] Kotfis K, van Diem-Zaal I, Williams Roberson S, et al. The future of intensive care：delirium should no longer be an issue [J]. Crit Care，2022，26（1）：200.

[4] Linke CA, Chapman LB, Berger LJ, et al. Early mobilization in the ICU：A collaborative, integrated approach [J]. Crit Care Explor，2020，2（4）：e0090.

[5]Nydahl P，Sricharoenchai T，Chandra S，et al.Safety of patient mobilization and rehabilitation in the intensive care unit.systematic review with meta-analysis[J].Ann Am Thorac Soc，2017，14（5）：766-777.

[6]Grosu HB，Lee YI，Lee J，et al.Diaphragm muscle thinning in patients who are mechanically ventilated[J].Chest，2012，142（6）：1455-1460.

[7]Sommers J，Engelbert RH，Dettling-Ihnenfeldt D，et al.Physiotherapy in the intensive care unit：an evidence-based，expert driven，practical statement and rehabilitation recommendations[J].Clin Rehabil，2015，29（11）：1051-1063.

[8]Puthucheary ZA，Rawal J，McPhail M，et al.Acute skeletal muscle wasting in criticalillness[J].Survey of Anesthesiology，2014 ，58（14 ）：157-160.

病例 6　急性腹腔感染伴乙状结肠造瘘和胸腔积液引流术后康复

一、病历摘要

患者女性，70岁。

主　诉：结肠穿孔术后 2 个月余，伤口脓性分泌物伴腹壁缺损 1 个月余。

现病史：患者 2 个月余前（2023 年 11 月 12 日）因腹痛于急诊行剖腹探查术，术中发现患者乙状结肠穿孔，行乙状结肠部分切除（术后病理回报结肠未见肿瘤）、降结肠造瘘术，腹部切口为下腹部正中绕脐切口，造瘘口为经左侧腹直肌造瘘。术后患者顺利脱机拔管，造瘘口排便通畅，逐渐增加经口进食，转入普通病房。术后伤口换药，发现造瘘口距离切口较近，切口下部污染，皮下组织逐渐液化坏死，经局部清创换药，腹壁大面积缺损，大小约 15 cm×10 cm，造瘘口回缩、孤立于缺损的腹壁，当地医院给予积极换药后效果不理想，不排除肠瘘可能。为进一步治疗转至我院，门诊以"腹壁缺损，腹壁感染，腹腔感染"收住入院。患者病情稳定后经会诊行康复治疗，患者四肢力弱，抬举不能配合。不能独自站立及行走，进食、穿衣、转移、如厕、入浴等日常生活作大部分需要他人辅助。患者自发病以来，精神、睡眠差，未进食，排气、排便量少，近期体重下降约 5 kg。

既往史：既往高血压，口服药物，控制尚可；否认慢性支气管炎、哮喘等病史；否认肝炎、结核、疟疾病史；否认心脑血管疾病病史；否认精神疾病史；否认其他手术、外伤、输血史；否认食物、药物过敏史；预防接种史不详。

体格检查：体温 37.2 ℃，脉搏 120 次/分，呼吸 20 次/分，血压 175/75 mmHg。发育正常，营养良好，痛苦面容，表情自然，强迫体位，神志较差，查体合作欠佳。全身皮肤黏膜正常，无黄染，无皮疹、皮下出血、皮下结节、瘢痕，毛发分布均匀，皮下无水肿，无肝掌、蜘蛛痣。全身浅表淋巴结无肿大及压痛，头部无畸形，眼睑无水肿、下垂及闭合不全，结膜正常，眼球正常，巩膜无黄染，双侧瞳孔等大等圆，直径约 3 mm，对光反射正常，外耳道通畅，无异常分泌物，乳突无压痛，无听力粗试障碍，嗅觉正常。口唇无发绀，口腔黏膜干燥，舌苔正常，伸舌无震颤、偏斜，齿龈正常，咽部黏膜正常，扁桃体无肿大。颈软，无抵抗，颈动脉搏动正常，颈静脉正常，气管居中，肝颈静脉回流征阴性，甲状腺正常，无压痛、震颤、血管杂音。胸廓正常无畸形，胸骨无叩击痛。呼吸运动正常，肋间隙正常，语颤正常。叩诊清音，呼吸急促，双肺呼吸音粗，闻及双肺干、湿性啰音及胸膜摩擦音。心前区无隆起，心尖冲动正常，心浊音界正常，心率120次/分，心律齐，各瓣膜听诊区未闻及杂音，无心包摩擦音。胃肠功能检查：腹部手术瘢痕明显，腹部正中 M 区可见局部腹壁缺损，缺损处伴有脓血样分泌物。瘘口于腹壁缺损中，未见胃肠型及蠕动波，腹部稍硬，疼痛 VAS 评分 5 分，肠鸣音评分 1 分，急性胃肠损伤分级（acute gastrointestinal injury，AGI）Ⅱ级。徒手肌力检查：上肢近端肌力 4 级、远端肌力 4 级，左下肢近端肌力 3 级、远端肌力 3 级；被动关节活动度正常，双侧肢体针刺、轻触、振动觉对称无减退、关节位置觉正常。左侧肱二头肌腱反射、肱三头肌腱反射、桡骨膜反射（+++），左侧膝腱反射、跟腱反射（+++）。左侧踝阵挛（+），左侧 Hoffmann 征（+），左侧 Babinski 征（+）。功能评定：坐位平衡分级 0 级，立位平衡分级 0 级，日常生活活动能力改良 Barthel 指数评分 20 分，匹兹堡睡眠质量评分 16 分，临床衰弱等级量表（clinical frailty scale，CFS）评分 8 分，汉密尔顿焦虑和抑郁量表评分分别为 69 分和 67 分。

辅助检查：

胸部 CT：左侧胸腔闭式引流中，右侧胸腔可见胸腔积液，肺部感染。外院培养可见真菌孢子、大肠杆菌（外院检查）。

腹部 CT：腹腔积液、腹膜炎（我院检查）。

疾病诊断：①手术后肠瘘；②腹壁开放性损伤；③胸腔积液；④腹壁软组织感染；⑤腹腔感染；⑥腹腔积液；⑦高血压 3 级（高危）；⑧结肠造口状态。

功能诊断：①胃肠道功能降低；②疼痛；③肢体活动不利；④心肺耐力降低；⑤日常生活活动能力受限；⑥社会参与能力下降。

二、诊疗经过

在全面的入院检查基础上，经过详细康复评估，发现该患者本次就诊，康复方面的主要问题包括胃肠功能降低、腹部感染、疼痛和整体活动能力下降。整体康复目标分为短期和长期，短期目标重在通过治疗改善胃肠功能、缓解疼痛、提高肌力和心肺耐力、改善焦虑和抑郁状态，长期目标则着重于恢复患者的日常生活自理能力及社会参与水平。在常规康复治疗基础上，采用针对性的康复方案（病例 6 图 1）。胃肠治疗方面：

1. **采取内脏松弛术手法治疗** 综合评估后发现患者胃、升结肠、横结肠、降结肠、乙状结肠、盲肠、十二指肠、直肠等活动性降低，影响患者的胃排空、肠道蠕动、消化和排便功能，患者的腹部缺损，腹壁紧张度稍增加。具体操作如下：使用直接技术和间接技术松解升结肠、横结肠、降结肠、盲肠、十二指肠、直肠等活动度，再使用强化技术恢复胃、升结肠、横结肠、降结肠、盲肠、十二指肠、直肠等节律运动。针对该患者的进食问题，我们选择胃松解治疗，评估后发现术后胃部活动度降低，胃贲门和小网膜紧张度较高。具体操作如下：使用放松技术降低小网膜和胃贲门处张力，使用牵拉技术、直接技术和间接技术促进胃体活动度，再使用强化技术增强胃部节律性活动。

2. **指导患者咀嚼口香糖** 利用的"假饲"原理，患者咀嚼口香糖时，能够引发胃、肝、胰、胆囊进行反射性的活动，并促进消化液的分泌，使患者的肠蠕动能力得到增强。另外，咀嚼口香糖能够增强患者口腔中的唾液分泌，并对胃肠液的分泌产生间接刺激，从而有利于患者胃肠道的康复。经治疗后患者排便逐渐恢复正常，胃肠蠕动和肠鸣音明显增强。肌力和心肺功能治疗：对肺部和心脏评估后发现双侧肺和心脏活动度较差，采用直接和间接技术改善肺和心脏的活动度，在通过强化技术恢复肺和心脏的节律性运动。

3. **腹式呼吸训练** 指导患者学会腹式呼吸，扩大呼吸深度，改善心肺耐力，同时也可以促进胃肠蠕动。

4. **肢体和核心肌力康复训练** ①上肢康复训练：上肢上举、外展、内收、屈肘和伸肘训练；②下肢康复训练：小腿抬高、踝泵训练；③中频电刺激：针对肢体进行中频电刺激，骨骼肌在电流作用下发生收缩和舒张，刺激治疗部位的神经末梢，引起神经反馈，调节神经传导和肌肉组织兴奋功能；④核心训练：臀桥、婴儿式。每个动作坚持10秒，每组10次，每次做1～2组，每日2次。注意事项：①因腹部有缺损渗出，注意不要让腹压和肌肉张力太高，以免造成伤口撕裂等；②随时评估患者耐受及生命体征波动情况，因患者身体较为虚弱，所以运动强度不宜过大，以患者可耐受为准，每次治疗15～30分钟，中间可适当休息。经治疗后，患者肌力和体力明显改善。

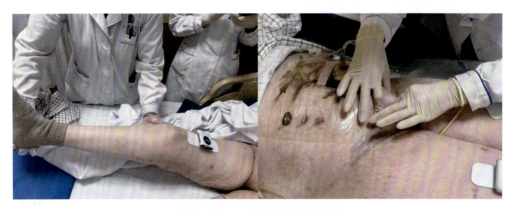

病例 6 图 1　对患者进行康复治疗

三、病例特点及讨论

患者 2 个月余前行乙状结肠部分切除、降结肠造瘘术，切口下部皮下组织液化坏死造成腹壁大面积缺损，腹壁感染和腹腔感染，随后患者出现四肢力弱、无法进食、排便及排气减少、无法站立和行走、日常生活大部分需要他人辅助。经过临床治疗病情稳定，患者的胃肠功能、肢体活动及日常生活活动能力恢复欠佳，分析原因，可能有以下几点：①早期离床时间不足。胃肠道术后患者应在术后第 1 天开始离床活动，每天离床活动时间应达到 1～2 小时。根据患者耐受情况，从床边坐立、床旁走动、病房内行走、病房外行走进行过渡。然而研究显示，患者离床活动受到主观或客观因素限制，依从性不甚理想。临床实践中发现，由于疼痛、引流管、个人生活习惯、营养情况等因素，以及胃肠患者多为中老年人，其学习适应能力较低，患者对术后早期下床活动的依从性很低。有研究显示，建立一个根据患者病情循序渐进的术后早期活动方案（包括床上、床旁、床下活动，其中床下活动包括站立位的训练及步行），可使患者术后胃肠功能恢复时间缩短，下床活动时间提前且术后步行距离增加，术后的疼痛降低，且提高了患者对术后早期活动方案的依从性；②早期康复开展不及时。术后早期活动是 ERAS 中不可或缺的组成部分。术后早期活动可以加速患者胃肠道、肺、骨骼肌等多个脏器的功能恢复，可以减少术后肺部并发症及长期卧床造成压疮、促进血液流动、减少深静脉血栓的形成等。在加速康复外科指南中指出，早期活动不应该局限于术后早期的下床活动，患者在麻醉清醒后即可开始在床上进行康复训练，多项研究表明，术后早期根据患者的病情和时间，逐步进行床上康复的各项运动（包括腹式呼吸、下肢活动、抬臀运动、缩肛运动等），可以缩短患者的首次排气及排便时间，缩短住院时间，提升患者术后的营养状态，减少术后腹胀及恶心、呕吐的发生率，缩短住院时间；③心理因素。心理状态对患者康复有着重要的影响。胃肠术后患者的焦虑、抑郁状态不仅影响患者的情绪状态，还可能影响其康复依从性和康复效果。适当的心理治疗和药物治疗可以帮助改善心理状况，如抗焦虑、抑郁药和认知行为疗法等；④家庭的支持。家庭成员的支持是康复过程中不可或缺的一环。家庭成员的鼓励和帮助可以提高患者的康复效率和生活质量。康复不仅仅是医疗行为，还包括和家庭成员的互动。这些支持有助于患者重建回归家庭和社会的信心，从而促进整体恢复。

目前，国内大部分的研究都主要聚焦于早期离床活动对胃肠道患者术后康复指标的影响，对于无法早期离床活动的患者如何进行早期活动的研究较少，并且专家共识中对于能早期离床活动的患者如何进行运动也没有明确的推荐方案。更缺乏针对卧床患者的康复方案指导。针对该患者腹部缺损较严重，较长时间卧床导致身体较为虚弱无法正常离床活动，采取先进行床边康复治疗。同时针对患者和家属较为焦虑的状态进行尽力疏导，重建康复信心和依从性。

通过这种综合治疗方案显著改善了患者的症状，患者肢体活动、胃肠蠕动、进食等明显好转（病例6表1），表明综合治疗取得一定的疗效。这不仅减轻了患者的疼痛，还提高了其生活质量。此案例强调了对胃肠术后患者进行个性化评估和综合治疗方案制订的重要性，为患者进一步的康复方案制订和管理提供了宝贵的经验和依据。在今后的康复过程中，持续的随访和必要的调整方案将对维持治疗效果和生活质量的进一步提高至关重要。

病例6表1　综合康复治疗前后功能改善情况

	上肢肌力		下肢肌力		平衡		情绪		疼痛	胃肠功能		ADL	睡眠
	近端	远端	近端	远端	坐位	站位	SAS	SDS		AGI	肠鸣音		
治疗前	4级	4级	3级	3级	0	0	69分	67分	5分	Ⅱ级	1分	20分	16分
治疗后	4+级	4+级	4级	4级	3级	1级	58分	55分	2分	Ⅰ级	2分	55分	11分

注：SAS，焦虑自评量表；SDS，抑郁自评量表；AGI，急性胃肠损伤分级；ADL，日常生活活动能力评估量表。

四、病例相关问题及分析

根据以上病例资料，我们总结了关于胃肠术后康复的具有代表性的几方面问题进行讨论，希望有助于提高对类似病例的诊治水平和服务质量。

1. 针对胃肠术后患者，如何进行有效的康复治疗提高其功能恢复水平？

胃肠道疾病是一类常见的临床疾病，疾病类型众多，常见的疾病有炎性病变、溃疡及肿瘤等，手术是治疗胃肠道疾病的主要方式，胃肠手术需要在患者消化道结构造成破损的前提下实施。因此，手术极易导致患者术后出现胃肠功能紊乱的现象，加之麻醉、术后疼痛、引流管等因素的影响，使得患者术后不愿或者不敢进行早期的恢复活动，进而导致术后康复更加延缓。此外，长期卧床会导致患者的胃肠道功能降低，增加并发症，不利于切口的愈合，甚至造成伤口感染等严重的后果。

术后胃肠道功能障碍（postoperative gastrointestinal disorder, PGD）是腹部术后最常见的并发症之一，有研究显示胃肠道术后 PGD 发病率高达 20% ～ 30%。胃肠道的主要功能是消化和吸收营养物质，以便维持人体的正常生理功能，然而 PGD 引起的恶心、呕吐、腹痛、腹胀、肠鸣音减弱或消失、排气及排便时间延长，严重影响患者的恢复质量。胃肠道功能恢复延迟，与患者的术后并发症风险增加、住院时间长短及生活质量密切相关。PGD 改变患者内环境，导致酸碱度失衡及水、电解质紊乱，大大增加患者术后并发症发生率，如吻合口瘘、蛋白质消耗、感染等诸多风险。而延长住院时间也会增加患者医疗费用支出及照顾人力，给患者及家属带来严重负担，同时也造成医疗资源的浪费。

针对胃肠术后患者，进行有效的康复治疗，以提升他们的功能恢复水平，应当遵循以下步骤：首先，进行全面的康复评估，涵盖患者的胃肠功能、肢体功能、心肺能力、吞咽功能、日常生活活动能力及社会参与水平等多个方面。基于此评估结果，为患者量身定制一个康复计划，考虑到患者独特的需求和康复目标。康复计划的执行需要一个跨学科团队的合作，该团队应包括胃肠外科医师、康复医师、物理治疗师、作业治疗师、言语（吞咽）治疗师、护士和社会工作者等。早期介入是关键，康复治疗应当是持续和递进的，随着患者进一步的恢复逐步增加康复治疗的强度，以促进持续的功能改善。治疗方法应当综合运用，包括物理治疗、作业治疗、吞咽治疗和心理支持，具体取决于患者的个体需求。家庭和社区的支持对于康复过程同样至关重要，将家属纳入康复计划中，并利用社区资源，促进患者在家庭和社区环境中的康复。适当的辅助技术和设备应用，如步行辅助器等，可促进患者尽早回归家庭和社会。定期评估患者的进展并根据评估结果调整康复计划，以确保计划的适应性和有效性。

综上所述，胃肠术后患者的康复治疗是一个多学科的综合方案，需要根据个体化的治疗计划进行，患者、家属、外科医护团队及康复团队之间需要紧密合作，以快速达到最佳的康复效果。

2. 胃肠术后的诊疗方法有哪些？

（1）吞咽训练：可以采用空吞咽、电刺激或者咀嚼口香糖等刺激吞咽功能，吞咽训练不仅可以通过提高唾液分泌及口腔酸碱度来润滑口腔及消除口腔细菌，而且可以通过神经体液反射刺激消化液的分泌，促进胃肠道蠕动。有研究发现，患者在术后咀嚼口香糖可以加速肠功能的恢复，并降低术后并发症的发生率，减少镇痛药物的用量，缩短住院时间及降低住院费用。术后咀嚼口香糖可以加速患者的胃肠功能恢复基本成为共识，然而在临床实践中发现，由于术后恶心等不适感，患者对术后咀嚼口香糖的依从性较低，可以采用空吞咽训练方法：用棉棒蘸取少量的温水或冰水刺激患者的口腔或舌头；也可以采用吞咽电刺激。这样不仅可以促进胃肠蠕动，还可以降低术后恶心、呕吐的发生率，减轻气管插管所致的咽喉部不适症状。

（2）胃肠治疗：可以采用内脏松弛术。内脏松弛术是一种可作用于机体解剖学某一特定位置，通过采用轻柔手法进行治疗的方法。通过徒手评估判断肠道律动情况与运动轴偏移情况。通过徒手治疗矫正器官及结缔组织等恢复其正常的活力与健康状态，恢复器官的常规运动，提高患者器官功能与身体结构完整性。它同时也是一种激发人体自我矫正能力的技术，通过筋膜治疗影响胃肠道系统，从而激发内源性自我矫正机制。

（3）康复功能训练：术后早期康复功能训练可以加速患者胃肠道、肺、骨骼肌等多个脏器的功能恢复，可以减少术后肺部并发症及长期卧床所致的压疮的发生，促进血液流动，减少深静脉血栓的形成。由于疼痛、引流管、个人生活习惯、营养情况，患者对术后早期下床活动的依从性很低。

因此，建立一个安全、可行的术后早期康复训练方案可对患者产生深远的影响。

可以将术后的康复方案分为三个阶段，三个阶段的活动内容及强度呈阶梯式增长，建立一个根据患者病情的、循序渐进的术后早期康复方案（包括床上、床旁、床下活动，其中床下活动包括站立位的训练及步行等），可使患者术后胃肠功能恢复时间缩短，下床活动时间提前且术后步行距离增加，术后的疼痛降低，且提高了患者对术后早期活动方案的依从性。有研究显示，术后早期康复可以缩短患者的首次排气及排便时间，缩短住院时间，提升患者术后的营养状态，减少术后腹胀及恶心、呕吐的发生率等。

3. 加速康复外科理念对胃肠术后患者的影响有哪些？

快速康复外科理念最初由丹麦研究领域提出，主要在手术患者围术期的护理过程中应用，具备循证医学根据，与常规护理模式对比来讲，快速康复外科所提供的康复措施更加完善；在患者实施手术治疗的前、中、后三个阶段均会积极应用优化的康复措施进行干预，降低患者术后并发症发生率及致死率。快速康复外科理念的核心任务是利用科学、有效的康复方案降低患者术后应激反应。于术前为患者提供周到的康复理念，使患者心情保持放松状态，紧张情绪得到有效缓解，向患者讲解成功案例，能够避免患者对手术治疗产生疑问，提升患者治疗信心及依从性。

随着对快速康复外科的研究不断深入，发现患者术前功能储备状态与术后机体恢复及并发症的发生密切相关。术前在接诊后即进行康复锻炼可以提高患者的功能储备，提高对手术的耐受性，加速患者术后胃肠功能的恢复，缩短下床活动时间，促进术后早期活动，减少术后并发症的发生，提升患者的恢复质量。

加速康复外科是一个多学科合作的系统方案，涉及术前、术中和术后的多方面操作，包括麻醉师、外科医师、护理团队、康复医师、心理专家等多学科人员共同参与，通过术后早期康复：包括下床活动、导管优化管理、吞咽训练等干预措施，不仅预防术后并发症的发生，还降低了感染的发生率，对胃肠道功能紊乱患者的恢复起到了促进作用。本患者腹部伤口治疗前后情况见病例6图2。

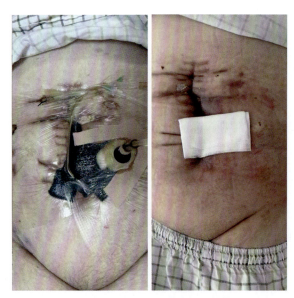

病例6图2　治疗前与治疗后效果

五、病例点评

　　胃肠术后腹部缺损的康复治疗在临床上较少见，常容易忽视康复治疗的重要性。大多数患者通过药物治疗，早期康复可以让该类患者减少并发症发生，促进胃肠功能恢复，提高生活质量。但部分患者可能因康复不及时或缺乏系统方案而进展缓慢。因此，针对该类患者应全面评估，根据患者的需求个体化调整康复方案，以及多学科团队的密切合作，对于促进患者康复至关重要。

　　该病例属于胃肠术后腹壁缺损，合并多种问题，如感染、造瘘、疼痛等，既往于当地医院治疗，但其疗效不佳，分析原因可能与感染处理、疼痛管理和缺乏康复有关。患者经历了多因素挑战，处理时需进行综合分析。首先，内脏松弛术对胃肠功能是一个有针对性且有效的治疗方法，可以有效地改善胃肠蠕动。其次，针对性的康复训练，如腹式呼吸训练，可以有效地降低肺部感染，刺激胃肠活动。此外，早期床上运动可以改善机体的整体状况，体现了一种多方面的干预措施。家庭和社会支持在患者康复中起到了至关重要的作用。总体来说，这个病例展示了综合个性化的康复方案和跨学科团队合作的重要性。

（病例提供者：孙小花　北京清华长庚医院）

（点评专家：李　欣　北京清华长庚医院）

参考文献

[1] 张艳. 围术期综合康复护理对促进老年腹部手术患者术后胃肠功能恢复的效果分析 [J]. 河南外科学杂志，2022，28（4）：186-188.

[2] 金亚平，周琳琪，韩秋花. 三步式循时渐进早期康复操对结直肠癌术后胃肠功能的影响 [J]. 护士进修杂志，2021，36（18）：1693-1695.

[3] Xi Y，Xu P. Global colorectal cancer burden in 2020 and projections to 2040[J]. Transl Oncol，2021，14（10）：101174.

[4] Modest DR，Pant S，Sartore—Bianchi A. Treatment sequencing in metastatic colorectal cancer[J]. Eur J Cancer，2019，109（5）：70-83.

[5] Ripollés-Melchor J，Ramírez-Rodríguez JM，Casans-Francés R，et al. Association between use of enhanced recovery after surgery protocol and postoperative complications in colorectal surgery[J]. JAMA Surgery，2019，154（8）：725-736.

[6] Majidirad F，Hadian M，Soleimani HA，et al. Cross-cultural adaptation, validity, and reliability of the wexner questionnaire in patients with functional constipation in an Iranian population[J]. Gastroenterol Hepatol Bed Bench，2021，14（3）：243-249.

[7] Pan H，Gershon MD. Activation of intrinsic afferent pathways in submucosal ganglia of the guinea pig small intestine[J]. J Neurosci，2000，20（9）：3295-3309.

[8] Douglas A，Hasler WL. Rome Ⅳ-functional GI disorders：disorders of gut-brain interaction[J]. Gastroenterology，2016，150（6）：1257-1261.

[9] Zhang Q，Zhang M，Hu S，et al. Prevalence and risk factors of preoperative frailty in chinese elderly inpatients with gastric and colorectal cancer undergoing surgery：a single-center cross-sectional study using the groningen frailty Indicator[J]. Support Care Cancer，2022，30（1）：677-686.

病例 7　马尾神经综合征康复

一、病历摘要

患者男性，26 岁。

主　诉：车祸致双下肢麻木、二便障碍 1 个月余。

现病史：患者于 1 个月余前（2023 年 9 月 7 日）车祸后出现双下肢麻木，大小便无知觉，伴右臀部创伤出血，右下肢无力，并伤及胸腹部、盆腔，因疼痛活动受限，伤后伴一过性意识丧失，急送至当地医院急诊。当时意识清，可沟通，急查胸部、腰部、骨盆 CT 及 X 线片示：骨盆骨折、骶骨粉碎性骨折、多发腰椎骨折、多发肋骨骨折、肺挫伤、胸骨骨折，遂转当地上级医院。予简单右髋部清创缝合并输注血制品（具体不详），留置胃管及导尿管后，2023 年 9 月 8 日由救护车转至北京市上级医院 ICU，入院后给予抗感染、抑酸、止血、保肝、营养神经、肠外营养等治疗（具体药物不详）。于 2023 年 9 月 15 日在全身麻醉下行 "骶骨减压＋腰椎骨折切开复位内固定术＋右臀部肢体扩创术＋负压封闭引流术（vacuum sealing drainage，VSD）"，术后二便功能障碍及双下肢感觉功能未见明显好转，继续给予抗感染、营养神经等治疗，患者右侧臀部伤口未愈合，合并感染。于 2023 年 9 月 22 日全身麻醉下行第 2 次 "肢体扩创术＋ VSD"，次日拔除尿管，可排出少量小便，约 200 mL/ 次，有排不尽感，无便意，大便借助开塞露辅助下 3～4 日一行，仍有双下肢麻木感，右下肢无力，可主动活动。现为求进一步康复治疗，门诊以 "马尾神经损伤" 收入我科。入院症见：神志清，精神可。双下肢麻木，膝关节以下明显；右下肢无力，可抬离床面；小便自排，控制能力差；大便难解，需借助药物；骶尾部压疮；右臀部伤口已拆线，局部稍红肿，疼痛不明显。患者自发病以来，精神可，小便如上述，大便 3 日未行，排便无力，体重下降约 2 kg。

既往史：否认高血压、糖尿病、冠心病等病史，否认肝病史。发现缺铁性贫血 1 个月余，现口服琥珀酸亚铁（1 片，3 次 / 日）补充铁剂，未停药。发现骶尾部压疮 1 个月，予局部换药。2023 年 9 月 7 日输注血制品（具体不详），无输血不良反应。预防接种史按计划进行，否认手术、外伤史，无金属植入物，否认其他病史。

体格检查：体温 36.4 ℃，脉搏 76 次 / 分，呼吸 18 次 / 分，血压 122/64 mmHg。神志清楚，营养中等，轮椅推入病房。双肺呼吸音清，未闻及干、湿性啰音，心脏及腹部检查未见明显异常。骶尾可见一大小约 3 cm×3 cm 圆形皮损，深达皮肤基底层，少许渗出，右侧臀部可见一长约 10 cm 斜形伤口，曾缝合，已拆线，局部红肿，无明显渗出。腰背部正中可见一长约 15 cm 纵向手术瘢痕，已愈合，胸背部正中可见一长约 10 cm 纵向手术瘢痕，已愈合。

专科查体：腰部无肿胀，骶尾部棘突旁轻压痛，骨盆挤压试验（+），右下肢肌力 4 级，左下肢肌力 5 级，双侧膝腱反射稍活跃。双下肢腹股沟以下皮肤浅感觉减退，双足跟内外侧及双足背外侧皮肤轻触觉及针刺觉消失，会阴部皮肤针刺觉及轻触觉消失，提睾反射消失，直肠深感觉减退，肛门括约肌无主动收缩。日常生活活动能力改良 Barthel 指数评分 60 分。汉密尔顿焦虑和抑郁量表评定患者处于轻度焦虑状态。

辅助检查：

胸腰椎 CT：腰 1 椎体骨折内固定术后，胸 12 至腰 2 椎体见内固定器；腰 1 棘突骨折，腰 4、腰 5 左侧横突骨折，骶骨粉碎性骨折。

骨盆 CT：骨盆多发骨折。

肋骨 CT：左侧第 2～8 肋骨折，胸骨骨折。

疾病诊断：①马尾神经综合征（cauda equine syndrome，CES）；②腰椎骨折（多发），腰椎术后；③骨盆骨折（多发）；④肋骨骨折（多发）；⑤胸骨骨折；⑥臀部开放性损伤（右侧）；⑦压疮（Ⅲ期）；⑧缺铁性贫血；⑨肝功能异常；⑩轻度焦虑状态。

功能诊断：①神经源性膀胱；②神经源性直肠；③感觉异常；④勃起功能障碍；⑤日常生活活动能力受限；⑥社会参与能力下降。

二、诊疗经过

患者入院后完善相关化验及检查。血常规：血红蛋白 119 g/L。生化全项：白蛋白 39.5 g/L，天门冬氨酸氨基转移酶 40.1 U/L，丙氨酸氨基转移酶 163.90 U/L，谷氨酰基转移酶 75.00 U/L，碱性磷酸酶 164.0 U/L。膀胱残余尿量彩色多普勒超声测定：嘱患者排尿后，残余尿量 7 mL。入院后予二级护理，药物治疗：予口服琥珀酸亚铁 0.1 g 2 次/日补铁纠正贫血；口服甲钴胺片 0.5 mg　3 次/日营养神经，多烯磷脂酰胆碱胶囊 456 mg　3 次/日以纠正肝功能异常。中医治疗：四诊合参，予针刺治疗以调节经络，有效改善了下肢麻木及鞍区感觉障碍；内服中药以活血祛瘀、健脾益气为原则；压疮处每日湿润烧伤膏外用并换药，压疮处皮肤很快得到愈合。康复治疗：①功能训练，巩固双下肢平衡协调及肌力训练，以提高肌力、肌耐力；②予经颅磁刺激治疗，并加强盆底肌群的肌力训练改善二便功能障碍；③鼓励患者树立信心，配合治疗，改善焦虑状态。经综合治疗后，患者焦虑状态改善，排尿通畅，每日自主排便 1 次，感觉异常改善：双下肢膝关节以下皮肤轻触觉减退较入院好转，左足跟内外侧、左足背外侧皮肤轻触觉减退，右足跟内外侧、右足背外侧皮肤轻触觉减退，会阴部轻触觉、针刺觉减退（入院时消失），直肠深感觉减退较入院时改善，肛门括约肌可轻微收缩。入院 2 周后结合泌尿外科建议，口服西地那非可见阴茎搏起。日常生活活动能力改良 Barthel 指数评分由入院时 60 分提升至 90 分，表明患者在日常生活活动能力上的显著进步。

三、病例特点及讨论

该病例患者 1 个月余前发生车祸，导致出现多发性骨折合并马尾神经损伤，随后出现双下肢麻木、二便障碍、压疮（III期）和焦虑等并发症。为了尽快提升患者的康复进程，提高患者的恢复效果。分析原因包括以下几点：①全面的康复评估方案。有效的康复方案需要基于对患者功能障碍的综合评估。如果方案过于通用，没有针对性地解决患者的具体问题，那么康复的效果可能会受限。因此针对患者的康复治疗我们除了要进行常规的临床评估和量表评测以外，还需要进行相应神经电生理检查，包括电生理检查、超声造影检查等，除了患者的功能状态，还要了解相应的神经功能及生活活动功能，更加准确地发现相应神经和肌群产生的问题，分析其原因，为进行针对化、个性化的方案治疗提供依据；②神经调控技术。是指利用植入或非植入性技术，采用物理（电、磁、光、超声等）或化学手段，对中枢神经系统、周围神经系统和自主神经系统邻近或远隔部位的神经元或神经网络信号的传导发挥兴奋、抑制或调节的作用，从而改善患者生活质量，提高患者神经功能的生物医学工程技术。此技术普遍适用于神经损伤的患者，可以早期调节功能障碍的神经回路的活动，从而改善疾病进展，提高受损神经的兴奋性，促进相应神经通路的恢复，加快相应神经 - 肌肉功能的恢复，提高相应的康复效果。但此方法对于神经通路的定位要求较高，需要通过更加全面的神经功能评测确定相应的治疗区域及处方，才能达到更好的治疗效果；③二便管理。神经源性膀胱和神经源性直肠是患者在马尾神经损伤事件发生后出现的不良功能障碍，这种障碍可能由骶神经功能受损引起，尿潴留和便秘会显著降低患者的营养状态和生活质量，严重影响患者的日常生活和康复进程。因此，有效的二便管理对患者的康复预后尤为重要，治疗方法主要包括物理治疗、物理因子治疗、药物治疗、中医治疗、护理治疗等，时刻关注患者恢复情况，调整治疗方案，做到早期预防和治疗，从而促进患者的康复及改善生活质量是极为重要的；④心理因素。心理状态对康复有着重要的影响。脊髓损伤后焦虑、抑郁状态不仅影响患者的情绪状态，还可能影响其康复动力和效果。无法配合康复治疗师完成相应的治疗方案，同时加重相应障碍的程度（如性功能障碍），有效地心理疏导和适当地药物治疗可以帮助改善心理状况，如抗焦虑、抑郁药和认知行为疗法等；⑤社会和家庭支持。社会和家庭的支持是康复过程中不可或缺的一环。家庭成员的鼓励和帮助、社会服务的辅助，都可以提高患者的康复效率和生活质量。康复不仅仅是医疗行为，还包括社会参与和家庭互动。这些支持有助于患者重建自信，加强社会联系，从而促进整体恢复。

针对该患者神经源性膀胱及神经源性直肠的问题，我们在运动康复的基础上选择经颅磁刺激治疗，综合评估后发现患者的下肢、膀胱及直肠等肌力和控制力明显不足，影响了患者的肢体运动功能及排尿、排便功能，进一步明确经颅磁刺激的部位，再进行经颅磁高频治疗。具体操作如下：治疗时嘱患者保持舒适、安静的仰卧位，尽量在治疗过程中避免活动头部；刺激部位为大脑 M1 区，将圆形线圈中点与患者可能受刺激大脑的 M1 区附近的颅骨表面相切；移动线圈的位置调整倾斜角度，寻找 M1 区域可引发胫前肌群产生最大运动诱发电位（motor evoked potential，MEP）波幅的最佳位置，固定线圈倾斜角度，手柄垂直指向枕侧，然后开始治疗。治疗的参数为：以患者运动阈值的 80% ～ 120% 阈值为输出强度，按照患者的耐受程度逐渐递增，均接受总共 1000 个脉冲的刺激。刺激频率为 5 Hz，每个序列 10 个脉冲，总共 100 个序列，每个序列的持续时间为 2 秒，序列间隔时间为 5 秒，总共治疗时间为 20 分钟。术后嘱患者配合康复训练，进一步改善下肢肢体无力及盆底肌群控制无力。注意观察患者的身体情况，是否出现头晕、头痛等不良反应。经治疗后患者下肢肢体和盆底肌群无力明显缓解。步态功能和排尿、排便功能有所提升。

此案例强调了对脑卒中后神经源性源膀胱及神经源性直肠患者在常规药物治

疗的基础上进行全面化评估和药物＋运动＋神经调控多维度的治疗方案制订的重要性，可为今后进一步的康复治疗和管理提供宝贵的经验和依据。在今后的康复过程中，多维度下的评估和治疗对进一步提高生活质量至关重要。

四、病例相关问题及分析

根据上述病例资料，我们总结了关于 CES 康复的具有代表性的问题进行讨论，希望有助于提高对类似病例的诊治水平和服务质量。

1. 针对 CES 的患者，如何进行有效的康复治疗提高其功能恢复水平？

CES 是因马尾神经损伤导致的以腰痛、坐骨神经痛，下肢感觉运动功能障碍，二便、性功能及鞍区感觉功能障碍为典型临床症状和体征的一组综合征。为提高 CES 患者的功能恢复水平，其康复治疗应遵循以下步骤：首先是进行全面的康复评估，涵盖感觉能力、肢体功能、二便功能、性功能、心理状态、日常生活活动能力及社会参与水平等多个方面。依据评估结果、康复需求，以及康复目标为患者制订个性化、多学科协作的康复计划。其康复团队应包括康复医师、中医医师、物理治疗师、作业治疗师、心理咨询师、医疗辅助器具治疗师、护士和社会工作者等。其次，早期介入是康复的关键，早期康复可以更好地为神经损伤修复提供一个良好的微环境，以促进神经纤维生长、延伸、连接和功能重建，从而促进更好的康复结果。康复治疗也应循序渐进，综合运用物理治疗、作业治疗、物理因子治疗、中医针灸治疗、辅助支具治疗、心理治疗等治疗方法，适当使用支具辅助技术和步行辅助器、下肢机器人等设备，辅助患者独立行走，并快速恢复其运动模式。定期评估患者的进展并调整康复计划，以确保计划的适应性和有效性。此外，强化患者包括自理、家务管理等生活技能训练，以提高其在家庭和社会环境中的自立能力。针对马尾神经损伤可能引起的情绪变化采取必要的药物及心理干预亦有重要作用。同时，鼓励患者多参与社交活动和休闲兴趣，以提高生活质量和社会融入。

2. 神经源性膀胱的诊疗方法有哪些？

神经源性膀胱又称神经源性下尿路功能障碍（neurogenic lower urinary tract dysfunction，NLUTD），是指与神经系统疾病相关的膀胱、膀胱颈及尿道括约肌功能异常，多见于多发性硬化、脑卒中、帕金森、脊髓损伤等所致的神经性病变。临床表现为膀胱和括约肌活动改变为主的排尿功能障碍，包括尿频、尿急、尿失禁、尿潴留为主，以及相应的尿路感染并发症等。据报道，29%～36%神经源性膀胱患者有复发性尿路感染，6%～11%存在梗阻性尿路疾病，9%～14%有尿潴留。因此早期诊断和治疗神经源性膀胱不仅可以减少不良并发症的发生，还可以改善其泌尿功能水平。

神经源性膀胱的诊断主要参考临床症状，结合尿动力学、神经系统功能、影像学等检查。临床症状需对患者排尿病史和排尿日记等进行记录；尿动力学检查包括尿流量测定法、残余尿测量、再实施充盈期膀胱测压、排尿期压力流率测定等；神经系统功能主要进行感觉平面、神经反射、会阴部及肛诊检查，主要包括球海绵体反射、乌拉胆碱超敏试验、冰水试验膝腱反射、各种病理反射等检查；电生理检查包括体感诱发电位及运动诱发电位等；影像学检查常采用排尿性膀胱尿道造影、尿路超声检查、磁共振水成像检查等。

神经源性膀胱的治疗目标在于恢复膀胱的储存和排空功能，减少尿路感染的风险。药物治疗常用抗胆碱药物减少尿急和尿频等症状，改善功能状态和提高生活质量。主要的非药物干预包括间歇性导尿、盆底功能训练、物理因子疗法等。其中间歇性导尿是定时排空膀胱，可有效防止尿潴留和降低尿路感染的风险。盆底功能训练包括盆底感知训练、凯格尔（Kegel）训练、骨盆训练等，主要提高排尿肌群及膀胱的感知和控制能力。物理因子疗法主要是电刺激及神经调控技术，提高对盆底神经的肛门分支、阴部下神经的刺激，提高逼尿肌及括约肌活动，激活脊髓的传导通路，也可能直接通过脊髓水平或其相关神经旁路发挥作用，改善骶神经调控能力，促进膀胱排空。当药物和其他治疗无效时可考虑人工括约肌植入等手术治疗。

3. 神经源性直肠的诊疗方法有哪些？

神经源性直肠是控制直肠功能的中枢神经系统或周围神经受到损害，而引起的直肠功能障碍。脊髓损伤中常见于外源性神经纤维的破坏对内在神经的活性有重要影响，导致结肠运动功能异常，由此产生的肠功能障碍称为神经源性直肠。其临床表现主要是便秘，少数人有大便失禁、腹痛、腹胀等。据报道，神经源性直肠是脊髓损伤最常见的并发症之一，发病率41%～81%，影响患者肠道菌群功能及日常生活活动能力的恢复，同时也影响患者的心理状态。

神经源性直肠主要依赖于直肠指诊、肛门直肠生理功能测试，以及神经电生理检查进行系统评价。直肠指诊主要观察肛周有无粪迹、肛口自然状态，棉签划触试验肛周皮肤反射减弱或消失，肛门收缩动作是否迟缓，嘱患者模拟收缩及排便动作，肛管收缩裹指感减弱，括约肌无明显的张力变化。肛门直肠生理功能测试主要是判断肛门括约肌收缩功能和感觉异常的重要检查手段。神经电生理检查可直观反映肛门外括约肌和耻骨直肠肌的电生理活动，评估盆腔神经支配的完整性。

神经源性直肠的治疗方法需根据患者状况确定，治疗多从便秘着手。常规药物治疗主要分为：①容积性泻药。如欧车前、聚卡波非钙、粗加工的麸皮等，通过扩张肠道，刺激肠黏膜，增强肠蠕动以达到通便的效果，其不良反应为大剂量服用易导致腹胀，长期服用易造成药物依赖；②渗透性泻药。主要是在肠道内制造高渗环境以改变大便性状达到排便效果，其分成两类，一类为盐类，有硫酸镁、硫酸钠等，过度服用易引起电解质紊乱；二类为糖类，有乳果糖等，过度服用可引起腹泻；③刺激性泻药。包括蒽醌和二苯甲烷类，主要通过影响肠道活动起到通便作用；④润滑性泻药。通过局部润滑、软化大便起到通便效果，临床常用的有液状石蜡、甘油制剂、库酯钠，其不良反应为抑制维生素和钙、磷的吸收。非药物治疗包括物理因子治疗、盆底肌群训练、针灸治疗等，物理因子治疗主要包括干扰电刺激、中频电刺激等电刺激治疗，以增强结肠蠕动，增加排便次数。此外，无创神经调控技术，如经颅磁刺激治疗，也可用于调节与运动相关的脑区（M1 区），以改善排便状况。盆底功能训练包括缩肛训练、Kegel 训练等，主要提高排便肌群感知和控制能力，促进排便功能。因此治疗计划需结合患者的排便类型、原因和严重程度来决定，并定期评估治疗效果，以便及时调整治疗策略。早期预防和治疗神经源性直肠对于促进患者的功能康复及改善生活质量具有重要作用。

4. 马尾神经损伤后性功能障碍的诊疗方法有哪些？

性功能障碍是常见的马尾神经损伤后的并发症，常表现为勃起功能障碍、射精功能障碍、性高潮障碍、性欲减退等，以勃起功能障碍为主。主要是骶段（骶 2 至骶 5）损伤影响到骶部副交感神经核从而影响调节性功能的副交感神经传导，从而导致反射性阴茎勃起功能障碍。

性功能障碍主要依赖于详细的病史采集、标准化评估量表、神经电生理检查评估，以及使用超声造影检查进行系统评价。临床量表检查主要包括国际勃起功能指数 -5（international index of erectile function，IIEF-5）、亚利桑那性体验量表（arizona sexual experience scale，ASEX）。神经电生理检查包括球海绵体肌反射（bulbocavernosus reflex，BCR）、坐骨海绵体肌反射（isohicavernosus，ICR）和阴茎背神经体感诱发电位（somatosensory evoked potientials，SSEP）检测。超声造影检查包括阴茎海绵体注射血管活性药物试验（intracavernous injection，ICI）＋彩色多普勒双功能超声（color doppler duplex ultrasonography，CDDU）、阴茎海绵体造影与测压、夜间阴茎涨大试验（nocturnal penile tumescence and rigidity，NPTR）等。

治疗性功能障碍的药物主要是西地那非，属磷酸二酯酶 -5（PDE-5）抑制剂，这些药物通过抑制 5 型磷酸二酯酶的活性，增加环磷酸鸟苷的浓度，促进人体海绵体平滑肌松弛，从而改善阴茎勃起功能。非药物治疗主要是心理治疗、物理因子治疗、阴茎震荡刺激等。心理治疗主要针对脊髓损伤导致性功能障碍的男性患者，需要更多的心理关怀，可通过性伴侣之间的鼓励和性刺激改善患者的性功能。物理因子治疗主要是经颅磁刺激治疗，可以提高相应神经和肌群的兴奋性。阴茎震荡刺激可以直接将刺激通过阴茎背神经传入位于脊髓胸腰段的射精反射弧，诱发射精过程，使患者建立自信、调整心理状态甚至能达到治愈。

五、病例点评

CES 康复临床较为常见，多数患者通过药物联合康复治疗均可获得显著改善，但仍有部分患者因未能进行早期康复或康复计划未根据患者病情及时调整导致疗效欠佳。本病例属于马尾神经综合征，手术后二便障碍、感觉异常、勃起障碍未得到明显改善，使用经颅磁刺激治疗、结合针刺治疗后，显著提高了临床疗效。而采用非药物疗法对患者的焦虑状态进行精神心理康复，亦体现了多模式的康复干预方法。家庭和社会支持在患者的全流程康复中也起到了至关重要的作用。由此可见，定期进行全面评估，针对患者的具体功能障碍评估结果制订个性化康复计划，并及时调整康复方案，加强多学科团队的密切协作，对促进 CES 患者康复具有重要意义。

（病例提供者：王若溪　刘泽键　北京小汤山医院）

（点评专家：孙　洁　北京小汤山医院）

参考文献

[1] 孔庆捷, 史建刚. 马尾神经综合征的基础研究进展 [J]. 第二军医大学报, 2017, 38 (11): 1432-1438.

[2] 邱士禄. 神经源性膀胱的诊断与治疗研究进展 [J]. 临床医药文献电子杂志, 2019, 6 (17): 39-40.

[3] 于同, 孟宪荣, 刘钦毅. 尿动力学在神经源性膀胱诊断中的研究进展 [J]. 中国实验诊断学, 2020, 24 (08): 1395-1399.

[4] 蔡娜, 沈姜津. 排痰机腹壁震动按摩在神经源性直肠患者中的应用 [J]. 当代护士 (中旬刊), 2020, 27 (04): 93-94.

[5] 赖建华, 陈舜喜. 脊髓损伤的神经源性肠的研究进展 [J]. 吉林医学, 2020, 41 (12): 3012-3014.

[6] 林思浩, 何奇瑞, 王杰, 等. 男性性功能障碍在常见神经系统疾病中的研究进展 [J]. 中国男科学杂志, 2021, 35 (04): 69-73.

[7] Hamid R, Averbeck MA, Chiang H, et al. Epidemiology and pathophysiology of neurogenic bladder after spinal cord injury[J]. World J Urol, 2018, 36 (10): 1517-1527.

[8] Xu L, Fu C, Zhang Q, et al. Efficacy of biofeedback, repetitive transcranial magnetic stimulation and pelvic floor muscle training for female neurogenic bladder dysfunction after spinal cord injury: a study protocol for a randomised controlled trial[J]. BMJ Open, 2020, 10 (18): e034582.

[9] Ginsberg DA, Boone TB, Cameron AP, et al. The AUA/SUFU guideline on adult neurogenic lower urinary tract dysfunction: diagnosis and evaluation[J]. J Urol, 2021, 206 (5): 1097-1105.

[10] Lavelle RS, Coskun B, Bacsu CD, et al. Quality of life after suprapubic catheter placement in patients with neurogenic bladder conditions[J]. Neurourology and Urodynamics, 2016, 35 (7): 831-835.

[11] Tate DG, Wheeler T, Lane GL, et al. Recommendations for evaluation of neurogenic bladder and bowel dysfunction after spinal coed injury and/or disease[J]. J Spinal Cord Med, 2020, 43 (2): 141-164.

[12] Emmanuel A, Kumar G, Christensen P, et al. Long-term cost effectiveness of transanal irrigation in patients with neurogenic bowel dysfunction[J]. PLoS One,

2016，11（8）：e159394.

[13]Yang BB，Xia JD，Hong ZW，et al.No effect of abstinence time on nerve electrophysiological test in premature ejaculation patients[J].Asian J Androl，2018，20（4）：391-395.

[14]Miranda EP，Gomes CM，de Bessa J Jr，et al.Evaluation of sexual dysfunction in men with spinal cord injury using the male sexual quotient[J].Arch Phys Med Rehabil，2016，97（6）：947-952.

病例 8　中枢性呃逆康复

一、病历摘要

患者男性，54 岁。

主　诉：言语不利 10 天。

现病史：患者于 10 天前（2023 年 1 月 3 日）无明显诱因开始出现言语不利。2023 年 1 月 11 日言语不利症状较前加重，神志清楚，右上肢肌力 5 级，右下肢肌力 3+ 级，肌张力正常。2023 年 1 月 15 日出现躁动不安，口服地西泮 5 mg 后症状改善。2023 年 1 月 16 日开始出现间断性呃逆症状，口服枸橼酸莫沙必利片后症状改善不明显。2023 年 1 月 28 日转至神经外科病房，转入时间断性呃逆，纳食可。2023 年 1 月 31 日行脑血管造影术＋左侧颈内动脉慢性闭塞开通术。术后呃逆症状显著加重，持续性呃逆，发作频率为 10 ～ 15 次 / 分，最高可达 18 次 / 分，不能平卧，进食困难。2023 年 2 月 1 日开始肌内注射胃复安（甲氧氯普胺）10 mg，每日 1 次，治疗 3 次后症状改善不明显。2023 年 2 月 3 日开始膈俞穴位注射氯丙嗪，每日 1 次，同时配合中药热奄包穴位外熨中脘穴，每日 3 次，连续综合治疗 5 天后，症状显著改善，呃逆基本消失。出院后随访 3 个月，呃逆症状未见复发。

既往史：患者有高血压 1 年，最近 1 周发现高同型半胱氨酸血症。

体格检查：体温 36.1 ℃，脉搏 82 次 / 分，呼吸 21 次 / 分，血压 130/75 mmHg。神志清楚，营养一般，精神萎靡。言语不利，听理解正常，呃声连连，声音高而粗，入睡后症状可缓解，进食困难，易呛咳，胃脘部胀痛。右上肢肌力 5 级，右下肢近端肌力 3+ 级、远端肌力 2 级，上肢肌张力略高，下肢肌张力正常。大小便正常，睡眠正常。舌淡紫，苔薄白，脉弦涩。

辅助检查：

2023 年 1 月 9 日头颅 MRI 检查：左侧额顶枕叶皮层下急性－亚急性梗死。

2023 年 1 月 11 日头颅 CT 检查：脑内多发腔隙性梗死和脑动脉硬化。

2023 年 1 月 13 日头颈部 CTA 检查：双侧锁骨下动脉管腔轻度狭窄，左侧颈内动脉管腔闭塞，右侧大脑前动脉轻度狭窄，双侧大脑中后动脉段管腔中度狭窄。

疾病诊断：①西医诊断：急性脑梗死、高血压、同型半胱氨酸血症、顽固性呃逆；②中医诊断：中风病（中经络，气滞血瘀证）。

功能诊断：①运动性失语；②顽固性呃逆；③洼田饮水试验4级。

二、诊疗经过

在全面的入院检查基础上，经过详细康复评估，发现该患者目前亟需解决的问题是呃逆。整体康复目标分为短期和长期，短期目标为迅速控制呃逆症状，长期目标则着重于避免呃逆症状反复发作，逐渐恢复患者的进食和语言功能。在脑血管病常规治疗基础上，制定了针对呃逆症状的"氯丙嗪穴位注射＋中药热奄包穴位外熨"的中西医结合综合康复治疗方案。经1周治疗后，呃逆症状较前明显改善，患者偶有呃逆，进食或饮水后呃逆可立即缓解，洼田饮水试验由治疗前的4级降到治疗后2级，言语表达能力较前改善，情绪状态和生活质量较前明显提升。

三、病例特点及讨论

该患者在1个月前被诊断为"左侧额顶枕叶皮层下梗死"，导致运动性失语和中枢性呃逆，右侧肢体运动功能略受损。为进一步治疗转入神经外科，行颈部血管介入治疗，术后呃逆症状明显加重，呈顽固性呃逆。给予"枸橼酸莫沙必利"和"胃复安"对症治疗，症状改善不明显。一般来说，呃逆的治疗通常针对其潜在诱因。经验性治疗主要通过抑制胃食管反流来缓解症状。然而，在本病例中患者术后出现顽固性呃逆的原因可能与中枢神经受损有关，仅仅针对消化系统的治疗效果不佳。可能的原因包括：①神经系统损伤。左侧额顶枕叶皮层下梗死可能导致神经系统受损，包括控制呼吸和咽喉肌肉运动的神经受累，进而导致持续性呃逆；②手术并发症。颈部血管介入治疗可能引起并发症，如神经受损、脑血流改变等，进一步加重呃逆症状；③神经递质紊乱。神经系统损伤和治疗可能引起神经递质水平的变化，从而影响呃逆症状的发作和控制；④其他并发症。除梗死和手术外，可能存在其他未知病因导致呃逆症状加重，如伴有消化道问题、胃肠功能紊乱等。在这种情况下，可能需要进一步评估和制订针对性治疗方案，以明确原因并制订更有效的治疗策略。

呃逆是指膈肌和肋间肌突然发生的不自主收缩。根据发病时间划分，持续时间少于48小时为急性，超过48小时为持续性，超过1个月为顽固性。根据症状轻重可分为轻度、中度和重度。卒中患者伴有呃逆症状可能会导致窒息、误吸性肺炎或营养摄入不足，严重影响患者的生活质量，甚至阻碍急性期治疗和功能康复。

医生应根据患者具体情况制订针对性的治疗方案。

本病例中患者经过综合评估后被诊断为重度"顽固性呃逆"。由于常规治疗效果不佳，我们制定了氯丙嗪穴位注射治疗方案，并结合中药热奄包穴位外熨进行综合康复治疗。在治疗前评估中，发现患者背部第7胸椎棘突旁（双侧膈俞穴）有明显压痛，并可触及纤维条索状物，同时在上腹部胃脘部（中脘穴）也有明显压痛。治疗方案包括两部分：①氯丙嗪穴位注射。患者保持侧卧位，定位于第7胸椎棘突双侧旁1.5寸处，指压局部皮肤，寻找压痛点或皮下筋结。成功定位双侧膈俞穴后，注射器的针头与皮肤表面呈15°斜刺进针，进行皮下多向注射药物，每日一次，出针后贴敷创可贴；②中药热奄包外熨。使用炒紫苏子、炒芥子、炒莱菔子、木香、砂仁、制吴茱萸等药物，微波炉中加热后放置于中脘穴进行熨治，每次约15分钟，每包药物每日可重复使用3次。

在处理脑卒中后顽固性呃逆问题时，综合分析和针对性治疗是关键，可从西医、中医两个角度采用中西医结合的综合疗法改善症状。

首先，西药疗效确切，可快速改善症状。综合分析呃逆的发生原因，卒中可能会影响呼吸中枢、迷走神经和横膈神经功能，导致呃逆反射弧异常，表现为呃逆持续时间过长、频率增加、反射过于敏感等症状。虽然呃逆反射中枢位置尚不明确，但呃逆反射弧已被阐明。氯丙嗪是治疗顽固性呃逆的常用药物之一，可以通过抑制交感神经兴奋来快速改善呃逆症状，但其不良反应影响康复治疗，临床应用受限。采用穴位注射法可大大降低药物用量，显著降低不良反应发生率，兼具针刺与药物的双重刺激，既有活血通络的功效，又有神经反射调节作用，两者相辅相成，有助于快速改善呃逆症状。

其次，中医通过脏腑、经络角度从整体上进行调理，重在预防和治疗疾病复发。中医理论认为呃逆的病因病机在于气逆上行动膈。中医藏象学说提出人体气机的升降出入运动是人体生命活动和脏腑功能的基本表现形式，脏腑气机的正常运行可以使机体吐故纳新、活化机体，保持稳定平衡状态。各脏腑的生理功能和生理特性的不同气机运动形式各异，各脏腑维持正常功能需要以脏腑气机升降出入运动的协调平衡为前提，如"肝与肺左升右降，呈龙虎回环之势""脾与胃为气机升降之枢，人体之斡漩，脾胃为气机升降之枢纽""心与肾两脏有着水火相济与升降相因之能"。一旦气机升降出入运动紊乱，则会导致脏腑生理活动异常，破坏人体健康的生命状态。脾胃为后天之本，卒中后脾胃虚损，运化无力，升降失司，"胃气不降，上逆动膈"则导致呃逆频繁发作。《黄帝内经·素问》中提到："胃气逆动，引发呃逆……"，呃逆即为打嗝的意思。《灵枢·口问》中也提到"旧寒气与新谷气同时进入胃腑……气相互逆动，再次逸出胃腑，导致呃逆"。治疗方法主要以调理气机、降气止呃为主。中药热奄包外熨治疗时，选用中脘穴，中脘穴位于脐上4寸处，是任脉、手太阳、手少阳、足阳明经的交会穴，为六腑之会，也是足阳明胃经的重要募穴位。中脘穴通过调节脾胃升降功能，疏通中焦气机，对整体气机的升降出入起着关键作用。热奄包中包含炒紫苏子、炒芥子、炒莱菔子、木香、砂仁、制吴茱萸等药物，其中紫苏子、炒芥子、炒莱菔子组成中药"三子养亲汤"，具有消食、降气、化痰的功效，木香、砂仁相配伍可行气健胃，制吴茱萸能降逆止呕。热奄包受热后药物挥发释放出特殊气味，透过皮肤和经络传导，同时发挥热熨、药透和穴位的多重作用，产生生理放大效应，调理整体中焦气机，以期实现和胃降逆之功。

治疗结束后，及时向患者和家属介绍可能导致呃逆发生的原因及目前治疗方案，建议患者进一步完善消化系统相关检查，同时做好饮食方面的健康宣教，避免过饱或进食过快，保持乐观心态。嘱患者控制吸烟、饮酒、食用辛辣食物等不利因素，注意保持穴位注射部位皮肤干燥。总之，患者在整个治疗过程中未出现不适，经过 1 周治疗后呃逆症状得到明显缓解。

四、病例相关问题及分析

根据以上病例资料，我们总结了关于卒中后伴有顽固性呃逆治疗的具有代表性问题，并主要从两个方面进行针对性讨论，希望通过回顾和总结此病例的经验和教训，有助于增加临床经验，提高此类病例的诊疗水平。

1. 脑卒中伴顽固性呃逆的诊疗方法有哪些？

尽管脑卒中患者中顽固性呃逆的发病率约 1.1%，但考虑到其对生活质量有显著影响和潜在并发症，采取适当的干预措施是必要的。目前临床上尚缺乏大规模研究专注于顽固性呃逆的治疗，因此相关的医学治疗仍然是经验性的。治疗方法通常需要综合考虑患者的具体情况和症状，纠正潜在原因。以下是常见的诊疗方法。

（1）诊断方法：病史采集，包括患者发病情况、病程、既往病史、用药史等，有助于了解疾病的发展过程及患者的整体情况。临床表现包括呃逆频率、持续时间、诱因等，以及是否伴随其他症状，如吞咽困难、言语障碍等。体格检查包括神经系统检查、心脏听诊、腹部触诊等，可以帮助医生了解患者的体征，辅助诊断和评估病情严重程度。影像学检查如头部 CT 或 MRI 检查可以帮助确定脑卒中的类型、范围和病灶位置，指导后续治疗方案的制订。实验室检查如血常规、生化检查、凝血功能检查等，可以帮助评估患者的全身情况，排除其他疾病及评估治疗的安全性。

（2）治疗方法：药物治疗包括口服和注射药物，可改善脑血流、调节神经递质水平、缓解呃逆症状。常用药物包括神经节阻滞剂、肌肉松弛剂、抗抑郁药和抗惊厥药。然而，药物治疗可能导致头晕、乏力或过度镇静等不良反应，对卒中患者康复不利。物理治疗包括吞咽康复训练和物理疗法，有助于恢复吞咽功能、促进康复。手术治疗适用于药物治疗无效的顽固性呃逆患者，可能进行神经周围麻醉阻滞、迷走神经刺激等手术干预。中医治疗包括针灸、中药疗法和推拿按摩，可作为辅助治疗手段，改善症状。针灸可调节气血、平衡阴阳、缓解呃逆症状，疗效可能优于药物治疗，不良反应少。中药治疗可根据病情和体质特点进行辨证论治，调理气血、调节脾胃功能，改善呃逆症状。推拿按摩可促进气血畅通、调和脏腑功能，缓解呃逆症状。艾灸疗法通过温热刺激穴位或经络，调节气血、温暖脏腑，促进阴阳平衡。此外，营养支持和心理支持同样重要，有助于患者康复。

2. 脑卒中伴顽固性呃逆中西医结合疗法的优势是什么？

卒中后顽固性呃逆是一种较为复杂的临床症状，中西医结合疗法的优势在于综合运用中医和西医各所善长之处，以期更全面、更有效地治疗患者，具体优势如下：

（1）综合治疗优势：中西医结合疗法能够结合中医的整体观念和西医的病因病机分析，综合运用中西医各自的优势，为患者提供更全面、更个性化的治疗方案。中药热奄包外治法和氯丙嗪穴位注射方法的结合，充分发挥了中医脏腑经络理论与西医神经反射调节作用的优势，相辅相成。

（2）个性化治疗：中西医结合可以根据患者的具体病情和体质特点，制订个性化的治疗方案，充分考虑患者的整体情况，提高治疗的针对性和有效性。中医治疗的整体观念和辨证论治可改善患者整体健康状况；西医治疗注重药物治疗和器械干预，可迅速改善局部症状。

（3）药物不良反应少：中医药的治疗方法相对温和，能够减少西药可能带来的不良反应，降低治疗风险。本病例中氯丙嗪作为吩噻嗪类抗精神病药物，能够降低机体反射弧神经兴奋性，抑制膈肌神经兴奋，并显著改善呃逆症状。但氯丙嗪的不良反应包括过度镇静、体位性低血压、乏力和头晕等症状，严重影响卒中患者的康复治疗，因此不再被临床推荐。采用中医穴位注射方法，药物用量明显减少，既发挥了西药的药效优势，又显著降低了药物的不良反应，提高了患者的依从性。

（4）预防复发：顽固性呃逆症状轻重不一，易出现反复。中医调节阴阳平衡、增强体质，有助于预防疾病的复发。本病例中，首先采用氯丙嗪控制症状，辅以中药外敷疗法巩固疗效。中药热奄包结合了中药药效、温灸疗法和经络理论，通过皮肤直接作用于穴位，内应于脏腑，形成皮部－穴位－经络－脏腑的作用通路，操作简便，具有针对性，有助于保持疗效，预防复发。

综上所述，中西医结合疗法在治疗脑卒中后顽固性呃逆方面具有独特优势，可以提高治疗效果、减少药物不良反应，促进患者的康复和生活质量提高。在实际临床中，医生会根据患者的具体情况制订个性化的治疗方案，综合运用中西医治疗手段，以期取得更好的疗效。

五、病例点评

卒中后呃逆是一个具有特征性的症状，常见于急性期或恢复期早期，症状表现轻重不一，个体差异明显。对于轻度患者，或可通过物理疗法自行缓解，但对于症状较重的患者，则较难控制。本病例中患者早期出现的呃逆症状与急性脑梗死密切相关，最初表现为间歇性呃逆，症状较轻。然而，在行颈内血管介入术后，呃逆症状显著加重，呈现顽固性呃逆。这一病程提示颈内血管介入术后脑血流发生了改变，对脑组织的供血、供氧状态产生了影响，从而导致呃逆症状的变化和波动。经过采用常规西药治疗呃逆效果不佳的情况下，及时调整治疗方案后，疗效得到满意改善。

本病例中患者为老年男性，中风后肝肾不足，脾胃亏虚，气血衰耗，水不涵木，木少滋荣，故肝气上逆，则呃逆频发。气逆日久，久病入络，血行瘀滞，属气滞血瘀之证。治法为温中降逆，调理气血，治疗选取具有针对性的中西医结合疗法，穴位选取膈俞、中脘二穴。膈俞穴是治疗呃逆的主穴，为八会穴之血会，有宽胸利膈、理气活血、降逆止呃之功效。氯丙嗪穴位注射为中西医结合疗法，可迅速改善呃逆症状。中药热熨中脘穴可温中健脾益气，气行则血行，从整体上调理气血，防止症状反复发作。二穴相配伍，具有益气活血、降逆止呃的作用。

综合考虑，患者病情较重，采取中西医综合治疗方案针对症状治疗，同时长期目标是避免症状反复发作，恢复正常功能。治疗过程中，定期随访和评估也十分重要，以及时调整治疗方案并确保病情稳定和康复进程。本病例强调了综合康复治疗在改善呃逆症状方面的有效性，为类似患者康复提供了有益借鉴。这一研究为急性脑梗死合并症的综合治疗提供了新思路，对临床实践具有一定指导意义。

（病例提供者：金　贺　北京中医药大学东直门医院）

（点评专家：邹忆怀　北京中医药大学东直门医院）

参考文献

[1]Steger M, Schneemann M, Fox M. Systemic review：the pathogenesis and pharmacological treatment of hiccups[J]. Aliment Pharmacol Ther, 2015, 42（9）：1037-1050.

[2]De Vloo P, Dallapiazza RF, Lee DJ, et al. Long-term relief of intractable hiccups with vagal nerve stimulation[J]. Brain Stimul, 2018, 11（6）：1385-1387.

[3]Itabashi R, Endo K, Saito T, et al. Supratentorial infarcts accompanying hiccup[J]. Brain Behav, 2019, 9（11）：e01439.

[4]Wang J, Wu B, Li Y, et al. Acupuncture in the treatment of post-stroke hiccup：A systematic review and meta-analysis[J]. Libyan J Med, 2023, 18（1）：2251640.

[5]李秋，赵敏. 急性脑卒中后呃逆治疗进展[J]. 医学综述, 2019, 25（15）：3050-3053, 3058.

[6]Got T, Vivas L, Fan C, et al. Treatment of hiccups in stroke rehabilitation with gabapentin：A case series and focused clinical review[J]. Top Stroke Rehabil, 2021, 28（6）：475-480.

[7]Fong YO, Teng YS, Chen YC, et al. Pregabalin is effective in treating prolonged hiccups both with and without brainstem lesion：A report of 2 cases[J]. J Neurol

Sci，2020，408：116517.

[8] 郑成俊，李俊海，林留洋，等. 推拿手法治疗顽固性呃逆验案 1 则 [J]. 湖南中医杂志，
　　　2018，34（10）：95-96.

[9]Lemée JM，Chinier E，Bernard F，et al.Intrathecal baclofen infusion for spastic
　　　intractable hiccups[J].Ann Phys Rehabil Med，2020，64（4）：101417.

[10] 安志卫. 氯丙嗪治疗急性脑血管病合并中枢性呃逆的临床效果分析 [J]. 世界最新医学信息
　　　文摘，2019，19（16）：3-5.

[11] 常兴，张恬，隋雨言，等. 脏腑气机升降理论的渊源探析 [J]. 时珍国医国药，2018，29（6）：
　　　1397-1399.

病例 9　肺损毁合并重度支气管扩张症患者的呼吸康复之路

一、病历摘要

患者男性，48 岁。

主　诉：间断发热、咳嗽、咳痰、气短近 3 个月，加重 1 周。

现病史：患者于 3 个月前（2020 年 7 月 1 日）劳累后出现咳嗽、咳黄色脓痰，伴发热、气短，体温最高 38 ℃，偶有喘息。自行服用"莫西沙星 0.4 g　1 次／日"2 天。外院胸部 CT 示"左肺毁损、多发空洞、双肺感染"，血常规白细胞计数正常，过敏原总 IgE 测定：IgE　984 U/mL。2020 年 7 月 7 日于我院北区开始予以"莫西沙星 0.4 g　1 次／日"5 天、"头孢他啶 2 g　1 次 /8 小时"5 天抗感染治疗，同时吸入噻托溴铵吸入粉雾剂（思力华）、异丙托溴铵治疗。患者自觉气短、咳嗽改善，但仍有间断发热、咳黄痰。2020 年 7 月 13 日复查白细胞计数增高，胸部 X 线示肺部感染较前加重，给予"美罗培南 1 g　1 次 /8 小时"治疗 10 天（2020 年 7 月 13 日至 7 月 22 日），期间反复留痰病原学检查示：痰细菌、抗酸、弱抗酸涂片、痰细菌培养未见异常，真菌涂片及培养提示少量白色念珠菌，考虑真菌感染可能性大，遂加用"伏立康唑 200 mg　2 次／日"（2020 年 7 月 14 日至 7 月 16 日）抗真菌治疗。患者体温有下降趋势。完善支气管镜检查，肺泡灌洗液细菌、病毒、真菌、抗酸杆菌、弱抗酸杆菌涂片及染色涂片、细菌、真菌培养未见致病微生物。过敏原 IgE 检测提示鸡蛋白、牛肉、羊肉等多种物质过敏，血烟曲霉特异性 IgE：44.9 KUA/L，总 IgE 最高时达到 4940 U/mL。2020 年 7 月 15 日患者背部、臀部、双侧大腿出现皮疹，停用伏立康唑更换为卡泊芬静 50 mg　1 次／日（2020 年 7 月 16 日至 7 月 17 日）。患者体温高峰较前有所下降，但皮疹面积仍有增大，停用卡泊芬净。

2020 年 7 月 25 日开始给予"醋酸泼尼松 30 mg　1 次／日＋伏立康唑 200 mg　1 次 /12 小时"抗感染治疗，每 2 周泼尼松减量 5 mg/d，患者体温恢复正常，咳嗽、咳痰、气短均明显改善，全身皮疹基本消失，可耐受日常活动。门诊监测血 IgE 由＞ 4000 U/mL 降至 900～1000 U/mL。期间监测伏立康唑血药浓度 4.19 μg/mL，于 2020 年 8 月 22 日减量至 150 mg　2 次／日维持治疗。2020 年 9 月 4 日因肝功能转氨酶升高，泼尼松改为"甲泼尼龙片 12 mg　1 次／日"。2020 年 9 月 16 日患者无明确诱因再次出现咳痰增多，活动后气短明显加重，无发热，无端坐呼吸、夜间阵发性呼吸困难，无咯血。门诊查外周血白细胞计数 $18.53×10^9/L$，IgE 971 U/mL。为进一步治疗入院。患者自发病以来精神较差，食欲自服用皮质醇后明显改善，睡眠差，二便正常，体重增长 10 kg 左右（目前 60 kg）。

既往史：患者自幼体弱，从小学开始每年因"感冒"或"呼吸道感染"就诊 3～4 次，平时活动耐量较差。中学后"呼吸道感染"发作频率明显增加，多为咳嗽、咳痰，基本每月均需要口服"阿莫西林"抗感染治疗，服药后咳嗽、咳痰、气短症状可减轻。1987—1997 年曾陆续出现 7～8 次"自发性气胸"，未穿刺抽气，后自行改善。1998 年左右胸部 CT 示"左肺支气管扩张"，外院建议行"肺叶切除术"，患者未接受。2001 年痰培养曾示"铜绿假单胞菌"，后多次培养有同一结果。2012 年 10 月 31 日因"支气管扩张症"于外院行"胸腔镜下左肺下叶切除术"，下叶病理示"符合支气管扩张症，伴有周围肺组织肺气肿及实变"。外院病理会诊考虑"不排除纤毛不动综合征"。术后近 6 年，患者咳嗽、咳痰及气短症状大部分缓解，自诉活动能力与常人无异。2018 年再次出现咳嗽、咳痰、活动后气短，外院胸部 CT 示"双肺病变，左肺多发空洞"，痰结核菌培养＋鉴定提示抗酸杆菌，3 次 DNA 鉴定均提示"施氏分枝杆菌"。2019 年 2 月开始规律口服"利福平＋异烟肼＋乙胺丁醇＋莫西沙星＋阿奇霉素"联合抗感染治疗 1 年，6 次复查痰培养阴性后停药。2019 年出现 4 次"右侧自发性气胸"，其中一次伴有晕厥 3 小时左右，均经胸腔闭式引流后改善，最长留置胸腔引流管时间超过 3 个月。否认高血压、糖尿病史，否认心脏病、脑血管疾病史。2019 年因胸闷、心悸就诊于我院，诊断"慢性肺病相关肺动脉高压"，口服"利伐沙班 10 mg 1 次／日"治疗，长期家庭氧疗。有"反流性食管炎"病史，口服"兰索拉唑"治疗。否认神经、精神疾病史，否认肝炎、结核史，未行预防接种，单位曾组织乙肝疫苗接种，具体情况不详，手术史见现病史，无外伤史。10^+ 岁曾因体弱自行输注"血浆"，具体情况不详；造影剂"碘伏醇"过敏；鸡蛋白、牛肉、羊肉、屋尘螨、粉尘螨、烟曲霉／铰链孢霉／点青霉／分枝孢霉过敏原检测阳性。

个人史：生于辽宁省沈阳市和平区，久居北京通州地区，从事野外摄影纪录片工作，近期无疫区、疫情、疫水接触史，无牧区、矿山、高氟区、低碘区居住史，无化学性物质、放射性物质、有毒性物质接触史，无吸毒史，无吸烟史，因工作需要曾有少量饮酒，无冶游史。

婚育史：未婚，未育，年轻时有性生活史，曾行精子活力检查提示精子活力减弱，具体情况不详。

家族史：父母健在；外婆患肺源性心脏病；奶奶有"哮喘"病史，具体不详。家中有表姐曾因"支气管扩张"行肺部手术。否认抗 α 胰蛋白酶缺乏症等家族性遗传病史。

体格检查：体温 36.4 ℃，脉搏 104 次 / 分，呼吸 26 次 / 分，血压 114/71 mmHg。发育正常，营养欠佳，表情自如，轮椅推入病房（便携式制氧机），神志清楚，查体能合作，言语断续，气促导致不能连贯成句。全身皮肤黏膜无黄染，无皮疹、皮下出血、皮下结节、溃疡，左侧腋下可见长 5 cm 左右斜形瘢痕，双侧胸部可见 5 个硬币样大小引流管瘢痕。毛发分布正常。全身浅表淋巴结无肿大。头颅无畸形、压痛、包块。无眼睑水肿、结膜正常、巩膜无黄染、瞳孔等大同圆、对光反射正常。外耳道无异常分泌物，乳突无压痛，粗测听力无碍。嗅觉正常。口唇无发绀，牙龈及口腔黏膜正常。舌色正常，伸舌无偏斜、震颤，咽部黏膜正常，扁桃体无肿大。颈软无抵抗，颈动脉搏动正常，颈静脉无怒张，气管居中，甲状腺无肿大。左侧胸廓塌陷，左侧呼吸动度减弱，胸壁无静脉曲张。左侧肋间隙变窄，语颤减弱，胸骨无叩击痛。右肺叩诊浊音，左下肺叩诊实音。右肺呼吸音粗，上肺可闻及湿性啰音，下肺可闻及哮鸣音，左上肺可闻及管性呼吸音及少量湿性啰音，无胸膜摩擦音。心前区无隆起，心尖冲动位置左移，心界无扩大，心率 104 次 / 分，心音有力，心律齐，各瓣膜听诊区未闻及杂音，无心包摩擦音。腹部平软，无腹壁静脉曲张，无压痛、反跳痛，未触及包块。肝脾未触及，Murphy 征阴性，无移动性浊音，肾区无叩击痛。肠鸣音正常，4 次 / 分。肛门及外生殖器未查。脊柱正常生理弯曲。四肢无畸形，活动自如，无下肢静脉曲张、杵状指（趾），关节正常，下肢无水肿。四肢肌力、肌张力未见异常，双侧肱二、三头肌腱反射正常，双侧膝、跟腱反射正常，双侧 Babinski 征阴性。

辅助检查：胸部 CT：左上肺毁损、多发空洞，左下肺切除，右侧支气管扩张、右下肺多发肺气肿（病例 9 图 1）。

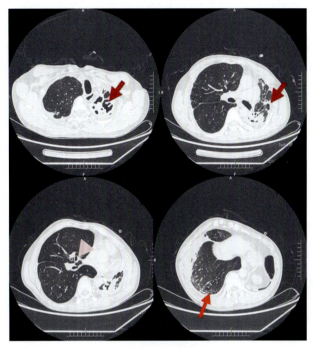

病例9图1　胸部CT

疾病诊断：①变应性支气管肺曲霉病；②支气管扩张症伴感染；③左上肺毁损肺；④左下肺叶切除术后；⑤右肺代偿性肺气肿；⑥慢性肺病相关性肺动脉高压；⑦窦性心动过速；⑧反流性食管炎。

功能诊断：①呼吸功能障碍；②运动耐量下降；③日常生活活动能力障碍；④社会参与能力障碍。

二、诊疗经过

入院后予呼吸科一级护理，强化营养、饮食。病情监测：生命体征、肺部体征、血常规等。进一步完善相关化验及检查：行血尿便常规、肝肾功能、凝血功能、心肌梗死四项、胸片、胸部CT、肺功能、超声心动图等，并根据患者目前临床情况行痰病原学检测、呼吸道病原体核酸检测、血气分析、膈肌超声等。临床治疗：根据化验及检查结果予抗感染、抗过敏、止咳化痰、缓解支气管痉挛、保护胃黏膜、抗凝、改善骨质疏松等治疗，并根据临床病情波动及变化动态调整。康复方面，在临床治疗、多学科合作（呼吸科与危重医学科、康复科、营养科、心理科等）的基础上，进一步行呼吸康复功能评定，根据评定结果分析康复的主要问题，并给予针对性治疗方案。具体如下：

1. 呼吸康复功能评定　①肺功能无法测试，参考最近一次肺功能结果：FEV_1 20.5%，FEV_1/FVC 36.7%，DLCO SB 63.2%。患者存在极重度阻塞性通气障碍，弥散量减低；②呼吸困难指数量表（modified medical research council，mMRC）分级 4 级，提示患者呼吸困难程度高，不能穿衣、离床；③呼吸肌功能障碍：最大吸气压 37 cmH_2O，最大呼气压 60 cmH_2O；左侧膈肌麻痹，右侧膈肌移动度 3.1 cm；左侧膈肌厚度 0.12 cm，右侧膈肌厚度 0.15 cm；左侧膈肌增厚分数＝0，右侧膈肌增厚分数＝80%。患者存在吸气驱动力下降，膈肌麻痹及膈肌移动度减低；④日常生活活动能力评分 20 分，除二便功能正常外其余功能均不能，属于完全依赖状态；⑤患者 6 分钟步行试验（the six-minute walk test，6MWT）因严重的气促和低氧不能进行；⑥汉密尔顿焦虑量表评分 26 分、汉密尔顿抑郁量表评分 32 分，提示患者处于明显的焦虑和中度抑郁状态；⑦营养风险筛查 2002（nutritional risk screening，NRS-2002）评分 3 分，提示存在营养风险；⑧圣乔治呼吸问卷（st george's respiratory questionnaire，SGRQ）评分 69 分，提示患者健康相关生活质量极低。

2. 呼吸康复主要问题分析

（1）患者呼吸系统症状严重主要表现在：轻量活动诱发严重呼吸困难；咳嗽频繁，大量黄痰不易咳出；说话断续，进食被迫中断；能量衰竭，易疲劳。

（2）患者运动耐量降低主要表现在：6 分钟步行试验不能完成；活动范围仅限床上，不能离床；转移需照护者辅助，轮椅转移。

（3）患者日常生活不能自理主要表现在：不能独立完成刷牙、洗脸等修饰活动；自己不能进食需要别人辅助；不能独自洗澡，需要他人辅助擦拭；上厕所不能离床，需要他人辅助；无法独立穿衣，依赖他人；完全依赖他人，无法独坐；不能走路；不能上下楼梯。

（4）患者存在明显的社会心理功能障碍主要表现在：存在明显的焦虑；有轻度或中度的抑郁。

（5）患者存在营养风险主要表现为：因呼吸急促导致不能进食；因能量衰竭导致食欲减退；BMI 20.2。

3. 呼吸康复目标制订（第一阶段）　结合患者诉求，以及多学科团队（呼吸与危重症医学科、康复科、营养科、心理科）对患者评估结果的集中讨论后进行问题分析，为患者制定了个性化的康复目标。

患者诉求：①能咳痰；②生活自理，不在床上进食、喝水、排大小便；③增大活动范围。

多学科协作诊治模式（multi disciplinary treatment，MDT）下主要问题分析：①患者目前痰多且排痰困难；②再次自发气胸风险高；③活动耐受差；④营养风险高；⑤焦虑、抑郁、睡眠障碍。

短期目标：①缓解焦虑和恐惧心理；②缓解活动后气促；③有效排痰；④纠正负营养状态；⑤尽早离床。

长期目标：①缓解呼吸困难症状，减少急性发作次数；②提高体适能，改善心肺功能；③回归家庭，回归工作，提高生活质量；④延长生命。

4. 呼吸康复干预（第一阶段）

（1）患者教育：①科普疾病相关知识，客观认识气胸与疾病、康复之间的关系；②详细解释呼吸康复意义、方法及过程中的风险防范；③心理/认知干预：a. 反向刺激，告知患者长期卧床的危害，如压疮、血栓、感染、肌肉萎缩等；b. 正向鼓励，"我们成功治疗过跟您相似的病例"等；c. 其他，规范用药、患者日记等。

（2）临床治疗

1）变应性支气管肺曲霉菌病：入院后复查嗜酸性细胞计数 $22×10^6/L$ ↓，过敏原总 IgE 422 U/mL ↑，继续给予甲泼尼龙（美卓乐）12 mg 口服 1 次/日，伏立康唑 150 mg 2 次/日，吸入布地奈德福莫特罗粉（320/9μg）1 吸 2 次/日，雾化吸入复方异丙托溴安、乙酰半胱氨酸溶液。患者体温正常，咳嗽、咳痰减轻，活动后气短明显改善。查体肺部啰音较前减少。

2）支气管扩张合并感染，入院后给予头孢他啶 2 g 2 次/日抗感染治疗，患者咳痰量减少，肺部啰音改善。留取痰行细菌、真菌涂片、培养未发现有临床价值的致病原。

3）毁损肺、左下肺叶切除术后、代偿性肺气肿：入院后继续吸入噻托溴铵气雾剂、复方异丙托溴铵等支扩剂治疗。康复医学科会诊建议在感染控制的前提下可恢复呼吸康复训练，内容包括肺廓清、体位管理、有氧运动、下肢抗阻训练和平衡协调功能训练。

4）继发性肺动脉高压：患者入院后出现右侧下肢轻度凹陷性水肿。复查超声心动图显示肺动脉主干稍宽，右肺动脉起始段内径约 21 mm，左肺动脉起始段内径约 17 mm。右室基底段横径正常上限，各室壁厚度及运动正常。二尖瓣口舒张期血流频谱 E/A＜1，收缩期可见微量反流信号。三尖瓣收缩期可见微量反流信号，反流频谱不完整，无法估测肺动脉收缩压。肺动脉瓣可见微量反流信号。下肢静脉超声可见双侧股总、股浅、腘、胫后静脉管腔内无异常回声。双侧小腿肌间静脉扩张，左侧较宽处约 0.60 cm，右侧较宽处约 0.64 cm，其内可见自主回声，回流明显缓慢。考虑与静脉回流障碍相关，目前给予利伐沙班 10 mg 1 次 / 日口服预防深静脉血栓形成。

（3）康复治疗（病例 9 图 2）

1）呼吸训练：①腹式呼吸＋缩唇呼吸（吸呼比 1 ∶ 3）；②指导日常生活中节能呼吸技术；③严禁瓦式呼吸。

2）排痰训练：①雾化吸入药物护理；②翻身叩背或使用胸壁高频振动背心；③指导患者主动呼吸循环技术。

3）体适能训练：①床上四肢弹力带训练；②床旁低强度踏车 20 分钟。

4）早期离床及转移训练：①床上翻身坐起；②床椅转移；③床旁站立。

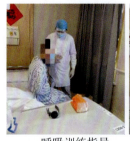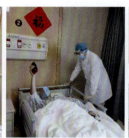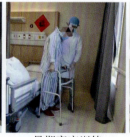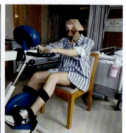

呼吸训练指导　　　床上肢体功能训练　　　早期离床训练　　　低强度踏车

病例 9 图 2　患者康复治疗

5．病情阶段性评估　经过 5 天的临床及呼吸康复干预患者症状改善，主要体现在以下几方面。

（1）活动后呼吸困难缓解：①咳嗽频率减低，咳痰量减少；②说话连续，无断句，进食无中断；③自行穿裤子、如厕。

（2）患者运动耐量改善：①活动耐力改善，可平地行走 100 米；②活动范围增加，床上→床旁；③6 分钟步行试验 381 米，最高心率 160 次 / 分，最低血氧饱和度 85%。

（3）患者日常生活活动能力部分改善：①进食、洗漱、修饰等日常活动自行努力水平提高；②床椅转移、行走由完全依赖改善至自理；③穿衣、进食由完全依赖改善为部分依赖；④对疾病康复信心增加。

（4）患者焦虑、抑郁状态明显改善：①焦虑状态明显缓解；②抑郁等级无改变，但评分下降。

（5）营养方面：患者食欲好转，体重暂无明显变化。

6. 呼吸康复目标制订（第二阶段）　根据患者病情变化及多学科会诊意见，为患者制订新的短期目标，主要为进一步提高运动能力，并实现生活自理，有能力参与部分社会活动。

通过第一阶段治疗后的功能变化：①呼吸困难缓解；②运动耐量改善；③能完成部分日常生活活动；④焦虑、抑郁减轻。

MDT 主要问题分析：①运动耐受依然不足；②呼吸肌功能障碍；③再次自发气胸风险高；④生活还不能完全自理。

短期目标：①缓解咳嗽、咳痰；②缓解中高强度活动下的气促；③改善呼吸肌功能；④日常生活完全自理。

长期目标：①缓解症状，减少急性发作；②提高体适能，改善心肺功能；③回归家庭，回归工作，提高生活质量；④延长生命。

7. 呼吸康复干预（第二阶段）　临床治疗——延续康复治疗（病例9图3）。

（1）呼吸训练：主动踏车（腹式呼吸＋缩唇呼吸，吸呼比1∶2），此阶段主要是让患者在有强度的活动中调整呼吸模式。

（2）排痰训练：①雾化吸入药物护理；②主动呼吸循环技术;呼气正压振荡技术。

（3）呼吸肌功能训练：①吸气肌训练：根据最大吸气压的50%开始进行训练，19 cmH$_2$O，每次30次吸气，2次／日，每天进阶1 cmH$_2$O；②体外膈肌起搏：电刺激强度为患者可耐受的最大强度（不引起颈部肌群强直性收缩），呼吸频率18次／分，吸气时长1.1秒，呼气时长2.2秒。每次30分钟，2次／日。

（4）有氧运动——坐位踏车：阻力渐进（从最大强度的30%开始），20分钟／日。3分钟热身，3分钟整理。每周递进最大强度的10%。踏车时延用缩唇呼吸技术，若存在低氧（SpO$_2$≤88%），可给予鼻导管吸氧2 L/min。

（5）日常生活活动能力训练：携氧步行训练；日常生活节能技术指导，如洗脸、穿衣、穿鞋、洗澡、进食、如厕等。

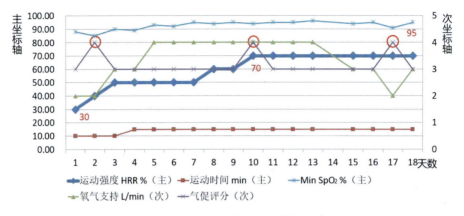

病例 9 图 3　患者第二阶段康复治疗

根据循序渐进原则，逐渐增加运动强度和时间，通过调整氧气的支持来提升患者血氧饱和度和缓解疲劳及气促。最终通过不断调整和评估，我们认为患者应在 70% 的运动强度下，给予 2 L/min 的低流量氧疗，并持续 20 分钟（不包括前、后各 3 分钟热身及整理）。此方案既保证了训练效果，又使患者感到安全、满意。

8. 出院前效果评估

（1）呼吸康复效果评估（病例 9 表 1）　①患者呼吸困难症状及肺功能改善；②咳嗽、咳痰症状消失；③床旁肺功能显示 FEV_1 26.2%，FEV_1/FVC 50.6%，较 2019 年均有好转；④ mMRC 分级从 4 级变为 2 级；⑤亚极量活动后轻度气促（Borg 评分 $\leqslant$ 3 分），且休息后自行缓解；⑥远期预后改善：4 年存活率 20% 上升到 60%。

病例 9 表 1　患者呼吸康复效果评估

内容	项目	2019 年 2 月	入院时	入院后 3 天	出院前
肺功能	FEV_1%pred	20.6	无法完成	无法完成	26.2
	FEV_1/FVC%	36.7	无法完成	无法完成	50.6
	DLCO%pred	63.2	无法完成	无法完成	未获
症状评估	mMRC 分级（级）	–	4	3	2
	SGRQ 评分（分）	–	69	52	48
	BODE 指数评分（分）	7	无法评估	无法评估	5
	CAT 评分（分）	–	37	29	24

注：CAT，慢性阻塞性肺病评估测试。

（2）患者运动耐量改善（病例9表2）：①心肺功能明显改善，平地行走不受限；②活动范围进一步增加，由室内转到小区内；③四肢肌肉力量明显提高；④吸气肌力量明显提高；⑤6分钟步行试验：第5分钟出现最大心率151次/分，第4分钟出现最低血氧饱和度86%，便携式制氧机吸氧3 L/min，氧浓度93%。

病例9表2　患者运动耐量改善

内容	项目	入院时	入院后3天	出院前
肌力评估	上肢（级）	4	5-	5
	下肢（级）	4	5-	5
	MIP（cmH$_2$O）	37		51
运动评估	6分钟步行试验（米）	不能完成	381	464

（3）患者日常生活活动能力改善：①患者 Barthel 指数评分由 20 分升至 90 分，除上下楼梯不能外，其余日常生活活动均可自理；②患者自感可以参与社会活动，走亲访友，恢复部分工作。

（4）患者焦虑、抑郁状态进一步改善（病例9表3）：①焦虑症状缓解，HAMA 评分显示无焦虑；②抑郁评分进一步下降。

病例9表3　患者焦虑、抑郁状态进一步改善

内容	项目	入院时	入院3天后	出院前
焦虑评估	HAMA 评分	26 分	16 分	3 分
抑郁评估	HAMD 评分	32 分	23 分	8 分

（5）患者负营养状态纠正：①体重增加，BMI 由 20.2 升至 21.6；②无进食功能障碍，可高效完整吃完一顿饭；③NRS-2002 评分由 3 分降至 1 分，提示无营养风险。

9. 家庭呼吸康复方案

（1）医疗管理

1）出院带药：伏立康唑片 300 mg 口服 2 次/日、甲泼尼龙片 12 g 口服 1 次/日、碳酸钙 D$_3$ 片 0.6 g 口服 1 次/日、骨化三醇胶丸 0.25 口服 1 次/晚、泮托拉唑肠溶胶囊 40 mg 口服 1 次 / 日、利伐沙班片 10 mg 口服 1 次 / 日、水飞蓟宾甲胺片 10 mg 口服 3 次 / 日、氨溴索口服溶液 10 mL 口服 2 次 / 日、布地奈德福莫特罗粉 1 吸入 2 次 / 日、噻托溴铵粉雾剂 2 吸 吸入 1 次 / 日、乙酰半胱氨酸溶液 3 mL 雾化吸入 2 次 / 日、浓盐酸（3%）3 mL 雾化吸入 2 次 / 日、吸入复方异丙托溴铵溶液 2.5 mL 雾化吸入 2 次 / 日。

2）随诊：每月门诊随诊。

（2）自我管理：①出院后注意个人防护，远离人群，避免参加集体活动，戴口罩，勤洗手；②积极接种疫苗；③注意控制主食及高糖饮料摄入，严格避免可能致敏原的接触；④应用雾化吸入药物＋体位引流＋叩背＋自主循环呼吸技术进行自主排痰。

（3）居家康复训练：①弹力带操。30 分钟，2 ～ 3 次 / 周（参考呼吸道场公众号）；②踏车。20 分钟（不包括 3 分钟热身和 3 分钟整理），靶心率 140 次 / 分，3 ～ 5 次 / 周；③日常生活活动能力。主动参与日常生活活动，如做家务、拍照片等。

（4）终止指征：SpO_2 ＜ 85%、Borg 评分 ＞ 4 分或自感非常疲劳不适。

（5）远程管理：通过公众号和微信群对患者进行远程管理，患者居家后的生活质量及康复训练也可得到质量把控。患者在家可以参与包饺子、做饭等家务劳动，同时利用身边的便利设备进行自我训练（病例 9 图 4）。

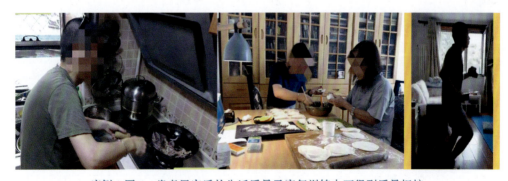

病例 9 图 4　患者居家后的生活质量及康复训练也可得到质量把控

三、病例特点及讨论

患者中年男性，自幼体弱，频繁、反复"呼吸道感染"，表现为咳嗽、咳痰、气短等，诊为"左肺支气管扩张、肺部感染"，合并多次"自发性气胸"，后行"左肺下叶切除术"，术后症状好转。至2018年后再次症状加重，胸部影像学显示肺部病变逐渐加重，合并"分枝杆菌"感染、"自发性气胸"，并逐渐出现"肺动脉高压"，需长期家庭氧疗，体力耐力、心肺功能、日常生活活动能力明显下降。3个月前肺部感染再次加重，查血烟曲霉特异性IgE、总IgE明显增高，活动后气短明显，严重影响生活质量，再次入院。

呼吸与危重医学科综合患者病史、查体及临床化验检查结果，考虑：①变应性支气管肺曲霉病；②支气管扩张症伴感染；③左上肺毁损肺；④左下肺叶切除术后；⑤右肺代偿性肺气肿；⑥慢性肺病相关性肺动脉高压等诊断成立，患者目前处于重度混合型通气障碍、高感染再发风险、终末期肺阶段，予继续动态监测临床指标，强化抗真菌治疗，并对症抗细菌感染、抗过敏、止咳、化痰、平喘、抗凝、保肝等治疗。同时早期多学科（呼吸与危重症医学科、康复科、营养科、心理科）会诊，康复在感染控制、营养及心理支持的前提下早期介入、循序渐进、逐渐强化，包括认知行为疗法（健康宣教）、早期良肢体位管理、直立位训练（循序渐进从床上活动过渡到站立、行走及完成日常生活活动）、节能技术、呼吸功能再训练、气道及肺廓清、全身体力耐力及有氧运动、日常生活活动能力训练等，并根据患者临床病情变化、康复功能能力水平的变化动态调整康复方案。

住院期间患者呼吸困难症状及肺功能明显改善，咳嗽、咳痰症状消失，床旁肺功能显示FEV$_1$ 26.2%，FEV$_1$/FVC 50.6，较2019年均有好转，mMRC分级从4级变为2级，亚极量活动后轻度气促（Borg评分≤3分），且休息后自行缓解；同时心肺功能、运动耐量明显改善，平地行走不受限，活动范围进一步增加，由室内转到小区内，吸气肌及四肢肌肉力量明显提高；日常生活活动能力改善，Barthel指数评分由20分升至90分，除上下楼梯不能外，其余日常生活活动均可自理；患者自感可以参与社会活动，走亲访友，恢复部分工作，患者焦虑、抑郁状态进一步改善；负营养状态亦得到纠正，体重增加，BMI由20.2升至21.6。

纵观患者的整个康复流程，其康复效果良好可能在于以下几个方面：①临床疾病的有效控制；②多学科团队的早期介入，在患者治疗过程中动态、有效合作；③康复的早期介入、循序渐进、逐渐强化；④有效的健康宣教及认知行为疗法，提高患者康复的依从性；⑤完善的康复评估、针对性的治疗方案，训练过程中各种指标的严密监测，并根据患者病情及功能能力水平动态改进、全程个性化管理。

四、病例相关问题及分析

根据以上病例资料，我们总结了关于慢性呼吸系统疾病终末期康复的具有代表性的几方面问题进行讨论，希望有助于提高对类似病例的诊治水平和服务质量。

1. 如何提高终末期患者呼吸康复依从性，此类患者一动就喘，且存在明显的焦虑、抑郁状态，如何进行患者教育？

目前呼吸康复面临很大的问题是交付率非常低。有研究发现，2003—2012年只有不到4%的慢性阻塞性肺病（chronic obstructive pulmonary disease, COPD）医疗保险受益人有机会接受呼吸康复治疗。而2019年的数据显示因COPD恶化住院的患者中，只有1.9%的人在出院后6个月内接受呼吸康复治疗。在2015年的数据中，只有不到1%的COPD患者有机会获得治疗方案。在临床上，我们经常面对一动就喘的患者，且这些患者常常伴有不同程度的焦虑、抑郁。他们通常不相信自己可以通过呼吸康复获益，如果我们不给予患者相关疾病及康复教育，患者通常会拒绝呼吸康复，从而也就失去了获得呼吸康复的机会。因此，对患者进行教育，打破医患之间对疾病认知得不对等是非常关键的。也是我们在所有医疗行为之前最先应该做到的。有了好的依从性才会有相对更好的效果，在临床治疗上如此，在康复治疗上更是如此。康复治疗需要患者更多的理解和配合，需要更多的主动性参与而不是被动性接受。康复从业者的角色更像是指导者，我们只能告诉患者该做什么，而不能代替患者去做什么。患者教育主要包括但不限于科普疾病相关知识、详细解释呼吸康复意义、方法及过程中的风险防范、心理／认知干预、规范用药、患者日记等。首先我们应该深入浅出地告诉患者我们得的是什么病，这个病是如何造成的，目前他处于病程的什么状态，现在存在哪些功能问题。其次我们需要真诚地告诉患者呼吸康复可以带给他们哪些获益，可以解决他们哪些具体的临床问题，也应该坦诚的告知患者哪些肺损伤是不可逆的。然后我们还需要向患者阐述呼吸康复都包含哪些内容，在实施的过程中可能会面临什么样的情况，是否存在疲劳、疼痛等问题。在患者开始接受呼吸康复的时候，我们应该应用认识行为疗法的技术。帮助患者识别自己病情的变化，对患者取得的成功进行正向鼓励，正向加强。而对于患者过度关注的不利因素，可以用森田疗法尝试去淡化，如患者耿耿于怀自己的肺功能不可逆，我们应该告知患者它就是你身体的一部分，应顺其自然地去接纳它，不要恶意、刻意的排斥它。也可以通过注意力转移的方法将患者的注意力转移在别的事物上。在患者获得较大进步时告诉患者这都是你自己通过努力获得的。患者日记可以很大程度缓解焦虑及抑郁，因为人往往在生活中总会记住对自己不好的事儿，而遗忘好的部分。患者日记可以帮助患者更加客观地看待自己的病情变化。当患者从被动接受到主动参与的行为模式转变后，我们认为，这种患者教育是成功的。

2. 对于肺功能极差、活动耐量极低的患者，运动训练处方该如何制订？

目前已有大量文献支持运动训练可以使慢性呼吸系统疾病患者在呼吸困难、活动能力、焦虑、抑郁、睡眠质量、健康相关生活质量等方面得到改善。相关指南推荐高强度的有氧运动和力量训练使患者获益更多。但对于非常虚弱或疾病本身负担很大的患者，低强度活动也可带来获益。拿本病例举例，在住院初期，患者呼吸困难症状极强，且明显伴有营养风险、能量枯竭的状况，此时应给予低强度甚至极低强度的运动干预。而伴随着患者病情逐渐好转，可以自主进食，营养状态纠正时，运动强度逐渐递增至高强度（70%）以保证患者最大训练获益。当患者在运动过程中出现低氧血症时，根据不同分型应给予不同形式的氧疗支持。阻塞型肺功能障碍患者应积极调整呼吸模式，应用缩唇呼吸，如不能纠正可使用经鼻高流量或无创呼吸机。限制性肺功能障碍患者应给予足够的氧气吸入。除运动训练外，对于此类患者，任何不要求强度的体力活动在早期也推荐进行。形式主要包括被动活动、神经肌肉电刺激、四肢各关节主动活动、各类牵伸活动、八段锦、太极、呼吸操、低强度有氧运动等。住院期间的早期活动以患者不出现疲劳或症状加重等情况为宜，在认为安全的情况下应尝试进行功能性活动、移动活动和运动。

3. 对于支气管扩张的患者，气道廓清技术该如何展开？

一项对支气管扩张患者的随机对照研究对比了不同呼吸训练辅助装置与常规治疗前后呼吸功能和排痰能力的改变，与常规治疗比较正压呼气装置（positive pressure exhalation，PEP）能显著改善患者的呼吸自觉用力程度、呼吸频率、指脉氧饱和度及日常生活活动能力。使用呼吸训练辅助装置可显著减少患者的痰液量，而常规治疗组则无此影响。气道廓清技术作为呼吸康复的一部分已被广泛应用于支气管扩张症患者的综合管理中。目前，已有大量研究将气道廓清技术纳入到呼吸康复综合管理中，但在这些研究中气道廓清技术并不是单独使用的，因此无法确定单独使用气道廓清技术在支气管扩张症相关的呼吸并发症方面的有效性。对于支气管扩张症患者推荐联合雾化吸入药物＋体位引流＋振荡正压呼气装置＋自主循环呼吸技术的排痰综合管理方式进行。对于咯血的患者应弱化咳嗽技术，强化呵气技术，由此减少无效咳嗽对气道及黏膜的损伤。

4. 作业治疗师在呼吸康复中该起到怎样的作用？

疲劳或疲惫乏力感是慢性呼吸系统疾病终末期患者最常见的症状之一。慢性呼吸系统疾病作业治疗指南和慢性呼吸系统疾病呼吸康复回顾性综述均建议在呼吸康复阶段使用能量节省技术（energy conservation techniques，ECT），以应对患者的疲劳。皇家作业治疗指南指出能量节省技术能够有效控制慢性期患者的疲劳感。ECT 是指通过不同的方法，以低体能消耗进行日常生活和工作活动，从而在有效完成活动的同时降低心血管系统的负担，缓解疲劳、呼吸困难及应力所致的疼痛的技能策略。ECT 包括根据优先程度合理安排活动、借助适宜的工具简化活动、以恰当的节奏进行活动、采用不易疲劳的姿势活动，以及正确利用人体工效学原则从事活动。

作业治疗师可以给患者指导包括日常生活的能量节省技术：

（1）穿衣：对于有呼吸困难需要吸氧的患者来说，建议穿开衫的衣物，防止穿套头衫时出现离氧下的喘憋，在穿衣过程中注意手不过肩。如必须穿套头衫时，应预先将衣物在前臂套好，并整理好吸氧管路，摘掉氧气，快速进行一次性穿戴，完成套头动作后，先带吸氧管，后整理衣服，以减少离氧时间。

（2）穿鞋：对于呼吸困难的患者，应避免弯腰穿鞋，因为腹腔内容物会限制横膈膜运动，因此建议在坐位下利用长鞋拔子进行穿鞋。患者应坐在比小腿略高10 cm 的坚固稳定的支撑面上，用长鞋拔子完成穿鞋。

（3）洗脸：对于呼吸困难的患者，应避免弯腰洗脸，因为腹腔内容物会限制横膈膜运动，因此建议采取坐位，为减少耗氧，可将双上肢支撑在桌面上。可用擦脸代替洗脸，避免离氧。此过程中不要屏气。

（4）刷牙：建议刷牙时尽量站立，目视前方，避免弯腰低头，因为腹腔内容物会限制横膈膜运动影响呼吸，无法站立者刷牙时可在坐位下进行，将上肢支撑在水池上以减少耗氧。漱口时可以用 2 个杯子，1 杯用来接水，1 杯用来吐水，快速交替进行，以减少屏气时间。

（5）进食：患者如果能独坐就采取坐位进食；不能独坐者可采用半坐卧位进食；

无法独自进食者，照护者可采用 30° 卧位进行喂食。在进食过程中，应尽量保证一次入口食物不超过 10 mL/ 次（约半勺 1 次），可配合低头而不要仰头，以免发生呛咳。

（6）洗澡：嘱患者在洗澡时应选择防滑的淋浴凳、防滑垫，以及长柄沐浴刷来帮助洗澡。淋浴凳可以让患者在坐位下进行淋浴，对于无法站立者或是无法在一定时间内维持站立者，可以很好地减少体能消耗；防滑垫可以增加安全性；长柄沐浴刷可以满足用较小的活动范围达到更远的距离，减少耗氧，节约体能。嘱患者洗头时佩戴专用淋浴帽，当水流从上而下时，会覆盖面部影响呼吸，稍有不慎还会导致呛咳，淋浴帽可以阻挡水流进入眼睛、鼻子、耳朵，起到很好的防护作用，保证呼吸顺畅。需要注意的是：室内湿度过大可能会造成呼吸困难，建议保持良好通风，如果需要氧气则可以从门下方用长氧气管通过去。对于可以站立洗澡的患者，需要配装扶手，防止单腿站立时滑倒或跌倒。

五、病例点评

中年男性支气管扩张患者，反复肺感染，曾行胸腔镜下左肺下叶切除术，肺功能和体能极差，日常生活活动能力全介助。本病例体现了我院呼吸康复多学科协作的高质量水平，患者获得了良好疗效。案例书写展现了呼吸康复的专业素质，尤其是个性化分层、分期的康复干预，丝丝入扣，问答切题。

（病例提供者：王家玺　张健华　中日友好医院）

（点评专家：谢欲晓　中日友好医院）

参考文献

[1]Rochester CL, Vogiatzis I, Holland AE, et al.An official american thoracic society/european respiratory society policy statement：enhancing implementation, use, and delivery of pulmonary rehabilitation[J].Am J Respir Crit Care Med, 2015, 192 （11）：1373-1386.

[2] 中国医师协会呼吸医师分会，中华医学会呼吸病学分会，中国康复医学会呼吸康复专业委员会，等 . 中国慢性呼吸道疾病呼吸康复管理指南（2021 年）[J]. 中华健康管理学杂志，2021, 15 （6）：18.

[3]Alison JA, Mckeough ZJ, Kylie J, et al.Australian and new zealand pulmonary rehabilitation guidelines[J].Respirology, 2017, 22 (4): 800-819.

[4]Bolton CE, Bevan-Smith EF, Blakey JD, et al.British thoracic society guideline on pulmonary rehabilitation in adults:accredited by NICE[J].Thorax,2013,68 (Suppl 2): ii1-30.

[5]Cote CG, Celli BR.Pulmonary rehabilitation and the BODE index in COPD[J].The European respiratory journal, 2005, 26 (4): 630-636.

[6]Mccarthy B, Casey D, Devane D, et al.Pulmonary rehabilitation for chronic obstructive pulmonary disease[J].The Cochrane database of systematic reviews, 2015, (2): CD003793.

[7]Troosters T, Blondeel A, Janssens W, et al.The past, present and future of pulmonary rehabilitation[J].Respirology (Carlton, Vic.), 2019, 24 (9): 830-837.

[8]Kortianou EA, Nasis IG, Spetsioti ST, et al.Effectiveness of interval exercise training in patients with COPD[J].Cardiopulm Phys Ther J, 2010, 21 (3): 12-19.

[9]Neder JA, Marillier M, Bernard AC, et al.The integrative physiology of exercise training in patients with COPD[J].COPD, 2019, 16 (2): 182-195.

[10]O' Donnell DE.Hyperinflation, dyspnea, and exercise intolerance in chronic obstructive pulmonary disease[J].Proc Am Thorac Soc, 2006, 3 (2): 180-184.

[11]Arena R, Myers J, GuaZZi M.The future of aerobic exercise testing in clinical practice:is it the ultimate vital sign[J] ?Future Cardiol, 2010, 6 (3): 325-342.

[12]Knox L, Dunning M, Davies CA, et al.Safety, feasibility, and effectiveness of virtual pulmonary rehabilitation in the real world[J].Int J Chron Obstruct Pulmon Dis, 2019, 14: 775-780.

病例 10 脊髓损伤肺栓塞康复

一、病历摘要

患者男性，27 岁。

主　诉：车祸致双下肢运动感觉障碍伴二便障碍 21 天。

现病史：患者于 21 天前（2021 年 8 月 27 日）自驾车时不慎发生车祸，约 2 小时后苏醒，即觉胸背部疼痛伴头痛、胸痛，伴双下肢运动、感觉消失，由急救车送至当地医院，行辅助检查示"胸 4、5 椎体骨折，胸 6 左侧横突骨折，胸 5 椎体 1 滑脱，胸 5～6 双侧椎小关节半脱位，右侧髋臼骨折，多发肋骨骨折，双侧胸腔积液"，给予抗炎、补液、营养神经等对症治疗。于 2021 年 8 月 31 日转往外院，给予完善相关检查，排除手术禁忌证后，于 2021 年 9 月 3 日全身麻醉下行"后路胸 5～6 椎板切除，椎管探查，胸 5 椎体复位，胸 4～8 固定，胸 5～6 外侧植骨术"，术后给予补液、抑酸、抗炎、营养神经等对症治疗。患者术后观察后背部伤口裂开，于 2021 年 9 月 12 日主管医师给予重新补缝 2 针。患者术后给予低分子肝素抗凝治疗至今，自诉在外院行辅助检查示左下肢肌间静脉血栓，未给予气压助动或者佩戴弹力袜预防血栓治疗，未发现双下肢肿胀等异常情况。目前小便留置尿管至今，未夹闭尿管，24 小时尿量不详；大便无感觉，平均 3～4 天排一次，需外用甘油灌肠剂辅助排便。患者术后至今未摇床坐起，未下床坐轮椅，未行康复训练，目前患者不能独立完成翻身、坐起、穿脱衣裤、鞋袜等动作，日常生活动作完全依赖护理。

既往史：2018 年曾患有痛风性关节炎，口服秋水仙碱及非布司他控制。否认高血压、糖尿病病史，否认肝炎、结核等传染病史；否认其他外伤、手术史，否认药物及食物过敏史。预防接种史不详。

个人、社会、生活史：生于原籍，否认外地疫区居住史。家住楼房，家中及社区未进行无障碍设施改造。父母体健。未婚，无吸烟嗜好，偶尔饮酒。

家族史：否认家族遗传病史。

职业史：受伤前从事个体职业。

心理史：平素性格内向，否认既往患有重大心理疾病创伤史，对疾病无认识，康复期望值高。

体格检查：体温 37.1℃，脉搏 72 次 / 分，呼吸 18 次 / 分，血压 130/75 mmHg。神志清楚，营养中等，平车推入病房。双肺呼吸音清，未闻及干、湿性啰音。心脏及腹部检查未见明显异常。

专科查体：双侧最低正常感觉平面位于胸 4，双侧轻触觉及针刺觉均从胸 5 及以下消失。肌力检查：双上肢关键肌肌力 5 级，双下肢关键肌肌力 0 级。双上肢腱反射正常，双下肢腱反射未引出。上肢肌张力 0 级，下肢肌张力 1 级，双侧巴氏征（＋），鞍区感觉（－），直肠深感觉（－），肛门括约肌未触及自主收缩，球海绵体反射（＋）。双侧踝阵挛（－），髌阵挛（－）。

辅助检查：胸椎磁共振：胸 4、5 椎体新鲜骨折，胸 6 左侧横突新鲜骨折；胸 5 椎体 1 后滑脱，胸 5～6 双侧椎小关节脱位；胸 6 椎体后缘条状异常信号，硬膜外出血？胸椎退行性变；胸髓增粗，水肿？部分棘间韧带、腰背部软组织水肿。

疾病诊断：①胸 4、胸 5 骨折脱位内固定术后；②胸 4 完全性脊髓损伤（ASIA 分级 A 级）；③神经源性膀胱；④神经源性肠道功能障碍。

功能诊断：①双下肢运动感觉障碍；②二便障碍；③日常生活活动能力受限；④依赖轮椅；⑤经济困难，就业困难，交通困难。

二、诊疗经过

患者入院后完善各项化验检查，制订康复目标，请上级医师查房明确入院诊断。入院化验检查结果示：全套生化：丙氨酸氨基转移酶 148.4 U/L，天门冬氨酸氨基转移酶 59.2 U/L，碱性磷酸酶 38.4 U/L，乳酸脱氢酶 241 U/L，肌酸激酶 508 U/L，尿酸 462 μmol/L，甘油三酯 1.72 mmol/L，超敏 C-反应蛋白 1.56 mg/dL；凝血全项：凝血酶原时间 14.3 秒，国际标准化比值 1.23，D-二聚体 16.24 mg/L，纤维蛋白（原）降解产物 51.8 μg/mL；胸椎正侧位示胸 4～8 椎体后路椎板减压椎弓根钉内固定术后，右侧多发肋骨骨折。胸椎磁共振示：胸 4～8 椎体后路椎板减压椎弓根钉内固定术后，胸 3～5 椎体水平脊髓损伤，伴下行性空洞形成。肝、胆、胰、脾彩超示脂肪肝；泌尿系彩超示前列腺大；双下肢血管彩超示双侧小腿肌间静脉血栓，双下肢动脉未见明显异常。在康复训练上，安排运动疗法、作业疗法、理疗、站床、高压氧等康复训练，合并应用神经营养药物；小便方面完善尿动力学检查，开展间歇导尿，每日 4～5 次；大便方面指导患者口服润肠药及外用甘油灌肠剂，可保持定时排便。临床治疗上结合术后时间短、下肢肌间静脉血栓，给予低分子肝素 1 次 /12 小时皮下注射抗凝治疗，联合应用降血脂治疗。卧床期间，安排床旁运动疗法、针灸、理疗等康复训练，佩戴硬腰背支具行摇床坐起训练，根据患者胸椎 X 线、CT 检查、磁共振检查，评估完脊柱稳定性良好后，开始下床坐轮椅开展康复训练。定时复查双下肢血管彩超，入院康复训练 2 个月后再次复查双下肢血管彩超提示双下肢深静脉血流通畅，动脉未见异常，根据受伤时间及辅助检查，给予停用低分子肝素抗凝治疗，继续开展物理方法预防下肢深静脉血栓，如被动活动、气压助动及其他康复训练方式。患者继续在我科接受综合康复训练，入院 3 个月后患者出现左下肢肿胀，伴胸闷、心慌、憋气，监测生命体征：血压波动 110 ～ 140/68 ～ 90 mmHg，脉搏波动在 96 ～ 120 次 / 分，指氧饱和度 93%；凝血全项：凝血酶原时间 13.8 秒，凝血酶原活动度 68.7%，国际标准化比值 1.21，D-二聚体 21.00 mg/L，纤维蛋白（原）降解产物 50.9 μg/mL；血常规＋C- 反应蛋白：白细胞计数 10.85×10⁹/L，C- 反应蛋白 64.36 mg/L；血气分析全项：酸碱度 7.439，二氧化碳分压 34.2 mmHg，氧分压 64.3 mmHg；下肢深静脉彩超示左侧髂总、髂外静脉，股总静脉，股浅静脉，腘静脉血栓形成，左侧小腿肌间静脉血栓。左下肢动脉未见异常。右下肢动脉未见异常，右下肢静脉血流通畅。患者左下肢肿胀，行下肢血管彩超明确左下肢深静脉血栓，结合患者胸闷、憋气，血氧饱和度降低，伴血压升高，心率增快，急性肺栓塞（pulmonary embolism，PE）可能性大，进一步行肺 CT 血管造影（CT angiography，CTA）检查结果示左肺动脉主干充盈缺损，右侧肺动脉充盈缺损，支持肺动脉栓塞诊断。请心内科会诊后，转入心内科监护室治疗。转入后密切监测生命体征、吸氧、控制心率等，予依诺肝素 0.9 mL 1 次 / 12 小时皮下注射抗凝治疗，行肺动脉造影双肺栓子较之前肺动脉 CTA 明显减少，测肺动脉压 29/5 mmHg；患者胸闷症状逐渐缓解，血氧饱和度 95% 以上，监测 D-二聚体呈下降趋势，左下肢腿围逐渐下降，复查下肢血管彩超左髂总静脉血栓消失。患者心室率偏快，给予盐酸地尔硫䓬（合贝爽）、伊伐布雷定控制心率。病情平稳后转回我科继续行康复训练。回我科后改为口服利伐沙班 20 mg 1 次 / 日抗凝，合贝爽、伊伐布雷定控制心率，监测生命体征，安排床旁运动疗法、理疗等康复训练，加强呼吸功能训练，如深呼吸、使用呼吸训练器、吹气球、练习咳嗽等方法进行。肢体功能训练包括加强被动活动维持及扩大双下肢关节活动度、坐位平衡练习等，逐渐增加训练量，患者能耐受呼吸训练及床旁训练后，给予安排站床训练及坐轮椅训练。当患者耐受坐在轮椅 2～3 小时后，且无体位性低血压或者其他不适时，前往训练室进行康复训练，训练内容包括翻身坐起训练、坐位平衡训练、院内自我照顾训练、移动训练和基础轮椅操作训练等，训练量及强度缓慢增加，根据患者心肺功能及有无身体不适，逐渐加量。临床上继续定期复查凝血功能、双下肢血管彩超等，凝血功能：凝血酶原时间 14.0 秒，国际标准化比值 1.21，D- 二聚体 0.87 mg/L；双下肢血管彩超示髂静脉陈旧血栓，部分再通，其余未见血栓征象。患者在我科继续康复训练两个月后出院。

三、病例特点及讨论

1. 病例特点

（1）胸 4、5 骨折脱位复位内固定术后，脊柱稳定性受损，不能保持坐位；胸 4 完全性脊髓损伤，双下肢肌力 0 级，不能站立和步行，有发生骨质疏松、关节挛缩、痉挛等风险。

（2）感觉功能障碍：胸 5 及以下痛温觉、轻触觉等感觉功能障碍，有发生压疮风险。

（3）呼吸功能减弱：咳嗽、排痰能力下降，有肺不张和肺部感染风险。

（4）循环功能障碍：损伤平面以下血管舒张，血液回流困难，有发生体位性低血压风险。双下肢肌力 0 级，患者肥胖，既往有痛风病史，出现下肢深静脉血栓及合并肺栓塞并发症。

（5）自主神经功能障碍：排尿、排便及出汗等自主神经功能障碍，有发生自主神经反射亢进、泌尿系感染等风险。

2、病例讨论　患者青年男性，伤后 21 天转我院行康复训练，入院辅助检查结果提示双小腿肌间静脉血栓，给予低分子量肝素治疗血栓，在伤后 2 个月复查后提示肌间静脉血栓消失，故停用药物治疗，继续给予物理预防血栓，但患者伤后 3 个月，再次出现左下肢深静脉血栓、肺栓塞，考虑再次发生静脉血栓栓塞症（venous thrombosis embolism，VTE）的高危因素有肥胖、高脂血症、高尿酸血症、截瘫后导致双下肢运动感觉消失。

患者出现肺栓塞后，治疗分为临床肺栓塞急性期治疗和稳定期康复训练。肺栓塞急性期治疗：患者转为心血管内科重症监护室，接受抗凝、控制心率、吸氧、保护心脏功能等一系列治疗。稳定期康复训练:坚持药物抗凝治疗，安排康复训练，除了常规物理治疗，包括心肺功能专科康复训练。

四、病例相关问题及分析

脊髓损伤患者出现各种临床并发症的概率很高，比如肺部感染、压疮、遗漏的骨折、VTE、自主神经过反射等。其中 VTE 是常见的临床严重并发症之一，主要包括深静脉血栓形成（deep venous thrombosis，DVT）和 PE。本病例为典型深静脉血栓合并肺栓塞病例，下面对于脊髓损伤后静脉血栓栓塞性疾病的预防及治疗做简单介绍。

VTE 包括 DVT 和 PE，是脊髓损伤后常见的并发症，同时也是重要的死亡原因。急性期的确切发病率目前还不知道，但是据报道为 47% ～ 100%。深静脉血栓在最初 72 小时发病率很低，大部分发生在损伤后 2 周内（占所有病例的 80%）。肺栓塞的发病率接近 5%，占患者在发病第一年中死亡原因第三位。最近研究发现发病率呈下降趋势，可能是由于更有效的预防措施及更精确的诊断技术。

发生血栓栓塞症的风险水平取决于多种因素。创伤所致的制动和高凝状态使 DVT 和 PE 的发生风险大大增加。脊髓损伤后 VTE 的病理生理是在血小板功能异常和纤溶系统活动异常基础上发生的血液凝滞、血管内皮损伤和高凝状态（Virchow 三联征）。技术因素也可能对术后血栓栓塞事件的风险产生影响。手术入路的选择有可能增加 DVT 和 PE 的风险。腰椎手术和经前路手术的血栓栓塞事件发生率最高，两种因素并存风险还将进一步增高，原因可能是经前路的腰椎手术通常会对髂总静脉和下腔静脉进行牵拉。经前路手术还会增加盆腔血凝块形成的风险。其他可能增加 DVT 和 PE 风险的手术因素包括手术持续时间、术后长时间制动和俯卧体位手术等。高龄、男性、吸烟史、肥胖，合并下肢骨折、慢性疾病（如高血压、心力衰竭、糖尿病、肿瘤）等均会增加 DVT 和 PE 的发生风险。但是损伤的程度和水平不是影响肺栓塞发生的因素。老年人是肺栓塞的高发因素，但不是深静脉血栓的高发因素。

1. 诊断　静脉造影是 DVT 诊断的金标准。但是，由于这一检查属于有创操作且存在一定不良反应和风险，在 DVT 的诊断中已经逐渐被血管超声多普勒检查所代替。当然，临床怀疑 DVT、病史 / 体格检查（如下肢肿胀、腿围增加、沿深静脉系统走行部位局限性压痛）及危险因素评估都是正确诊断 DVT 的关键因素。当临床轻度怀疑 DVT 或受血管超声技术所限不足以进行诊断时，D- 二聚体水平位于正常范围内可排除 DVT。深静脉血栓的临床症状包括单侧肢体的肿胀、轻度发热、不完全性损伤患者还会有疼痛。如果超声检查的结果是阴性，而又高度怀疑，就应进一步做影像学检查（例如磁共振、静脉造影）。与 DVT 相似，PE 的诊断也应结合病史、临床表现及诊断检查（心电图、血气分析、血肌钙蛋白水平、D- 二聚体水平、胸部影像学检查等）。肺栓塞的临床表现为发热、呼吸急促、呼吸困难、心动过速、胸痛或低血压。如果怀疑是肺栓塞，应该完成一系列全面的检查，包括通气 / 灌注扫描、CT 肺血管成像（computed tomographic pulmonary angiography, CTPA）或肺动脉造影，其中 CTPA 为首选检查。

2. 预防　在脊髓损伤后为了防止血栓栓塞疾病的发生，建议采用机械预防和抗凝药物治疗两种方法。在损伤的最初 2 周内建议应用气压助动治疗。如果在伤后 72 小时内没有开展这种治疗，应该进行多普勒扫描来排除下肢血栓的形成。气压助动预防血栓的机制可能为直接促进下肢的血液循环并且提高纤溶蛋白的活性。美国胸科医师学会和脊髓医学联盟为急性脊柱创伤制定的血栓预防指南如下：建议脊髓损伤后 72 小时内应用抗凝血药物来预防，对于合并颅内出血、胸腔出血、腹腔出血或其他活动性出血灶的情况，在患者血流动力学及神经功能趋于稳定之前禁忌使用血栓预防药物。建议运动完全性损伤的患者（AIS A 或者 B）应用药物预防 8 周，若出现（年龄＞ 70 岁，肥胖，合并下肢骨折，既往有血栓病史、心力衰竭、癌症）等高危因素，延长到 12 周。运动不完全性损伤的患者（AIS C 或者 D）在住院期间应该使用预防性用药直到可以下床活动。由于内科疾病或者外科手术需要卧床制动的慢性脊髓损伤患者，给予综合抗凝治疗直到可以下床活动。在脊柱稳定的情况下，早期进行活动及瘫痪肢体的被动活动，并且与其他的预防措施联合应用。如果已经出现 DVT，在保证药物治疗起效 48 ～ 72 小时，才能进行活动及瘫痪肢体的被动活动。专科医生应该明确出现 DVT 的临床症状及体征，并且每日进行瘫痪肢体检查。预防血栓时间个体化，取决于该患者的身体状况、功能状态、费用情况及危险因素等。选择适合该患者的预防措施，包括机械预防及药物预防。患者及家属进行发现及预防 DVT 的相关知识培训。

3. 治疗　一旦明确静脉血栓栓塞症（DVT 或 PE）的诊断，应用普通肝素或者低分子肝素都是有效的。在康复治疗中，应用低分子肝素的方法更简便。近年来有较多的研究证明，新型口服抗凝药，如利伐沙班、磺达肝癸钠、达比加群酯等，防治 VTE 的疗效不劣于华法林，甚至更优，由于安全性高、无须常规监测、不与食物或其他药物相互作用等特点，这些新型口服抗凝药临床应用更为安全便捷。对于抗血小板聚集药物在 VTE 治疗中的作用目前还有争议。治疗深静脉血栓的时间至少为 3 个月，肺栓塞至少为 6 个月，具体疗程需根据每位患者的潜在获益及风险进行评估。尽管文献报道很少，但脊髓损伤患儿比成人有更小的风险，在一个大型的综述中提到，脊髓损伤患儿 VTE 的发病率小于 5%。

下腔静脉滤器治疗可以应用于预防性抗凝治疗失败的患者或者存在抗凝治疗禁忌的患者。静脉滤器治疗也可以用于伴随较差心肺功能的高节段完全性四肢瘫的患者或者尽管有预防性抗凝治疗但在下腔静脉仍有血栓的患者。下腔静脉滤器不能成为预防血栓形成的替代方法，并且会成为新发血栓的危险因素。在高危因素的患者中预防性的植入滤器呈上升趋势，据报道因植入滤器所产生的并发症很低，同期对照肺栓塞的发病率更低。下腔静脉滤器的并发症包括下腔静脉血栓、滤器移位、下腔静脉穿孔，以及皮肤植入位置的并发症。

五、病例点评

静脉血栓栓塞症是脊髓损伤患者发生率较高的并发症。预防和治疗脊髓损伤患者的 VTE 需要多学科综合治疗，在临床中持续受到关注。本病例提示我们 VTE 的防治管理不能仅依靠部分临床科室，而是需要多学科、多职系人员共同参与。除了临床科室，还包括信息科、药剂科、超声科、检验科、放射科等辅助科室；救治途径方面建立绿色通道，保障这类 VTE 急重症患者及时救治。

（病例提供者：郝春霞　中国康复研究中心北京博爱医院）

（点评专家：周红俊　中国康复研究中心北京博爱医院）

参考文献

[1]Platzer P, Thalhammer G, Jaindl M, et al.Thromboembolic complications after spinal surgery in trauma patients[J].Acta Orthop, 2006, 77（5）：755-760.

[2]Michael G.Felings, Alexander R.Vaccaro, Maxwell Boakye, et al.脊髓损伤精要：从基础研究到临床实践[M].刘楠，周谋望，陈忠强，等．主译．济南：山东科学技术出版社，

2019：150-155.

[3] 岳寿伟，何成奇.物理医学与康复学指南与共识 [M].北京：人民卫生出版社，2019：301-302.

[4]Halim TA, Chhabra HS, Arora M, et al.Pharmacological prophylaxis for deep vein thrombosis in acute spinal cord injury：an Indian perspective[J].Spinal Cord, 2014, 52（7）：547-550.

[5]de Campos Guerra JC, Mourao MA, Franca CN, et al.Impact of coagulation in the development of thromboembolic events in patients with spinal cord injury[J]. Spinal Cord, 2014, 52（4）：327-332.

[6]Matsumoto S, Suda K, limoto K, et al.Prospective study of deep vein thrombosis in patients with spinal cord injury not receiving anticoagulant therapy[J].Spinal Cord, 2015, 53（4）：306-309.

[7] 王玉明，宫慧明，李建军，等.脊髓损伤后静脉血栓栓塞症预防的研究进展 [J].中国康复理论与实践，2016, 22（10）：1163-1166.

[8]Chung WS, Lin CL, Chang SN, et al.Increased risk of deep vein thrombosis and pulmonary thromboembolism in patients with spinal cord injury：a nationwide cohort prospective study[J].Thromb Res, 2014, 133（4）：579-584.

病例 11　脊髓损伤自主神经过反射康复

一、病历摘要

患者男性，35 岁。

主　诉：外伤致四肢运动感觉障碍伴二便障碍 3 个月余。

现病史：患者于 2022 年 6 月 13 日骑自行车时不慎撞伤，即觉双上肢无力，双下肢不能活动，由朋友呼叫急救车送至当地医院，行辅助检查示"颈 4/5、颈 5/6 后方复合体严重损伤，颈 4 棘突及椎板骨折；颅脑外伤；闭合性胸部外伤，双肺挫伤"，给予对症抗炎、营养神经、补液等治疗。于 2022 年 6 月 20 日全身麻醉下经后路颈椎 3～7 椎管扩大减压钉棒内固定术，术后给予营养神经、抗炎等对症治疗，患者自觉双上肢力量略有恢复，其余恢复不明显。患者术后给予气压助动预防血栓治疗，未给予低分子肝素抗凝治疗，未发现双下肢肿胀等异常情况。患者曾在我科行康复训练，包括行运动疗法、高压氧、理疗等康复训练，合并应用神经营养药，经过综合康复训练，患者双上肢残存肌力增强，坐位平衡改善。目前小便留置尿管，大便在甘油灌肠剂辅助下可保持每日一次。患者目前不能独立完成翻身、坐起等，日常生活动作完全依赖护理。

既往史：2005 年发生车祸，在当地医院行颈 6/7 骨折内固定术，自诉术后未遗留功能障碍。否认结核传染病史，否认食物及药物过敏史。

个人、社会、生活史：生于原籍，否认外地疫区居住史。适龄结婚，爱人体健，育有一女一子，体健，家住楼房，有电梯，家中及社区未进行无障碍设施改造。偶尔饮酒及吸烟。

家族史：母亲患有高血压，其余家庭成员无高血压病史。

职业史：受伤前从事个体职业。

心理史：平素性格外向，否认既往患有重大心理疾病创伤史，对疾病无认识，康复期望值高。

体格检查：体温 37.2 ℃，脉搏 70 次 / 分，呼吸 18 次 / 分，血压 115/70 mmHg。神志清楚，营养中等，平车推入病房。双肺呼吸音清，未闻及干、湿性啰音。心脏及腹部检查未见明显异常。

专科查体：双侧最低正常感觉平面颈 4，左侧针刺觉颈 5 及其以下消失；轻触觉颈5减弱，颈6及其以下消失。右侧针刺觉颈5减弱，颈6及其以下消失；轻触觉颈5～6减弱，颈7及其以下消失。肌力检查：双上肢肱二头肌L/R＝4/4，桡侧伸腕肌力L/R＝2/3，余关键肌肌力0级。双上肢腱反射正常，双下肢腱反射活跃。上肢肌张力2级，下肢肌张力3级，双侧巴氏征（+），鞍区感觉（-），直肠深感觉（-），肛门括约肌未触及自主收缩，球海绵体反射（+）。双侧踝阵挛（-），髌阵挛（-）。

辅助检查：颈椎磁共振（2022年6月20日，外院）：颈椎术后改变，颈3、4椎体部分融合，颈6椎体楔形改变，颈4棘突骨折，相应椎管狭窄。颈3～7椎体平面脊髓损伤。颈部软组织肿胀，棘间韧带损伤，颈4/5、颈5/6椎间盘突出。

疾病诊断：①颈4/5、颈5/6后方复合体严重损伤；②颈4棘突及椎板骨折内固定术后；③颈4完全性脊髓损伤（ASIA分级A级）；④神经源性膀胱；⑤神经源性肠道功能障碍。

功能诊断：①四肢运动感觉功能障碍；②痉挛；③体位性低血压；④便秘；⑤焦虑状态；⑥神经痛；⑦日常生活活动能力需借助，轮椅依赖，经济困难，交通困难，就业困难。

二、诊疗经过

患者入院后完善各项化验检查，制订康复目标，请上级医师查房明确入院诊断。安排运动疗法、作业疗法、理疗、站床、高压氧等康复训练，小便方面完善尿动力学检查，开展间歇导尿，每日4～5次，大便指导患者口服润肠药及外用甘油灌肠剂，可保持定时排便。患者入院安排检查，颈椎正侧位示：颈6～7前路、颈3～7后路椎弓根内固定术后，颈椎退行性病变。双下肢血管彩超：双下肢静脉血流通畅，双下肢动脉未见异常。泌尿系彩超：膀胱壁厚。肝、胆、胰、脾彩超：脂肪肝，胆汁淤积。患者入院行康复训练期间，持续存在坐位下头晕、眼花等不适，平卧后不适缓解，测量坐位下血压波动在70～90/35～46 mmHg，平卧位下血压波动在110～125/67～70 mmHg，考虑患者存在体位性低血压，康复训练佩戴软腰围及双下肢弹力袜，并安排站床训练，每日规律安排运动疗法、作业疗法、理疗等康复训练，患者体位性低血压症状改善，由起初坐轮椅数分钟开始出现头晕等不适，改善到坐轮椅可坚持半小时到一小时。患者入院训练1个月后，突然出现头痛、面部潮红、出汗等不适，伴随腹部及双下肢肌张力仍高，监测血压波动在 140～180/75～96 mmHg，心率 73 次/分，考虑患者出现自主神经过反射，治疗上迅速查明原因；让患者坐直，并解开所有紧身衣物，立即给予导尿，导尿量在 300～500 mL，导尿后血压降至正常，患者不适症状消失。

综上分析，患者目前存在以下问题：①自主神经过反射。治疗上给予口服降低膀胱压力药物，口服 M 受体阻滞剂酒石酸托特罗定，避免由于泌尿系原因导致自主神经过反射；同时注意大便是否干燥，避免发生大便嵌塞；②患者肌张力增高、痉挛加重。口服巴氯芬，从每次 5 mg，每日 3 次开始，逐渐增量至每次 20 mg，每日 3 次；③体位性低血压。继续给予佩戴软腰围及双下肢弹力袜，并安排站床训练，每日规律安排运动疗法、作业疗法、理疗等康复训练纠正；④患者入院以来，存在明显焦虑，对于疾病过于担心，夜晚睡眠差，治疗上给予口服抗焦虑药物，并安排心理治疗。经过综合康复治疗，患者血压情况较前平稳，肌张力下降，下肢肌张力下降至 2 级，情绪改善，睡眠改善。

三、病例特点及讨论

1. 病例特点

（1）身体功能与结构障碍

1）颈 4/5、颈 5/6 后方复合体严重损伤，颈 4 棘突及椎板骨折内固定术后，脊柱稳定性受损，不能保持坐位；颈 4 完全性脊髓损伤，双上肢残存肌力差，双上肢肱二头肌 L/R＝4/4，桡侧伸腕肌力 L/R＝2/3，余关键肌肌力 0 级。双下肢肌力 0 级，四肢肌张力高，双下肢肌张力较高，腹肌张力高，上肢肌张力 2 级，下肢肌张力 3 级，有发生自主神经过反射，骨质疏松、关节挛缩等风险。

2）感觉功能障碍：颈 5 及以下痛温觉、轻触觉等感觉功能障碍，有发生压疮风险。

3）呼吸功能减弱：咳嗽排痰能力下降，有肺不张和肺部感染风险。

4）循环功能障碍：损失平面以下血管舒张，血液回流困难，有发生体位性低血压风险。双下肢肌力 0 级，患者肥胖，有出现下肢深静脉血栓及肺栓塞的风险。

5）自主神经功能障碍：排尿、排便及出汗等自主神经功能障碍，有发生自主神经反射亢进、泌尿系感染等风险。

（2）活动受限：日常生活活动依赖护理，翻身、起坐、转移需辅助。

（3）参与局限：患者受伤前从事个体工作，未来就业、娱乐、休闲、体育活动等社会生活参与能力明显受限。

2. 病例讨论 该患者为颈 4 完全性脊髓损伤，合并体位性低血压及自主神经过反射并发症。在治疗体位性低血压方面，我们给予患者佩戴软腰围及双下肢弹力袜，安排站床训练，每日规律安排运动疗法、作业疗法、理疗等康复训练，配置轮椅从高靠背轮椅开始练习，从斜坐位逐渐过渡为直立坐位，再更换为低靠背轮椅，站床从 40° 开始，根据患者耐受程度，逐渐升高，最终患者可坚持站立 80° ～ 90°，坚持 30 分钟。

自主神经过反射，患者血压突然升高，伴随头痛、面色潮红等不适，给予导尿后，将床头摇高，保持坐位后，患者症状可得到缓解。

四、病例相关问题及分析

根据以上病例资料，我们总结了有关颈段脊髓损伤康复的具有代表性的几方面问题进行讨论，希望有助于提高对类似病例的诊治水平和服务质量。

1. 脊髓损伤后体位性低血压诊疗方法 许多脊髓损伤患者变换体位时常发生体位性低血压（orthostatic hypotension, OH）。美国自主神经学会和美国神经病学学会的共识委员会将 OH 定义为直立位或倾斜直立位至少 3 分钟，收缩压降低 ≥ 20 mmHg，或舒张压降低 ≥ 10 mmHg，不论是否出现症状。症状包括头晕、头痛、耳鸣、疲劳、视物模糊，甚至晕厥，持续数周至数月，因为患者要花较长时间适应直立位状态，故会延迟康复时间。颈段或完全性脊髓损伤患者较易发生体位性低血压。卧床时间延长，体位性低血压会加重。餐后、暴露在热环境中、排便和膀胱迅速排空后会加重体位性低血压。研究表明全身振动治疗能够提高脊髓损伤患者立位平均动脉压，功能性电刺激是用于减少脊髓损伤患者体位变化时心血管功能改变的一项重要辅助治疗措施。规律体力活动（2 小时 / 日，2 次 / 周，持续 ≥ 2 年）及主动站立训练可以改善脊髓损伤后心血管调控功能，如直立小倾斜试验时对体位变化的耐受性等。该患者为颈 4 完全性脊髓损伤患者，来我院前未开始行坐位训练，存在明确体位性低血压，给予佩戴软腰围和弹力袜，并规律开展康复训练后，体位性低血压得到一定纠正。

2. 脊髓损伤后自主神经过反射诊疗方法 自主神经反射异常又称为自主神经过反射、突发性高血压、高血压性自主神经危象，涉及多种症状，主要表现为血压的突然升高，常见于自主神经功能异常的脊髓损伤患者。自主神经反射异常以发作性的恶性高血压为特点，严重时会导致危及生命的潜在并发症，如卒中。据报道，这种情况见于 50%～90% 的颈髓和高位胸髓损伤患者，并且通常发生胸6 或胸 6 以上节段受损的患者，其发生率随着脊髓损伤平面的上升和损伤的严重程度而增加，而主要的交感神经传出从该脊髓节段以下发出。完全性脊髓损伤患者自主神经反射异常的发生率是不完全性脊髓损伤患者的 3 倍，绝大多数自主神经反射异常的脊髓损伤患者在伤后第一年内发生。最近在对脊髓损伤患者的调查中发现，消除自主神经反射异常成为截瘫和四肢瘫患者提高生活质量的高优先级选择。

自主神经反射异常由损伤平面以下的伤害性刺激诱发，包括刺激张力感受器和痛觉感受器。其中泌尿系因素占所有诱因的 80% 左右，消化道因素占 15% 左右，肢体因素仅占很少一部分。有报道约 2/3 的女性在分娩时发生严重的自主神经反射异常。这些刺激通过外周神经到达脊髓，沿脊髓丘脑束上传，其中脊髓后柱和中柱的交感神经也会受到刺激。由于去甲肾上腺素、多巴胺和多巴胺－β－羟化酶的释放，受胸 5 至腰 2 神经支配的内脏血管收缩，导致血压升高。

诊断自主神经反射异常最客观的指标是血压升高。一般收缩压升高至少 20%，与心率变化相关，并且至少伴随下列症状或体征之一：出汗、竖毛、面部潮红、头痛、视物模糊及鼻塞。

自主神经反射异常的治疗是去除刺激因素和降低血压。要求 2～5 分钟监测血压和脉搏一次，直到稳定为止；迅速查明原因；让患者坐直，并解开所有紧身衣物；检查膀胱是否充盈和导尿管留置情况。如果尿管堵塞，可以用和温度如体温的少量液体轻轻冲洗。如果条件允许，可以在插入尿管前使用 2% 利多卡因凝胶。如果病因在膀胱，相应处理后血压应该迅速回归常态。如果血压仍高（例如收缩压高于 150 mmHg），在检查粪便嵌塞前应该考虑使用药物处理。同样，在检查前应该在肛门直肠附近涂抹利多卡因凝胶。如果没有发生大便嵌塞，应该考虑其他原因，诸如压疮、嵌趾甲、感染、骨折、深静脉血栓或者异位骨化等。膀胱扩大术可能会减少或避免自主神经反射异常发作。研究表明膀胱扩大术可以降低膀胱内压和尿道压，从而减少或避免自主神经反射异常发作。尿道内支架可以减少自主神经反射异常发生率，可能是存在逼尿肌括约肌协调失调的脊髓损伤患者，包括既往接受过括约肌切开术的患者进行长期管理的一种有效方式。

该患者治疗自主神经反射异常采用了综合手段，包括口服降低膀胱压力和痉挛的药物，以及改善焦虑和睡眠的药物，生活中控制饮水量，规律间歇导尿，保持大便通畅，均为控制自主神经反射异常的方法。

五、病例点评

脊髓损伤的康复中，体位性低血压及自主神经过反射为脊髓损伤常见并发症，大多数患者通过结合药物治疗、物理疗法和定制的康复计划可以获得显著改善，患者血压波动较大，忽高忽低，对于临床医生来说，是一种挑战。该患者脊髓损伤节段较高，为颈 4 完全性脊髓损伤，出现体位性低血压及自主神经过反射并发症，只有通过综合治疗，包括体位性低血压的物理方法控制，自主神经过反射迅速找到诱发原因，立即给予解决，联合应用抗痉挛治疗，抗焦虑、改善睡眠等治疗，才能控制患者的血压在稳定水平，提高患者生活质量。

（病例提供者：郝春霞　中国康复研究中心北京博爱医院）

（点评专家：周红俊　中国康复研究中心北京博爱医院）

参考文献

[1]Canavero S.Dynamic reverberation：a unified mechanism for central and phantom pain[J].Med Hypotieses，1994，42（3）：203-207.

[2]Ill A，Stiller K，Williams M.The prevalence of orthostatic hypotension during physiotherapy treatment in patients with an acute spinal cord injury[J].Spinal Cord，2000，38（12）：741-747.

[3]Krassioukov AV，Kalsson AK，Wecht JM，et al.Joint committee of american spinal injury association and international spinal cord society.assessment of automonic dysfunction following spinal cord injury：rationale for additions to international standards for neurological assessment[J].J Rehabil Res Dev，2007，44（1）：103-1112.

[4]Mathias CJ，Frankel HL.Autonomic disturbances in spinal cord lesion.In：Bannister R，Mathias CJ，eds.Autonomic Failure，A Textbook of Clinical Disorders of the Autonomic Nervous System，4th ed[M].Oxford Medical Publications，2002：839-881.

[5]Amderson KD.Targeting recovery：priorities of the spinal cord-injuryed population[J].J Neurotrauma，2004，21（10）：1371-1383.

[6]Igawa Y，Satoh T，Mizusawa H，et al.The role of capsaicin-sensitive afferents in

autonomic dysreflexia in patients with spinal cord injury[J].BJU Int,2003,91（7）：637-641.

[7]Anderson FA Jr，Spencer FA.Risk factors for venous thromboembolism[J]. Circulation，2003，107（23，suppl 1）：I9-I16.

[8]Michael G.Felings，Alexander R.Vaccaro，Maxwell Boakye，et al.脊髓损伤精要：从基础研究到临床实践 [M].刘楠，周谋望，陈忠强，等 . 主译 . 济南：山东科学技术出版社，2019：150-155.

[9] 岳寿伟，何成奇 . 物理医学与康复学指南与共识 [M]. 北京：人民卫生出版社，2019：301-302.

病例 12 维持性血液透析伴糖尿病周围神经病变的肾脏康复

一、病历摘要

患者男性，69 岁。

主　诉：口干 20 余年，维持性血液透析伴双下肢麻木 1 年。

现病史：患者 20 余年前因"口干、多饮"确诊"2 型糖尿病"，胰岛素及口服二甲双胍等降糖药治疗。5 年前在外院发现血肌酐升高，血肌酐 142 μmol/L，后患者血肌酐进行性升高，2022 年 3 月查血肌酐 682 μmol/L，尿蛋白（4+），外院就诊诊断为"2 型糖尿病，糖尿病肾病，慢性肾脏病（chronic kidney disease，CKD）5 期"。2022 年 5 月出现双下肢水肿，伴胸闷、气促，就诊于外院肾内科，查血肌酐 857 μmol/L。2022 年 12 月 2 日开始行规律血液透析治疗，每周 3 次，尿量每日 500 mL 左右，超滤量 1200～1400 mL。1 年前患者出现四肢麻木，双下肢为主，伴疼痛，为针刺样，有手套袜套样感觉，夜间及透析期间明显，无肢体肿胀、皮肤破溃等，门诊以"2 型糖尿病，糖尿病肾病，慢性肾脏病 5 期，糖尿病周围神经病变（diabetic peripheral neuropathy，DPN）"收治入院。患者自发病以来，精神一般，食欲可，睡眠较差，大便正常，小便如前述，体重（透析后）无明显变化。

既往史：既往有高血压 10 余年，目前降压方案为"苯磺酸氨氯地平（络活喜）10 mg 1 次/日，琥珀酸美托洛尔缓释片 47.5 mg 1 次/日"控制血压。否认肝炎史。2022 年诊断为"肺结核"，曾行右上肺病灶切除＋规律抗结核治疗，已治愈。否认外伤史、输血史。对"氨茶碱"过敏。预防接种史不详。

个人史：生于原籍，否认血吸虫疫水接触史，否认到过地方病高发及传染病流行地区，既往吸烟、饮酒多年，现已戒烟、戒酒。无常用药品、麻醉药品及毒品嗜好。否认工业毒物、粉尘、放射性物质接触史。否认冶游史。否认疫区接触史。

体格检查：体温 36.5 ℃，脉搏 78 次/分，呼吸 20 次/分，血压 158/96 mmHg，BMI 22.3。慢性病容，贫血貌，神志清楚，营养中等，步行入院。双肺呼吸音清，未闻及明显干、湿性啰音。心律齐，心尖可闻及 2/6 级收缩期吹风样杂音。腹部检查未见明显异常。

专科查体：双侧肋脊角无压痛，肾区无叩击痛，双下肢轻度凹陷性水肿。左前臂动静脉内瘘无皮肤红肿及分泌物，可触及震颤，无明显搏动增强及减弱，听诊闻及瘘口杂音明显，无异常增强或减弱。双下肢肌力 5 级，肌张力正常，双侧踝反射阳性，10 g 尼龙丝试验阳性。Hoffmann 征阴性、Babinski 征阴性、Kernig 征阴性。

辅助检查：

心脏彩超：左房扩大；升主动脉增宽，主动脉瓣钙化并轻度反流；左室肥厚；左室舒张功能降低。腹主动脉钙化评分（abdominal aortic calcification score，AAC）8 分。

骨盆 X 线：骨盆骨质未见异常；双髋关节退行性变；右髋部软组织钙化灶。

双下肢血管彩超：未见明显血管狭窄、血栓。

疾病诊断：①2 型糖尿病，糖尿病肾病，糖尿病周围神经病变，慢性肾脏病 5 期，维持性血液透析，肾性贫血，继发性甲状旁腺功能亢进症，透析相关性肌少症；②高血压 3 级（极高危）；③陈旧性肺结核；④结节性甲状腺肿；⑤右侧大转子滑囊炎。

功能诊断：①四肢麻木伴疼痛；②髋关节退行性变；③社会参与能力下降。

二、诊疗经过

入院予以完善检查，针对原发病糖尿病（达格列净）、糖尿病周围神经病变（硫辛酸、甲钴胺、贝前列素钠）、合并症高血压（络活喜、琥珀酸美托洛尔缓释片）、维持性血液透析（maintenance hemodialysis，MHD）并发症：肾性贫血（重组人红细胞生成素、多糖铁）；继发性甲状旁腺功能亢进症（帕里骨化醇）等常规药物治疗的基础上，进行肾脏康复综合治疗。肾内科、康复科、关节科、内分泌科、中医科多学科合作，联合制订治疗方案。在充分进行临床评估、营养评估、身体体质、运动能力、心理认知评估的基础上，制订适合患者的个体化运动处方，联合电刺激等辅助康复治疗，患者双下肢麻木、疼痛症状明显缓解，肌肉量及肌力提高。

三、病例特点及讨论

患者老年男性，原发病为"2 型糖尿病，糖尿病肾病"，进入终末期肾病维持性透析治疗，因糖尿病周围神经病变症状为主诉入院。入院后完善检查，根据临床症状、体征及辅助检查，结合内分泌专科会诊意见，考虑糖尿病周围神经病变诊断明确，同时合并高血压、尿毒症 MHD 相关并发症如肾性贫血、慢性肾脏病 - 矿物质和骨代谢异常（chronic kidney disease-mineral bone disorder, CKD-MBD）、继发性甲状旁腺功能亢进症、肌少症等。予以充分药物治疗基础上，患者双下肢麻木、疼痛症状未能明显缓解，夜间及透析时加重，严重影响睡眠、心理及生活质量。肾脏康复是一种协调的、多方面的干预措施，旨在优化患者的身体、心理和社会功能。肾脏康复的核心是运动康复。实施运动康复前进行饮食和液体管理：优质蛋白、低磷、低钾、低脂饮食，保障能量摄入；限制每日液体入量，控制透析间期体重增长不超过 5% 干体重。

运动康复前评估：①临床状况评估。患者诊断为 2 型糖尿病、糖尿病肾脏病、CKD 5 期、维持性血液透析、肾性贫血、糖尿病周围神经病变、肌少症；②营养评估。中等；③身体体质。肌肉量低 [骨骼肌质量指数（skeletal muscle mass index, SMI）6.9]，体脂偏高（28%）；④运动能力。a. 心肺耐力（估算）：36.67 mL/min，6 分钟步行试验：447 米；b. 肌肉力量及肌肉耐力：握力下降（22 kg）、4 米步速（1.1 m/s）及 5 次起坐（10.9 秒）正常；c. 柔韧性：较差，座椅前伸试验 -6.5 cm；d. 平衡性：良好，（单脚）闭眼站立＞30 秒、双脚并拢站立＞30 秒。

运动处方（病例 12 表 1）：患者基础运动量较低，少运动，根据患者运动能力和接受程度逐步进阶。

病例 12 表 1　患者运动处方

透析龄	14 个月	日期	2023 年 7 月 10 日
运动前筛查结果			
体力活动水平	□严重不足	√不足	□满足
医学筛查结果	身高 _175_ cm，体重 _68.3_ kg，体脂率 _28_ %，BMI _22.3_ 合并症：□无，√高血压，√糖尿病，√心脏病，□肺疾病，□骨质疏松，□其他 并发症：√贫血，√继发性甲旁亢，√ CKD-MDB 血液指标：空腹血糖 _6.43_ mmol/L，血红蛋白 _125_ g/L，总胆固醇 _3.55_ mmol/L，血钾 _4.1_ mmol/L		
运动风险分级	□低	□中	√高

续表

	最大摄氧量　36.67　mL/（min·kg），6分钟步行试验　447　米	
体适能评估	肌肉力量与耐力	√差　□一般　□较好
	柔韧性	√差　□一般　□较好
	平衡性	□差　□一般　√较好
	身体成分	肌少症：√是　□否
运动处方		
运动目的	改善糖尿病周围神经病变症状；提高心肺耐力、肌肉力量及肌肉耐力；改善柔韧性	
运动方式	有氧运动：透析中进行脚踏车有氧运动；居家进行慢走、快走或自行车 抗阻力运动：透析中进行自重训练，主要为下肢大肌群 柔韧性运动：太极拳或八段锦	
运动强度	低－中等强度	
运动频率	每周3～5次	
运动时间	30～60分钟	
运动进度	每1～2周评估是否可以进阶，先增加运动时间和频率，再增加强度	
注意事项	（1）运动前后监测患者血压、心率、血氧饱和度及主观疲劳感觉评分 （2）运动量应循序渐进，逐渐调整持续时间、频率和（或）强度，直到达到预期的运动目标 运动终止指征： 1）出现持续胸背部疼痛、心悸、胸闷 2）明显疲劳或与运动不相符的呼吸困难 3）头痛、头晕、一过性黑矇、大汗 4）运动相关的肌肉痉挛、关节疼痛等	
回访时间	3个月	

除运动康复外，予以生物反馈助力电刺激治疗：将两电极对置或并置于双下肢，波形方波；频率18 Hz，脉宽0.2毫秒，每周3次，每次20分钟，透析中执行。

执行情况：患者每周3次血液透析治疗，治疗过程中脚踏车有氧运动（病例12图1），60～120分钟，每周3次；联合透析中抗阻运动，下肢大肌群为主，每周1～2次，每组肌群3～5次；居家每日散步或者快走至少30分钟。

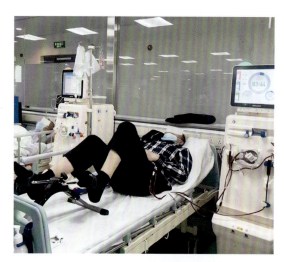

病例 12 图 1　维持性血液透析患者在透析过程中进行脚踏车有氧运动

疗效（2023 年 5～11 月）：双下肢麻木症状明显好转，多伦多临床评分系统（toronto clinical scoring system，TCSS）评分由 9 分降至 6 分，血压和血糖控制稳定、肌肉量（尤其下肢肌肉量）增加（SMI 由 6.9 升至 7.4）。

运动相关不良反应：无血压下降、肌肉痉挛、胸闷、胸痛、气促等。

计划：3 个月后评估是否进阶。

四、病例相关问题及分析

慢性肾脏病是一个日益严重的公共卫生问题，慢性肾脏病进展至终末期肾衰竭需要透析治疗，目前我国透析人数接近 100 万。随着血液透析（hemodialysis，HD）治疗技术的不断进步，MHD 患者的生存期明显延长。然而，随着透析龄的延长，血液透析患者存在不同程度的生活自理或体力活动、心理和认知功能障碍，大大增加了 MHD 患者家庭及社会负担。

肾脏康复（renal rehabilitation，RR）是一种综合的、多方面的干预措施，旨在优化患者的身体、心理和社会功能，以及稳定、减缓甚至逆转肾脏恶化的进展，提高运动耐量并预防心力衰竭的发生和恶化，从而降低发病率和死亡率。肾脏康复包括运动训练、饮食和液体管理、药物和医疗监测、教育，以及心理和职业咨询 5 个部分，其中运动康复（训练）是核心。

已有大量临床研究证实，运动康复可以通过改善 MHD 患者的心血管健康和身体功能、临床生化指标、心理状态，减少抑郁发生、提高心肺耐力和肌肉强度，降低机体炎症状态，改善睡眠、提高 QoL 评分、减少住院，改善血压控制，改善血脂，提高透析效果、降低死亡率，促进家庭和社会回归。

但是目前国内肾脏康复尚处于起始阶段，缺乏足够的认识和重视，且 RR 专业性强，流程相对复杂，存在一定操作风险，大多数透析中心并未广泛及规范开展肾脏病康复治疗。我科作为广东省康复医学会肾脏康复分会会长单位，近几年一直致力于肾脏康复体系建设及规范 RR 流程工作。

根据此病例资料，我们从以下三个方面对维持性血液透析患者进行肾脏康复的问题进行总结和论述。

1. 如何增加 MHD 患者进行运动康复等综合康复的依从性？

研究发现，MHD 患者经常锻炼，具有更高的健康相关生活质量（health-related QoL，HR-QoL）、睡眠质量评分和身体功能，身体活动的限制更少。虽基于此，MHD 患者运动康复依从性普遍较差。透析预后与实践模式研究（dialysis outcomes and practice pattern study，DOPPS）报道，28.6% 的血液透析患者基本不运动，10.4% 偶尔运动，16.8% 有时运动，23.8% 经常运动，仅有 20.4% 运动积极。MHD 患者实施运动康复的障碍一方面源于患者方面，包括躯体及心理不适、衰弱、高龄、合并症多、生理功能低下、缺乏运动动机、担心运动的安全性等；另一方面源于透析中心，医护人员担心运动相关的骨关节、肌肉损伤和心血管意外等并发症或医护人员本身缺乏运动相关的知识等。针对以上原因，①加强宣教，让 MHD 患者对运动康复的必要性及安全性深入了解，增加运动的积极性和主动性；②通过药物、容量管理积极防治并发症、合并症，加强营养管理，为运动康复做好体能储备；③加强医务人员肾脏康复相关的学习及培训；培养具有专业资格的医护人员；多学科包括康复科、心理科、心血管、营养科等协作，规范、全面地予以康复治疗方案，增加患者信任度和依从性；④加强血液透析中对 MHD 患者运动的监测和监督。

2. MHD 患者并发症、合并症多，如高血压、心力衰竭、骨质疏松、肾性骨病、贫血等，运动风险高，如何制订个体化运动处方？运动康复前须对患者进行全面评估（病例 12 图 2），尤其心血管事件风险，以减少与运动相关不良事件的发生。主要包括临床评估、运动能力评估、营养评估、心理认知功能评估等。临床评估包括病史及治疗、心血管危险因素、生活方式、体格检查及实验室检查等。运动能力评估包括心肺耐力、肌肉力量及肌肉耐力、平衡性、柔韧性、身体成分评估。

心肺耐力与大肌肉群参与的、动力性中等到较大强度的长时间运动能力相关。心肺耐力水平低下与早期全因死亡风险的明显增加有关，特别与心血管疾病所致死亡相关；常用的心肺耐力评估方法有心肺运动试验、6分钟步行试验和递增负荷往返运动试验（incremental shuttle walking test，ISWT）。血液透析患者心血管事件发生率高，6分钟步行试验具有相对安全、便于操作等优势，常被用来评估MHD患者的心肺耐力。

肌肉力量及肌肉耐力评估常采用握力、5次起坐或30秒起坐试验。

柔韧性、平衡能力常采用单脚闭眼站立、双脚并拢站立、座椅前伸试验等。

身体成分：生物电阻抗法（bioelectr icalimpedance analysis，BIA）检测肌肉质量、体脂百分比、水分等。

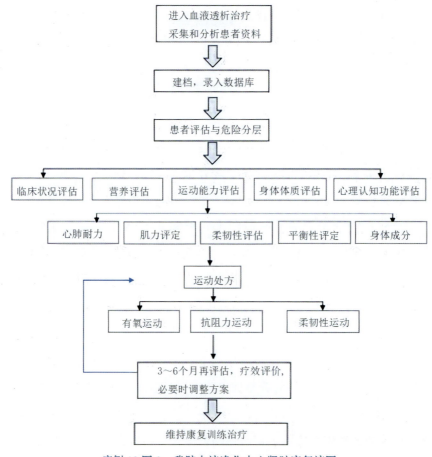

病例 12 图 2　我院血液净化中心肾脏康复流图

　　根据以上运动康复前评估，对患者运动危险度分层，制订个体化运动处方。2018 年第十版《ACSM 运动测试与运动处方指南》包括运动频率（frequency，F）、运动强度（intensity，I）、运动时间（time，T）、运动方式（type，T）、运动总量（volume，V）及运动进阶（progression，P）等 6 个核心要素（FITT-VP）。运动方式包括：有氧运动、抗阻运动和柔韧性运动。①有氧运动：能够改善心肺耐力。非透析期，如行走、慢跑、游泳、保健操等；透析过程中，脚踏车等；②抗阻运动：能够增加骨骼肌的力量、耐力。透析期及非透析期均可进行非内瘘侧上肢或双上肢举哑铃、弹力带训练、进行性脚踝负重、阻力带训练、膝盖伸展运动、髋关节屈曲、踝伸屈运动、递增式的仰卧抬腿等；③柔韧性运动：常见运动方式有太极拳、八段锦等。RA 和国内指南建议所有血液净化中心都应该开展。MHD 患者宜进行中低强度运动，每周 3 ～ 5 次，每次运动时间为 30 ～ 60 分钟。透析间期：饭后 2 小时、至少睡前 1 小时，早晨与傍晚为佳。透析治疗过程中前 2 小时。

　　3. 如何针对糖尿病周围神经病变进行康复治疗？

　　糖尿病周围神经病变以疼痛、感觉和活动能力丧失为特征，是糖尿病常见的致残并发症。早期可表现为感觉异常和麻木，半数患者可出现烧灼样或针刺样疼痛。晚期可累及患者运动神经功能，出现足部无力，并可逐步累及脚踝、小腿。随着疾病进展，感觉、运动神经进一步受损，可表现为感觉迟钝和共济失调，平衡能力下降，跌倒风险增加。糖尿病周围神经病变一旦发生，当前治疗方法只可以减轻症状，对其病情发展进行控制，但是缺乏有效治愈方法。近年来，在进行常规药物治疗的同时，综合康复治疗手段逐渐被用于临床治疗中。

　　（1）电刺激治疗：包括经皮神经电刺激治疗（transcutaneous electrical nerve stimulation，TENS）、脊髓电刺激治疗（spinal cord stimulation，SCS）和调频电磁神经刺激等（frequency modulated neural stimulation，FREMS）。TENS 是将特定的低频脉冲电流通过皮肤输入人体，刺激神经，提高局部皮肤的痛阈水平，改善局部微循环障碍，有效减轻糖尿病周围神经病变疼痛并改善生活质量。一项双盲、随机、多中心、平行组研究通过 3 周内进行 10 次经 FREMS 或安慰剂治疗，间隔 3 个月，随访时间约为 51 周，结果显示 FREMS 可减轻疼痛，是一种治疗症状性糖尿病神经病变的安全方法。对于痛性糖尿病周围神经病变的治疗，当止痛药物效果不佳时，非药物治疗如 SCS 可作为一种有效替代方案。

（2）中医针灸疗法：针灸是中医常用的一种治疗方法，其主要根据针灸理论、穴位选择，并利用针灸技术和相关器材实施治疗。主要选取的穴位包括：外关穴、太冲穴、合谷穴，以及曲池穴。针灸可以通过刺激特定的穴位，调节神经生长因子的表达，促进受损神经的再生和修复，改善神经传导功能。此外，针灸还可以降低血清中的肿瘤坏死因子（tumor necrosis factor，TNF）、IL-6 及 IL-1β 等炎症因子水平，通过抑制胶质细胞的活化来降低机械性疼痛敏感性和热性疼痛敏感性，同时改善胰岛素抵抗，减少神经损伤。

（3）运动康复：越来越多的研究表明，长期、规律的运动不仅有助于改善血糖，减轻神经病变症状，还可以改善神经纤维功能，延缓糖尿病周围神经病变的发生和发展。此外，运动还可以改善全身功能及平衡能力，提升患者日常生活活动能力，降低跌倒风险。

有氧运动：一项随机对照研究发现，有氧训练包括以储备心率的 50%～70% 进行 20～45 分钟步行或跑步，每周 3 次，持续 12 周，运动组腓肠感觉神经传导速度（nerve conduction velocity，NCV）显著增加，可能延缓糖尿病周围神经病变的发生。随访 4 年发现，长期的有氧运动可以预防糖尿病周围神经病变的发生或缓解病程。

抗阻力运动：抗阻运动可明显改善糖尿病周围神经病变患者的肌肉力量和运动功能，改善运动和感觉神经速度、神经病变症状和血糖控制。一项随机对照研究通过对诊断糖尿病周围神经病变的患者进行循环阻力训练（1～3 轮，11 个练习，10～15 次，1 RM 的 50%～60%），每周 3 次，持续 12 周，发现抗阻运动可改善神经病变症状、神经传导、动脉僵硬度和糖化血红蛋白，减轻老年糖尿病周围神经病变的进展。近期一项研究通过 12 周随访发现，使用弹力带的抗阻力训练能显著增加老年糖尿病周围神经病变患者的平衡能力，缓解其对跌倒的恐惧。

有氧运动联合抗阻运动：一项为期 8 周的随机对照研究发现有氧运动联合抗阻运动使糖尿病周围神经病变患者下肢力量明显增加。运动缓解糖尿病周围神经病变的作用机制可能是增加胰岛素敏感性，减轻胰岛素抵抗及调节血糖、改善血管内皮功能障碍，增加内皮一氧化氮合成酶活性，强化内生的抗氧化能力，减少氧化应激，改善动脉顺应性，并逆转糖尿病周围神经病变正常进展时产生的缺氧状态。另外，运动可增加血管的舒张功能，增加血流量和周围神经灌注，促进髓鞘的恢复和神经轴突的增加，从而改善神经症状和体征。运动可上调内源性大麻素水平，激活大麻素受体，发挥镇痛作用。

五、病例点评

该病例为维持性血液透析伴糖尿病周围神经病变，合并高血压及肾性贫血、心力衰竭、继发性甲旁亢、肌少症等并发症，主诉为双下肢麻木疼痛，影响生活质量。通过传统药物治疗不能缓解，建议患者进行运动康复治疗。经过运动前病史及治疗、心血管危险因素、生活方式、体格检查及实验室检查，以及运动能力包括心肺耐力、肌肉力量及肌肉耐力、平衡性、柔韧性、身体成分等的评估，得出结论：运动高风险、心肺耐力不足、低肌肉力量、柔韧性差，运动目的为缓解双下肢麻木疼痛、改善心肺耐力、提高肌肉量及改善柔韧性，减少跌倒风险。通过多学科联合评估、根据患者情况，进行肾脏康复治疗，包括饮食和液体管理、药物和医疗监测、运动康复（开具个体化运动处方，采用有氧运动联合抗阻运动方式）、联合神经电刺激治疗。经过 6 个月治疗，患者双下肢麻木及疼痛症状明显缓解，依从性提高，血液透析中规律进行脚踏车有氧运动（每次透析主动要求运动，每次运动 60 ～ 120 分钟）及居家慢 / 快走，中间进行脚踏车运动（自行购买脚踏车居家运动），同时提高了肌肉量、肌力。总体来说，这个病例展示了全面、规范的肾脏康复计划。

（病例提供者：付　莎　南方医科大学第三附属医院）

（点评专家：汤　颖　南方医科大学第三附属医院）

参考文献

[1]Kohzuki, Masahiro.Renal rehabilitation：present and future perspectives[J].J Clin Med，2024，13（2）：552.

[2]Tentori F，Elder SJ，Thumma J，et al.Physical exercise among participants in the dialysis outcomes and practice patterns study（DOPPS）：correlates and associated outcomes[J].Nephrol Dial Transpl，2010，25（9）：3050-3062.

[3]Hu H，Liu X，Chau PH，et al.Effects of intradialytic exercise on health-related quality of life in patients undergoing mainte-nance haemodialysis：A systematic

review and meta-analysis[J].Qual Life Res, 2021, 31（7）: 1-18.

[4]国家肾脏病医疗质量控制中心.血液净化标准操作规程（2021版）.国卫办医函〔2021〕552号.2021年11月8日.

[5]Chau Rosanna MW, Ng Thomas KW, Kwan Rachel LC, et al.Risk of fall for people with diabetes[J].Disabil Rehabil, 2013, 35（23）: 1975-1980.

[6]Bosi E, Bax G, Scionti L, et al.Frequency-modulated electromagnetic neural stimulation (FREMS) as a treatment for symptomatic diabetic neuropathy: results from a double-blind, randomised, multicentre, long-term, placebo-controlled clinical trial[J].Diabetologia, 2013, 56（3）: 467-475.

[7]东红升, 张秋娟, 杨强, 等.电针对DPN大鼠坐骨神经神经生长因子调节作用的实验研究[J].中国康复理论与实践, 2007,（8）: 730-732＋801.

[8]Gholami Farhad, Nikookheslat Saeed, Salekzamani Yaghoub, et al.Effect of aerobic training on nerve conduction in men with type 2 diabetes and peripheral neuropathy:A randomized controlled trial[J].Neurophysiologie Clinique,2018,48(4): 195-202.

[9]Gholami Farhad, Khaki Raziyeh, Mirzaei Batool, et al.Resistance training improves nerve conduction and arterial stiffness in older adults with diabetic distal symmetrical polyneuropathy: A randomized controlled trial[J].Experimental gerontology, 2021, 153: 111481.

[10]Armat Mohammad Reza, Mortazavi Hamed, Akbari Hadi, et al.The effect of resistance exercises using an elastic band on balance and fear of falling in older adults with diabetic peripheral neuropathy: A 16-week randomized controlled trial[J].Arch Phys Med Rehab, 2024, 105（4）: 733-741.

[11]Seyedizadeh Seyedeh Hoda, Cheragh-Birjandi Sadegh, Hamedi Nia, et al.The effects of combined exercise training (resistance-aerobic) on serum kinesin and physical function in type 2 diabetes patients with diabetic peripheral neuropathy (randomized controlled trials) [J].J Diabetes Res, 2020, 2020: 6978128.

病例 13　急性心肌梗死 PTCA ＋ IABP 植入术后亚急性期合并脑梗死后遗症的康复

一、病历摘要

患者男性，74 岁。

主　诉：间断胸痛、胸闷半个月余。

现病史：半个月余前患者无明显诱因出现胸痛、胸闷不适，为心前区压榨性疼痛，疼痛程度不详，无头晕、呼吸困难，无恶心、呕吐，无大汗淋漓、晕厥，无咯血、呕血等，就诊于我院急诊，完善心电图示：急性下壁心肌梗死。当即局部麻醉下行冠状动脉造影示：冠状动脉类型：左优势型；左主干：未见明显狭窄；前降支：近中段内膜不光滑，近段最狭窄 50%～ 60%，前向血流 TIMI 分级 3 级；回旋支：内膜不光滑，远段局限狭窄约 70%，前向血流 TIMI 分级 3 级；右冠状动脉：迂曲，全程弥漫病变，中段完全闭塞，前向血流 TIMI 分级 0 级。造影结论：冠心病，三支病变累及左前降支、左回旋支、右冠状动脉，行 "右冠状动脉 -PTCA 术 ＋ IABP 植入术＋临时起搏器置入术"。术后患者一直卧床，胸痛缓解，床上有支撑坐位 10 分钟左右即感胸闷不适，日常生活无法自理。胸痛、胸闷患病以来，精神较差，睡眠可，小便无法控制，大便正常，体重近期无明显下降。

既往史：患者有 24 年余高血压，最高血压达 160/110 mmHg，现口服 "酒石酸美托洛尔、托伐普坦" 降压、控制心率，自诉血压、心率控制可。4 年余前 "多发腔隙性脑梗死、2 型糖尿病、血脂异常"，现予 "达格列净" "德谷门冬双胰岛素" 控制血糖，该次腔隙性脑梗死未遗留功能障碍，日常生活完全自理。6 个月余前因 "急性脑梗死（TOAST 分型：大动脉粥样硬化型）" 住院，遗留左侧肢体偏瘫，经康复治疗后日常生活可部分自理，可扶助行架室内步行，言语交流无障碍，同时予脑卒中二级预防用药。7 年余前曾患 "上消化道出血"，有输血史。

体格检查：体温 36.1 ℃，脉搏 59 次 / 分，呼吸 21 次 / 分，血压 130/75 mmHg。担架推入病房，神志清楚。全身皮肤黏膜无黄染、出血点、皮疹及蜘蛛痣。口唇无发绀，伸舌居中。颈部无抵抗感，颈动脉搏动正常，颈静脉无充盈及怒张。胸廓对称无畸形，胸廓扩张度下降，双侧一致。无端坐呼吸。双肺呼吸音粗，未闻及明显干、湿性啰音。心率 59 次 / 分，心律齐，各瓣膜听诊区未闻及病理性杂音。

专科查体:神清,反应可,对答切题,语音低,粗测认知功能尚可。眼睑无下垂,粗侧视野正常,眼球活动不受限。双侧瞳孔等大等圆,直接对光、间接对光反射灵敏。双侧额纹对称,眼睑闭合有力,左侧鼻唇沟变浅,示齿时嘴角右偏,伸舌稍左偏,悬雍垂居中,咽反射存在,舌肌无震颤。转颈、耸肩可。四肢肌张力适中,右侧肢体肌力4级,左侧肢体偏瘫。双侧肢体痛觉、触觉、关节位置觉未见异常。四肢腱反射对称,左侧Babinski征(+)。

功能评定:左侧布氏分期上肢-手-下肢:4期-5期-4期。徒手肌力检查:左侧肢体3级,右侧肢体4级。关节活动度:左肩前屈80°/85°,肩外展75°/92°,余正常。转移功能评定:患侧和健侧翻身均独立,卧坐转移、床椅转移、坐站转移均完全依赖。左肩被动活动时VAS评分7分。徒手平衡功能检查:坐位2级,站位1级,Berg平衡量表评分11分。Holden步行功能评估分级1级,10米步行时间和6分钟步行距离均不能完成。呼吸功能评估:胸廓扩张度1cm,腹式呼吸。肢体形态学测量:左侧上肢较右侧细1cm。认知功能评估:简易智力状态检查(mini-mental state examination,MMSE)评分14分。行为记忆测验评分5分。Fugl-Meyer运动功能评分量表(Fugl-Meyer motor function assessment,FMA)评分上肢功能32分。日常生活活动能力改良Barthel指数评分29分。感觉功能评估:双侧一致,无明显减退。失语症筛查:经皮质感觉性失语。面神经功能评估:左侧中枢性面舌瘫。吞咽功能障碍评定:无吞咽功能障碍。言语能力评定:运动性构音障碍。

辅助检查:心脏超声:下壁节段运动异常,二尖瓣反流(轻度),左室舒张功能减低,LVEF 45%。心肌酶全套、心肌标志物:肌钙蛋白T 0.150 ng/mL,N端-B型钠尿肽前体1859.00 pg/mL,肌酸激酶29.00 U/L。头颅MRI:双侧基底节区、半卵圆中心多发小软化灶伴胶质增生,脑萎缩。

疾病诊断:①亚急性心肌梗死康复,心功能3级(Killip分级);②慢性心力衰竭;③脑卒中后遗症;④Ⅰ度房室传导阻滞;⑤原发性高血压3级(很高危组);⑥2型糖尿病。

功能诊断:①心功能障碍;②呼吸功能障碍;③左侧偏瘫;④运动性构音障碍;⑤经皮质感觉性失语;⑥左手功能障碍;⑦左侧中枢性面瘫;⑧日常生活活动能力缺陷;⑨社会参与能力下降。

二、诊疗经过

老年男性患者，因心肌梗死亚急性期术后康复治疗入院，既往有多次脑卒中病史，本次心肌梗死前即遗留左侧偏瘫、日常生活活动能力下降、社会参与能力下降，同时伴随高血压、糖尿病、缓慢性心律失常等基础疾病。

本次就诊，康复方面的主要问题包括心肌梗死后全身心肺功能下降、日常生活活动能力下降、既往存在左侧偏瘫、认知障碍、失语症、构音障碍等。康复目标分为短期和长期，短期目标为通过治疗提高坐位耐受、改善转移功能、提升心肺耐力；在此基础上，提升全身运动能力、认知功能和日常生活活动能力。长期目标是改善日常生活自理能力、社会参与水平，同时做好冠心病和脑卒中的二级预防，积极控制基础疾病，预防心脑血管事件再发。

针对短期康复目标：从心电监护下进行床旁的康复训练，逐渐过渡至佩戴指脉氧监测下床旁康复训练，直至可转移至康复治疗中心进行康复训练（病例13图1至病例13图5）。训练强度和时间依据综合评估结果不断调整。康复前后的评估显示，健侧肢体肌力由入院时4级升至5级，患侧肢体肌力由3级升至4级，各项转移均可独立完成，坐位平衡分级由2级升至3级，站位平衡分级由1级升至2级，Berg平衡量表评分由11分升至36分，10米步行时间60秒，6分钟步行距离60米，MMSE评分由14分升至19分，FMA评分上肢功能由32分升至39分，MBI由29分升至40分。该患者康复治疗3周，全身运动能力、心肺功能、认知功能、日常生活活动能力得到显著提高，明显改善了心肌梗死后的完全卧床状态，达到患者和家属的近期康复期望值。

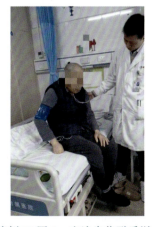

病例13图1 床边坐位耐受训练

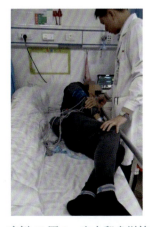

病例13图2 床上翻身训练

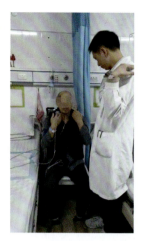
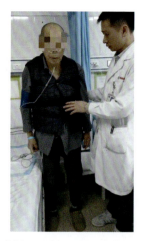

病例 13 图 3　指脉氧监测下上肢训练　　　病例 13 图 4　床边站位训练

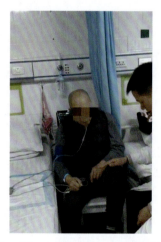

病例 13 图 5　床边监护下坐位踏步训练

三、病例特点及讨论

1. 功能障碍分析　该案例是急性心肌梗死行"右冠状动脉 -PTCA 术＋IABP 植入术＋临时起搏器置入术"2 周的康复患者，本次心肌梗死后一直卧床，轻微活动即感到胸闷、疲劳。本次住院主要是针对冠心病亚急性期康复治疗，其主要功能障碍为急性心血管事件后引起的循环功能障碍、呼吸功能障碍、全身运动耐力下降，以及既往脑血管事件遗留的肢体偏瘫、认知、失语等功能障碍，以上导致其日常生活活动能力绝大部分依赖、社会参与能力明显受限。分析该案例入院时存在的功能障碍和基础疾病，主要存在以下特点。

（1）既往发生过2次脑卒中，第一次未遗留功能障碍，第二次病程有半年，曾行短期康复治疗，治疗后遗留一侧肢体偏瘫、认知、日常生活活动能力受限等康复问题，本次病后社会参与能力已经出现受限，患者主要活动场所均在家内。

（2）本次发生急性心肌梗死行手术治疗，术后一直处于绝对卧床状态，全身耐力明显下降，入院时B型钠尿肽指标较高，心电图提示近期心肌梗死改变，心肌酶和肌钙蛋白基本正常。

（3）伴随高血压、糖尿病、高血脂等多种心脑血管危险因素，本次住院期间发现睡眠呼吸暂停，基础疾病多，高龄。

（4）患者高龄、基础疾病、合并症较多，心脏介入手术期间判断不能行支架置入术，而是行主动脉内球囊反搏（intra-aortic balloon pump，IABP）和临时起搏器植入术。该手术在心肌梗死急性期改善冠状动脉血流、降低了心肌耗氧，但其冠状动脉多支中重度狭窄，尤其右冠状动脉完全闭塞的情况并未改善。因而其心血管事件复发风险仍较高。

（5）家庭支持和康复意愿：病前和老伴生活，老伴健康情况一般，有独女，未和女儿住在一起。女儿希望通过康复治疗，患者日常生活自理能力提高，脱离完全卧床状态，达到部分日常生活活动能力可以自理，如各项转移等，达到该目标后女儿认为将患者接回家中对家庭的负担可明显减轻。

（6）该案例由于既往脑卒中遗留偏瘫，本次病后无法完成6分钟步行试验，也无法完成心电运动试验，即不能完成相关指南推荐的心脏康复标准评估项目，在开展心脏康复治疗、确定治疗强度等方面存在较大难度。

2.康复目标与处理原则　目前患者心肌梗死后半个月，此期康复原则是积极进行冠心病二级预防，在严密观测下进行适当活动，减少或消除绝对卧床休息所带来的不利影响，预防长期卧床并发症。

3.康复治疗方案　针对心功能不全，合并多种基础疾病，我们按照专科会诊意见给予适当利尿、监测出入量、积极控制血压、血糖和血脂、维持内环境稳定。在康复训练初始阶段，所有治疗均在床旁心电监护下进行。

针对开展心脏康复和其他康复训练的评估监测：评估其血压、心率、血氧饱和度、心电图、自觉疲劳程度量表等指标，评估有无体位性低血压等。据此制订上下肢肌力训练和关节活动度训练强度。具体包括偏瘫侧和健侧肢体肌力训练，健侧肢体抗阻、偏瘫侧主动活动，床上桥式运动，床上翻身及卧位转移训练，坐位平衡和站位平衡训练，根据呼吸肌肌力评估结果进行呼吸模式训练和呼吸肌肌力训练，肢体柔韧性训练。作业治疗内容包括上肢协调训练、认知训练、手指精细动作训练。同时，根据患者耐受程度，逐渐增加床上卧位踏车训练、坐位下踏车训练、步行训练。

四、病例相关问题及分析

根据以上病例资料，我们总结了关于急性心肌梗死行 IABP 术后合并脑卒中后遗症康复的具有代表性的几方面问题进行讨论，希望有助于提高对类似病例的诊治水平和服务质量。

1. 针对急性心肌梗死行 IABP 术后合并既往脑卒中后遗症偏瘫患者，如何进行评估判断康复治疗的时机？

IABP 是将一个球囊通过股动脉穿刺方法置入到降主动脉与肾动脉之间，由主动脉球囊反搏泵驱动和控制，在心脏舒张期开始充气，在心脏舒张期末放气，从而达到增加冠状动脉灌注、降低心脏负荷目的的一种治疗方法。IABP 的工作原理是在心脏舒张期开始，主动脉瓣关闭的瞬间，球囊被迅速充气，使主动脉根部舒张压增高，冠状动脉的灌注压增高，脑、上肢动脉的供血增加，肾动脉及下肢动脉的供血也增加；在下一个心脏收缩期前，球囊被迅速抽空，使主动脉根部形成相对负压状态，左心室射血阻力降低，心脏后负荷下降，提高左心室排出量，同时左心室舒张末压下降，心肌耗氧量下降。总之，IABP 的血流动力学效应是通过减少后负荷和增加舒张期主动脉压及随后的舒张期血流增强来间接帮助心脏，从而导致更好的外周器官灌注及可能改善冠状动脉血流。从理论上讲，这会通过减少后负荷来提高舒张压和降低主动脉收缩压，从而导致左心室壁应力和心肌需氧量降低。

IABP 术后可出现肢体缺血、穿刺部位出血和血肿、感染、球囊穿孔、血小板减少、主动脉夹层、血栓形成等，还可能出现卒中、血栓栓塞等。因而术后早期需严密监护，同时注意下肢体位，保持半卧位需 < 45°，避免屈膝、屈髋引起球囊导管打折、移位。通常术后患者在冠心病监护病房内，血流动力学稳定后拆除球囊，此时患者多可转出至普通病房。

因此，针对这类患者进行康复评估和训练需分阶段进行。术后，除严密监测心率、心律、QRS波群变化、收缩压、舒张压、平均压、反搏压大小及波形评估反搏效果外，还需评估伤口和术侧下肢皮肤色泽、温度、感觉、足背动脉搏动情况，以及保持推荐的体位预防球囊打折、移位。此外，还包括对胸痛疼痛情况、四肢肌力、呼吸功能、心理功能进行评估。

拆除球囊后，除继续心电监护外，需对其运动、呼吸、心肺、心理、日常生活及脑卒中后遗留的吞咽、认知、言语等方面全面评估。应充分了解患者病前的日常生活活动能力水平、家庭支持、环境等情况，了解患者及其家属的康复需求，与心血管团队、康复医师、物理治疗师、作业治疗师、言语（吞咽）治疗师、护士共同为患者制订个体化的康复目标和康复计划。

2. 急性心肌梗死IABP术后合并脑卒中后遗症偏瘫的患者，如何进行有效地康复治疗提高其功能？

急性心肌梗死IABP术后合并脑卒中后遗症偏瘫患者的康复是综合采用主动积极的身体、心理、行为和社会活动的训练和再训练，帮助患者缓解症状，改善心血管功能，同时兼顾脑卒中后遗留的功能障碍的康复干预，使其功能尽可能恢复至心肌梗死前的水平，提高患者日常生活活动能力水平和社会参与水平，提高患者生活质量。同时强调积极干预冠心病和脑卒中的危险因素，阻止或延缓疾病的发展过程，减少残疾和心脑血管事件再发的危险。因此，急性心肌梗死IABP术后合并脑卒中后遗症偏瘫患者的康复措施应当是全面的、综合的，同时也是高度个体化的。

康复训练开始的首要指征是疾病无新发进展、生命体征稳定、血流动力学稳定。在全面评估、排除训练绝对禁忌证后，应尽早开始个体化、针对性的康复训练、康复宣教和心理支持，减轻患者和家属对康复训练的担忧。相对指征为：①过去8小时内未发生新发胸痛、再发胸痛；②肌钙蛋白水平无进一步升高；③未出现新的心功能失代偿，未出现静息时呼吸困难伴湿性啰音；④未出现新发心律失常或心电图缺血改变；⑤静息心率≥50次/分，且小于110次/分；⑥静息血压：收缩压≤150 mmHg且≥90 mmHg，舒张压≤100 mmHg且≥60 mmHg；⑦ $SpO_2 \geq 95\%$；⑧呼吸频率≤35次/分。早期康复训练的内容包括患者教育、早期肢体被动活动、床上转移训练、体位耐受训练、日常生活指导等，同时在患者心肺耐受的前提下进行认知、吞咽、语言等方面的康复训练。应及时识别训练时的异常反应，一旦出现这些异常反应时，需立即停止训练。异常反应包括：舒张压≥110 mmHg；收缩压下降＞10 mmHg；明显的室性和房性心律失常；二度或三度房室传导阻滞；出现心绞痛、明显气促，以及心电图提示心肌缺血等。康复训练时需考虑患者的心率、血压、呼吸变化，以及活动的持续时间。训练时间延长，心率增加而心肌收缩力下降，左心室容积增加，因此急性期不需维持长时间的训练。一般康复团队需充分结合患者实际、统筹协调安排各项康复治疗项目的时间和先后次序，随时调整康复训练的强度和进度。对于无并发症、无左心室功能不全的患者，康复训练的进展较快；对于高危患者或衰弱患者，如本病例患者（高龄、合并多种基础疾病、存在心力衰竭），康复训练的进度需放慢。同时尚需重视对患者和家属的宣教和心理支持。

3. 脑卒中遗留功能障碍的患者如何进行冠心病预防？

研究显示，脑卒中患者康复回归家庭后，因其遗留功能障碍程度、环境限制等原因，其体力活动仍较未发生脑卒中者少。尽管常规的康复训练可以产生心血管训练的效果，但研究表明，患者在全身心肺耐力变化所需的强度水平上进行的康复训练时间较少。一项研究显示只有24%的康复治疗时间患者心率＞40%的最大心率，另有研究提示只有4.8%的康复治疗时间患者心率＞60%的最大心率。部分脑卒中患者结束医疗机构康复后，不再继续锻炼或参加体育活动。有研究显示脑卒中患者的每日步数通常低于3000步，远低于预测新发心血管事件的6025步临界值。本病例患者2次脑卒中后，尽管其偏瘫肢体布氏分期均在4期以上，但其户外活动明显减少，体力活动水平明显低于正常同龄人，加之其存在多种基础疾病，故在第二次脑卒中后仅6个月就发生急性心肌梗死，与该患者体力活动水平较低可能存在一定关系。

常规的心脏康复对象未涵盖脑卒中患者，心肺运动试验、平板运动试验往往不适合于脑卒中后下肢运动功能障碍较重的患者，因而探索面向冠心病合并脑卒中后遗症的康复评估和康复治疗方案具有一定的挑战难度。目前已有多项研究专门针对短暂性脑缺血发作或非致残性轻度脑卒中的患者中开展的心脏康复项目，研究证实经过个体化调整的综合心脏康复方案具备可行性和初步有效性。而在患有中重度功能障碍的脑卒中患者中开展心脏康复计划的研究还较少，尚未有一致结论。尽管如此，脑卒中患者恢复期除进行常规药物二级预防外，进行有氧训练、提高体力活动水平以预防急性心血管事件已越来越受到关注，值得深入研究。

五、病例点评

脑卒中的康复在临床上较常见，有较成熟的多项指南和共识可参考。冠心病的康复也有标准程序参考。但冠心病合并脑卒中患者的康复目前尚无相关指南和共识参考，鉴于其临床情况的复杂性，较难开展大规模、高质量的临床研究。是否合并多种功能障碍及其程度、年龄、基础疾病、病前身体情况、家庭支持等方面都将影响患者的康复疗效。因而针对性、高度个性化的综合康复方案和跨学科团队的密切合作对于促进患者康复十分重要。

该病例是脑卒中后遗症期、发生急性心肌梗死、行冠状动脉造影＋主动脉内球囊反搏术后的患者，合并多种功能障碍，如偏瘫、认知功能障碍、失语、心力衰竭等，经过跨学科团队的全面评估、密切监测、及时的评估和调整康复治疗计划、对患者和家属的心理支持，在3周康复治疗后心肺功能、肢体运动功能、认知功能、日常生活活动能力均得到了明显的提升，生活质量得到提高，达到了患者和家属的近期康复目标，获得了较好的康复治疗满意度。总体来说，这个病例展示了全面个性化康复计划和跨学科团队合作的重要性。

（病例提供者：陈　彦　周腾飞　陈景周　刘奕辛　贵州医科大学附属医院）

（点评专家：吴　霜　陈　彦　贵州医科大学附属医院）

参考文献

[1]Fonseca AC.Stroke and recent myocardial infarction,reduced left ventricular ejection fraction,left ventricular thrombus,and wall motion abnormalities[J]. Curr Cardiol Rep,2023,25（12）：1687-1697.

[2]Hopstock LA,Morseth B,Cook S,et al.Treatment target achievement after myocardial infarction and ischaemic stroke：cardiovascular risk factors, medication use,and lifestyle：the tromsø study 2015-16[J].Eur J Prev Cardiol, 2021，29（2）：362-370.

[3] Thompson DD, Murray GD, Dennis M, et al. Formal and informal prediction of recurrent stroke and myocardial infarction after stroke: a systematic review and evaluation of clinical prediction models in a new cohort[J]. BMC Med, 2014, 12 (1): 58.

[4] Kelly LP, Basset FA, McCarthy J, et al. Normobaric hypoxia exposure during treadmill aerobic exercise after stroke: A safety and feasibility study[J]. Front Physiol, 2021, 12: 702439.

[5] Banks L, Cacoilo J, Carter J, et al. Age-related improvements in peak cardiorespiratory fitness among coronary heart disease patients following cardiac rehabilitation[J]. J Clin Med, 2019, 8 (3): 310.

[6] Biasin L, Sage MD, Brunton K, et al. Integrating aerobic training within subacute stroke rehabilitation: a feasibility study[J]. Phys Ther, 2014, 94 (12): 1796-1806.

[7] 《中国脑卒中防治报告2021》编写组.《中国脑卒中防治报告2021》精要[J]. 中国脑血管病杂志，2023，20（11）：783-793.

[8] 《中国心血管健康与疾病报告2022》编写组.《中国心血管健康与疾病报告2022》要点解读[J]. 中国心血管杂志，2023，28（04）：297-312.

病例 14　ICU 获得性衰弱及慢性稳定性心力衰竭患者康复

一、病历摘要

患者男性，36 岁，已婚，摄影师、剪辑师，2021 年 7 月 24 日入院。

主　诉： 突发四肢无力、间断胸闷气短 8 个月余。

现病史： 患者 8 个月前（2020 年 11 月 24 日）因急性髓系白血病于外院行异体骨髓移植，移植期间发生热带假丝酵母菌败血症、多脏器损伤（重症急性胰腺炎、败血症、过敏性皮炎、自发免疫性关节炎、急性肾损伤、阵发性心房颤动、心肌损伤）、代谢性酸中毒、电解质紊乱、低蛋白血症、凝血功能异常，无机械通气、无镇静镇痛，救治期间突发四肢无力、心房颤动、胸闷喘憋，检测发现 C- 反应蛋白、降钙素原、IL-6 显著升高，经对症治疗后内科病情好转，四肢无力及胸闷气短持续至今。室内步行几步即出现呼吸困难，可平卧，有双下肢水肿，伴胸痛、胸闷、心悸，偶有头晕、黑矇，休息后上述症状可缓解。无端坐呼吸，无发热，无咳嗽、咳痰、咯血，无尿量减少。自发病以来，患者精神欠佳、睡眠欠佳、食欲可，曾小便失禁两次、大便无异常，近 1 年来体重下降 40 kg，近 2 周无体重增加，以卧床为主，轮椅出行。

既往史： 2020 年 6 月于外院确诊急性髓系白血病，于 2020 年 7 月 13 日、8 月 19 日、9 月 30 日完善 3 周期 IA 方案化疗，末次化疗因转氨酶持续升高提前终止，9 月 14 日复查骨髓穿刺提示完全缓解，2020 年 11 月 24 日于外院行基因造血干细胞移植，目前血液系统指标稳定。否认高血压、糖尿病史，否认脑血管疾病史，否认神经、精神疾病史，否认肝炎史、结核史、疟疾史，预防接种史不详，否认手术史、外伤史，无食物过敏史。

个人史： 无特殊。

婚育史： 适龄婚育，育有一女，配偶及子女体健。

家族史： 父母健在，父亲患高血压，外祖母白血病去世。

辅助检查： 2021 年 4 月 29 日超声心动图：左室对称性肥厚、弥漫性室壁运动减弱，左室射血分数降低，EF 40.8%，二尖瓣轻度反流，三尖瓣轻度反流。

体格检查： 静息心率 90～100 次 / 分、坐起后 120～135 次 / 分，呼吸 18～20 次 / 分，

血压 90/60 mmHg，身高 193 cm，体重 72.7 kg，BMI 19.38。贫血貌，精神差，心、肺、腹查体无明显异常。四肢肌肉消瘦明显，皮肤松弛；双侧上肢：近端肌力 3 级，远端肌力 4 级；双侧下肢：近端肌力 2+ 级，远端肌力 4 级；医学研究理事会量表总分（medical research council-sumscore, MRC-SS）评分 42 分。握力：左手 14 kg，右手 18 kg。躯干肌（腹肌、背肌）肌力 2 级左右。各关节活动度正常，深浅感觉未见异常，腱反射未见异常。肢端未见水肿，动脉搏动可。坐位平衡分级 3 级，站立平衡分级 2 级，Berg 平衡量表评分 23 分（总分 56 分，21 ～ 40 分可辅助下步行）可独站 2 ～ 3 分钟。SPPB 评分［平衡得分 1 分，4 米步行未获，计时起立行走试验（timed up and go test, TUG）得分 0 分］。ADL 评分 45 分（中度依赖）洗澡 0/10 分，穿衣 5 分，如厕 0 分，床椅移动 5 分，平地行走 0 分，上下楼梯 0 分。Fried 衰弱表型（fried frailty phenotype, FFP）评分 5 分。

疾病诊断：①慢性心力衰竭（NYHA 3 级）；②急性髓系白血病；③异基因造血干细胞移植术后；④四肢肌力减退；⑤右耳听力减退；⑥缺铁性贫血；⑦低蛋白血症；⑧低钠血症；⑨高脂血症；⑩慢性肾功能不全；⑪叶酸缺乏；⑫电解质紊乱。

功能诊断：① ICU 获得性衰弱？②平衡功能障碍；③日常生活活动能力受限；④社会参与受限。

二、诊疗经过

入院后完善相关检验检查，予以一般治疗，控制出入量，予门冬氨酸钾镁片、沙库巴曲缬沙坦钠片、叶酸片、琥珀酸亚铁缓释片对症处理。患者目前无持续心肌损伤、心力衰竭加重表现，排除康复禁忌证可行介入康复。进行相应康复评估时发现患者肌肉力量、耐力、心功能均较差，常规体能评估不能耐受，调整评估方式后进行低强度运动训练，患者仍有不耐受及心血管事件出现，后分析原因，采取预防性应对手段，调整治疗方式，后期以卧位肌力训练为主、配合卧位踏车形式的有氧运动，间断坐位、站立训练，独立适应性训练。训练以患者 10 ～ 14 疲劳程度为宜（轻中度疲劳），训练时心率上升不超过 130 次 / 分、收缩压下降或上升超过 20 mmHg 即停止训练。同时配合营养补充、康复宣教、心理支持，由于患者功能较差，康复期较长，出院后继续进行第二阶段的门诊康复及第三阶段的居家康复并间断随访调整方案，形成了完整的长期康复进程。目前患者已回归工作与生活。

三、病例特点及讨论

该病例具有以下特点：36 岁青年男性，骨髓抑制后因多种严重并发症于 ICU 救治，治疗过程中突发四肢无力，可疑 ICU 获得性肌无力或 ICU 获得性衰弱（icu-acquired weakness，ICU-AW）。经治疗后病情平稳，体重总体下降 40 kg，肌无力持续至今。且有明确证据支持的慢性心力衰竭表现。目前可耐受轻量级床上活动，生活大部分借助，生活质量较低，且患者青年男性，有社会责任与家庭责任的需求，康复需求较高。针对该患者需选择其适用的评定方法，并采取多系统、多学科治疗，临床与康复结合、医护与家庭结合的综合管理方案。具体包括：

1. 入院后完善相关检验检查　2021 年 7 月 24 日血常规＋C- 反应蛋白＋降钙素原：中性粒细胞计数 1.43×10^9/L，血红蛋白 95 g/L，红细胞压积 27.2%，红细胞平均血红蛋白量 34.9 pg；凝血六项：活化部分凝血活酶时间 59.5 秒，D- 二聚体 0.9 mg/L。2021 年 7 月 25 日肾功能：血 β 微球蛋白 4.65 mg/L，肌酐（酶法）123.3 μmol/L。2021 年 7 月 25 日外周血细胞形态检查无异常。2021 年 8 月 18 日总铁结合力 32 μmol/L，不饱和铁结合力 18 μmol/L。余甲功五项、心肌梗死四项、24 小时尿蛋白定量等未见异常，24 小时动态血压、双下肢静脉超声均无明显异常。2021 年 7 月 24 日心电图：窦性心律，心率 94 次 / 分。2021 年 7 月 24 日床旁胸正位片：未见明确异常。2021 年 7 月 28 日超声心动图：左室壁运动普遍减低，左室收缩功能减低，LVEF 44%。

2. 血液系统　2021 年 8 月 3 日局部麻醉下骨髓穿刺，联系外院血液科医生审阅，骨髓移植后恢复良好，中度贫血，予以叶酸片 0.4 mg ＋琥珀酸亚铁缓释片 0.4 g 1 次 / 日口服。

3. 心血管系统　目前处于慢性心力衰竭稳定期，予以门冬氨酸钾镁片 0.14 g 3 次 / 日，沙库巴曲缬沙坦钠片 25 mg 2 次 / 日，监测并严格控制出入量，监测体重。

4. 营养方面　2021 年 7 月 24 日总蛋白定量 71.1 g/L，白蛋白定量 37.1 g/L，血红蛋白 95 g/L。患者 NRS-2002 评分＞ 3 分，与消瘦、摄入不足、疾病有关，存在营养不良风险。建议天然食物＋口服营养补充，天然食物在目前饮食基础上可适量增加肉类、奶类等富含优质蛋白质的食物。口服营养补充可选择能全力（1：1.5 kcal）500 mL/d，150 ～ 200 mL/ 次，按需饮用，可搭配饼干、面包、软蛋糕等食物，以增加能量摄入。如患者能全力不耐受，也可选择安素 50 g ＋ 250 mL 温水，每日 3 次。

5. 功能评估 针对该患者首先进行肌无力及心力衰竭相关评定。肌力评估采用徒手肌力评定及 MRC 总分量表，得分 42 分。MRC 总分量表范围从 0（瘫痪）～ 60（正常肌力）分，包括近端肌肉群和远端肌肉群，已被建议用于 ICU 获得性肌无力的诊断标准，低于 48 分有诊断价值，总分小于 36 分则为重度 ICU-AW。常用的心力衰竭相关运动功能评定包括：2 分钟踏步试验、6 分钟步行试验、运动平板试验、心肺运动试验等。患者查体过程中，站立位平衡检查时仅能维持 2 分钟左右，因整体疲劳、躯干无力无法继续维持，行走不能，以上测验均不适用。因此选择了握力评估，并尝试进行 SPPB 评估。有研究显示，握力不仅体现人体的整体力量，预测机体营养状况、肌肉质量、身体功能和健康状况，还可预测疾病死亡率、住院时间长短和身体功能等情况。握力评估与性别、体重相关，一般男性握力指数（握力 kg/ 体重 kg×100%）大于 50 为正常。衰弱表型量表将不同 BMI 进行握力区分。见病例 14 表 1。SPPB 分为平衡能力测试、步行速度测试、5 次 TUG，客观反映患者下肢功能、关节活动度、平衡能力，是反映躯体功能和临床状态的客观有效指标。该患者 SPPB 评分 1 分，步行及坐站计时因不稳定未得分。握力及 SPPB 评分表现均提示患者明显衰弱。

病例 14 表 1 衰弱表型量表

序号	检测项目	男性	女性
1	体重下降	过去 1 年中，意外出现体重下降 > 4.5 kg 或 5% 体重	
2	行走时间（4.57 米）	身高 ≤ 173 cm：≥ 7 秒 身高 > 173 cm：≥ 6 秒	身高 ≤ 159 cm：≥ 7 秒 身高 > 159 cm：≥ 6 秒
3	握力（kg）	BMI ≤ 24.0：≤ 29 BMI 24.1 ～ 26.0：≤ 30 BMI 24.1 ～ 28.0：≤ 30 BMI > 28.0：≤ 32	BMI ≤ 23.0：≤ 17 BMI 23.1 ～ 26.0：≤ 17.3 BMI 26.1 ～ 29.0：≤ 18 BMI > 29：≤ 21
4	体力活动（MLTA）	< 383 kcal/w（约散步 2.5 小时）	< 270 kcal/w（约散步 2 小时）
5	疲乏	CES-D 的任一问题得分 2 ～ 3 分 过去 1 周内以下现象发生了几天？ （1）我感觉做每一件事都需要经过努力 （2）我不能向前行走 0 分：< 1 天，1 分：1 ～ 2 天，2 分：3 ～ 4 天，3 分：> 4 天	

注：MLTA，明达休闲时间活动问卷；CES-D，流行病学调查用抑郁自评量表。

标准：具备 ≥ 3 条可诊断为衰弱综合征，< 3 条为衰弱前期（Pre-Frail），0 条为无衰弱健康老人（Robust）。

6. 院内康复计划（2 周）　患者既表现为明显的肌力下降，同时也有心功能的严重不足。在进行肌力训练、功能训练的同时，需考虑心功能的限制，控制强度并进行严密心电监测。

初评后方案：

（1）运动疗法：①运动方式。以床上躯干等长训练、四肢等张训练为主，配合呼吸肌训练、坐立位平衡训练和卧位踏车形式的有氧运动，训练中避免 Valsalva 动作。以及节能技术及日常生活动作训练，减少生活动作耗能，逐步提高自理能力；②运动强度。肌力训练强度为抗重力或抗轻度阻力训练，以患者 10 ～ 13 疲劳程度为宜（轻中度疲劳），常规中等运动强度靶心率＝（220 － 年龄）×（60% ～ 80%），由于患者基础心率较高，该方式在此病例中适用性不高，暂定训练时心率不超过 130 次 / 分、收缩压下降或上升超过 20 mmHg 即停止训练。训练中持续心电监测；③运动时间。运动持续的时间对该患者宜实施个性化、灵活方案，因其 ICU-AW 的病理生理机制及心脏功能，其肌耐力、体耐力均较差，其每个大肌群的单组重复次数、收缩持续时间、各项训练内容的分配时间均应相对缩短，将肌力、耐力训练与生活适应性训练交替进行，以训练中等疲劳程度、次日晨起不疲劳、体重增加小于 2 kg/w 为准；④运动频率。每天 1 次，每周 3 ～ 5 次。

以较低强度介入运动康复后，站立位训练中患者常表现为心率明显增加，接近靶心率。第二次站立训练时出现明显体位性低血压表现，表现为卧位 - 坐位变换后头晕、胸闷，坐位适应后练习坐 - 站转换，站立 1 分钟后头晕、面色苍白，血压下降接近 20 mmHg，心电图显示 T 波倒置，急查心肌梗死四项、肝肾功能未见明显变化。考虑与患者长期卧床、心血管适应性变差，站立时心率增加但不足以补偿每搏输出量的减少，因此心输出量减少。而外周骨骼肌、腹部肌肉张力不足，骨骼肌泵不能有效增加静脉回流，且患者身高较高，肌肉泵更难以达到有效静脉回流。同时患者训练中站立时间短于评估时，考虑有先进行卧位肌力训练、肌肉充血的因素，减少了回心血量。因此调整训练顺序，先行坐、站训练，其后进行卧位肌力训练。卧位 - 坐位转换时降低坐位角度增加适应时间，站立前双下肢弹力带绑缚增加回心血量，减少单次站立时间，分次训练，有效避免了后续治疗中体位性低血压的发生。且患者在利用呼吸训练器进行吸气抗阻训练（非过度通气）时发生过 1 次晕厥，休息 1 分钟内迅速缓解无其他不适。考虑抗阻吸气时胸腔负压增大，静脉回流受阻，心输出量减少导致脑灌注不足，同时仍不排除外周骨骼肌、腹部肌肉静息张力不足而影响静脉回流速度。这也提示 ICU-AW 的病理损伤特点为心肺训练带来的问题还需我们进一步摸索。

（2）物理因子治疗：患者肌肉维度、肌肉质量均有大幅度损失，四肢肌力 3 级左右，躯干肌力 2 级左右，主动训练的强度及时间也因心血管功能不同程度受限，因此辅以神经肌肉电刺激辅助增加肌肉力量，选取双侧三角肌、肱二头肌、股四头肌、小腿三头肌、腹直肌、腰背肌大肌群，每日 1 次，每周 5 次。

（3）康复教育：了解自身疾病特征、运动训练的必要性及运动终止指标，饮食和营养管理的重要性，学会自我监测体重、控制出入量，严格控制钠摄入。

（4）心理支持：抑郁焦虑自评，鼓励患者参与家庭活动，逐步恢复社交，也鼓励家人参与患者康复进程。

7. 门诊康复计划（12 周） 住院方案取得较高适应性后，门诊继续进行神经肌肉电刺激治疗，以及躯干肌、四肢肌力的力量、耐力训练，有预防措施及保护下的站立平衡训练，逐步过渡到平衡杠内行走训练，以提高其平衡能力，降低跌倒风险，为后续提高心肺训练强度提供条件。尽量保证门诊康复 2～5 次/周，根据其心血管反应及次日疲劳程度、体重变化及时调整运动处方。复查心肌酶谱、心脏超声等检验检查。

8. 居家康复计划（12 周后） 进行 6 分钟步行试验或心肺运动实验，逐步增加运动强度，靶心率达到 peak O_2 的 50%、60%、70%、80%，有氧运动推荐太极拳、八段锦等轻缓传统运动。参与家庭活动。根据其职业及工作性质调整工作方向，逐步回归工作。2021 年 12 月复查心脏超声 LVEF 54.2%，握力：左手 22 kg、右手 24 kg，6 分钟步行试验：370 米，SPPB 评分 11 分（平衡 3 分、4 米步行 4 分、5 次坐站 4 分）。1 年后患者已完全恢复原有工作。

四、病例相关问题及分析

该患者兼具 ICU-AW 及心力衰竭的双重问题，根据以上病例资料，我们就这两种疾病康复的具有代表性的问题进行分别讨论，希望有助于提高对类似病例的诊治水平和服务质量。

1. ICU 获得性肌病的相关分析 在 20 世纪 80 年代，ICU-AW 是被首次描述为败血症和多器官功能衰竭综合征（multipleorgan dysfunction syndrome,

MODS）的一种罕见并发症，同时排除其他病因以四肢肌无力为主要临床表现的综合征。ICU-AW 是一种全身性、弥漫性肌无力，严重影响危重症患者的住院时间、机械通气时间、住院费用、并发症发生率及死亡率。主要包括危重症肌病（critical illness myopathy，CIM）、危重症多发性周围神经病（critical illness polyneuropathy，CIP）和危重症多发性神经肌肉病（critical illness polyneuromyopathy，CIPNM）。ICU-AW 常见的独立危险因素如下：MODS、全身性炎症反应综合征（systemic inflammatory response syndrome，SIRS）、脓毒症或长期机械通气（prolonged mechanical ventilation，PMV），血管活性药物、糖皮质激素、儿茶酚胺和异丙酚长时间使用也可损伤肌肉，被认为是 ICU-AW 的可能原因。ICU 住院时间长、高血糖、肾脏替代治疗、肠外营养、低蛋白血症、制动、代谢及电解质紊乱等也与 ICU-AW 相关。本病例患者移植期间发生热带假丝酵母菌败血症、多脏器损伤（重症急性胰腺炎、败血症、过敏性皮炎、自发免疫性关节炎、急性肾损伤、阵发性心房颤动、心肌损伤）、代谢性酸中毒、电解质紊乱、低蛋白血症、凝血功能异常，是发生 ICU-AW 的高危人群。

急性期 ICU-AW 的典型表现是全身性、对称性、弛缓性肌无力，影响肢体和呼吸肌，但不影响面部肌肉。肢体无力是弥漫性的，影响近端和远端肌肉，并与肌肉萎缩有关。深部腱反射通常减弱或消失。电生理检查可较好鉴别 CIM 和 CIP，但因其需患者清醒、结果缺乏特异性、神经传导检查会受组织水肿干扰等，在 ICU 较难开展。神经肌肉病理学检查被认为是 ICU-AW 诊断的"金标准"，但其作为有创检查且缺乏活检指征，其应用率较低。该患者在 ICU 期间并未确切诊断 ICU-AW 及其病因，但 8 个月后就诊时根据其病史及临床表现、衰弱评估可基本明确其存在 ICU-AW，但因其就诊较晚，期间因缺乏科学的认识及正确的康复指导持续卧床，甚至可能因其不当制动而加重其肌萎缩及功能丧失，延长了其功能恢复、回归家庭与社会的时间。

结合国内外相关文献，目前 ICU-AW 尚无特效的治疗方案，强调综合治疗为主。及早识别并尽早控制该病的危险因素是预防 ICU-AW 发生发展的最有效措施。包括积极治疗脓毒血症、MODS、SIRS 等严重基础疾病，并加强支持疗法，包括营养支持、控制血糖、抗氧化治疗、生长激素及免疫球蛋白的应用等以预防 MODS 的发生。其次合理镇静及制动，尽早撤除呼吸机、并早期加强康复锻炼。一套新的 ICU 干预措施，被称为 ABCDE，即觉醒、自主呼吸、唤醒与自主呼吸相结合、谵妄评估和早期康复锻炼，被广泛应用来减少瞻望和肌无力的发生。

从 ICU 出院后，重新恢复肌肉大小、力量和功能独立性可能需要几周、几个月甚至几年。年轻患者比老年患者可以更快更好地恢复肌肉力量、强度和体积，但在 5 年后患者的行走和运动能力及生活质量上可能都无法恢复至正常预期水平。因此，持续的、长期的康复及随访是必要的。

2. 慢性心力衰竭稳定期康复共识　慢性心力衰竭的心脏康复包括系统评估、药物处方、运动处方、营养处方、心理处方和危险因素控制（包括戒烟处方），以及为提高患者治疗依从性和自我管理能力的患者教育。

评估是心脏康复的前提，有助于了解患者的整体状态、危险分层及影响疗效和预后的各种因素，为患者制订优化治疗策略，实现心力衰竭的全面、全程管理。评估内容包括如下几方面：病史采集、生命体征和生化检测、功能学检查。为了实现安全有效的运动康复，运动负荷试验是重要的评估手段，运动负荷试验有多种，慢性心力衰竭患者应根据病史、心功能和运动能力选择不同的运动负荷方案，选择由简单到复杂，包括 2 分钟踏步试验、6 分钟步行试验、运动平板试验、心肺运动试验等。其他评估包括呼吸肌力量评估、超声评估、社会心理状态及生活质量评估等。在该病例中，患者因肌力较差无法完成踏步、行走等活动，因此其运动负荷的评定选择了 SPPB 代替，其包括了平衡、肌力、关节活动度、活动能力，可以反映其整体功能及临床状态。握力测验也可以反应衰弱程度。

慢性心力衰竭的运动处方制订总原则包括 6 大要素：运动种类、运动强度、频率、时间、运动进度、注意事项。运动种类以改善心肺功能的有氧运动为主，辅助抗阻运动、柔韧性运动、平衡运动及呼吸肌训练。

运动处方的具体内容：①有氧运动：可选择步行、跑台、功率自行车、太极拳、八段锦、舞蹈、体操等。有氧运动强度可参照运动试验测得的峰值心率、HRR（最大运动时心率－静息时心率）、peak VO_2、储备摄氧量（VO_2）、AT 或自主疲劳指数制订。以心率为标准的处方可选用公式法：a. 运动靶心率＝（220 －年龄）×%；b.%HRR ＋静息心率，百分数设定可根据轻等强度、中等强度、高强度由 40% 逐渐增加至 80%。该患因无法获取 HRR，宜采取年龄法靶心率，但由于基础心率过高亦不适用，因此训练中经验性控制在心率上升不超过 130 次 / 分以保证治疗安全性。

有氧运动的时间推荐 20～60 分钟 / 次（包括热身和整理运动），≥5 次 / 周，对于耐量极差的患者也可采用低强度间歇性运动代替持续性运动，例如将一次连续 30 分钟的运动分解成 3～4 次单独运动，经过几周后单次运动时间延长、休息时间缩短。无论选择何种方式，增加运动强度前，运动持续时间和频率都应增至目标水平。该患住院期间的有氧训练选择了低阻力卧位踏车，训练中根据其心率及疲劳感受，由每次 10 分钟逐渐增加至 20 分钟，门诊康复期间逐步增加蹬踏时间，后续逐步提高阻力；②抗阻运动：目前针对心脏康复、糖尿病管理等多种慢病均认为有氧运动与抗阻运动结合可增加运动康复的效果。抗阻运动可采用克服自身体重训练或借助各种设备，不屏气或无 Valsalva 动作，一次训练一个主要肌肉群。慢性心力衰竭患者早期可以采用抗自身重量、小哑铃、弹力带、弹力球等方式，稳定后逐渐增加抗阻强度，可应用 1 RM 百分数法从低强度逐渐过渡。上肢肌群、核心肌群和下肢肌群可在不同日期交替训练，每个肌群每次训练 1～3 组，每组 1～15 次，组间休息 2～3 分钟。在此例病例中肌力训练之初患者也有明显疲劳，每天进行 2～4 个肌群的肌力训练即出现疲劳、气喘，后续院外抗阻训练强度的提升也极其缓慢；③柔韧性运动：包括动力拉伸和静力拉伸，牵拉肌群和肌腱每次持续 20～30 秒，2～3 次 / 分；④呼吸肌训练：缩唇呼吸训练、腹式呼吸训练及人工对抗阻力呼吸训练。该患因 ICU-AW、机械通气使用、卧床、营养不良等多因素影响，躯干肌力明显下降，呼吸肌功能明显受到影响，因此住院期间就予其呼吸肌训练。欧洲指南建议，对于慢性心力衰竭患者建议行长期呼吸肌训练。

五、病例点评

慢性心力衰竭的康复国内外均已有共识及指南，其评估与康复流程均比较成熟。但该病例同时合并 ICU-AW，其临床表现明显严重影响了患者的功能、生活独立性和转归。近年来人们逐渐认识到继发性肌无力是 ICU 的突出和常见问题。ICU-AW 严重影响危重症患者的住院时间、机械通气时间、住院费用、并发症发生率及死亡率，并且在出院之后仍对患者有长期深远的影响，数年以后也很难恢复到正常预期水平。ICU 早期康复介入已成为 ICU 跨学科团队关注的焦点。对于 ICU-AW 患者来说，早期的运动疗法与作业疗法或许不能在肌力、握力绝对值或长期受益上有明显的改变，但早期干预后，ICU 转入普通病房时功能独立性、步行患者数量均有明显增加，这对患者意义重大。而早期的康复介入能带来更高的长期康复依从性,持续的康复进程对ICU-AW后期的失能表现至关重要。该患者早期未介入康复,未得到相应的康复宣教,后期居家卧床8个月,进一步加重了失能,也是治疗困难的原因之一。因此,ICU-AW的早期诊断、早期康复介入和长期康复及随访是未来ICU综合管理工作的重点之一。

慢性心力衰竭的康复已发展多年趋于相对成熟,慢性心力衰竭患者多数合并肌肉力量下降和肌肉减少症,其运动处方的选择应是极其个体化的。在该病例中的评估、运动处方选择上均体现了心力衰竭康复个性化定制方案的必要性。该患者的ICU-AW在病后8个月仍无明显恢复,且严重影响其生活及康复进度,这在年轻患者中也属少见。考虑因其ICU期间的内科基础疾病病情较重,造成了较严重的肌肉后遗症,其严重的肌肉病理性变化显著影响了运动表现,并促使我们进行心脏康复的个性化方案定制。该病例未行肌电图、活检等金标准检查以明确神经肌肉损伤病理生理的严重程度,是此次治疗的遗憾。但其远期预后尚可,患者已基本恢复生活与工作,也体现了完整的院内、院外长期康复计划对ICU-AW及心力衰竭患者的重大意义。

（病例提供者：刘 畅 中日友好医院
杨 光 中国人民解放军总医院京中医疗区）
（点评专家：谢欲晓 中日友好医院）

参考文献

[1]Stevens RD, Marshall SA, Cornblath DR, et al.A framework for diagnosing and classifying intensive care unitacquired weakness[J].Crit Care Med, 2009, 37 (10 Suppl)：S299-308.

[2]Ali NA, O'Brien JM, Jr.Hoffmann SP, et al.Acquired weakness, handgrip strength, and mortality in critically ill patients[J].Am J Respir Crit Care Med,2008,178(3)：261-268.

[3]John, Bellettiere, Michael J, Lamonte, et al.Short physical performance battery and incident cardiovascular events among older women[J].Journal of the American

Heart Association, 2020, 9 (14): 1-11.

[4]Bolton CF. The discovery of critical illness polyneuropathy: a memoir[J]. Can J Neurol Sci, 2010, 37 (4): 431-438.

[5]Yang Z, Wang X, Wang F, et al. A systematic review and meta-analysis of risk factors for intensive care unit acquired weakness[J]. Medicine (Baltimore), 2022, 101 (43): 1-10.

[6]Price DR, Mikkelsen ME, Umscheid CA, et al. Neuromuseular blocking agents and neuromuscular dysfuction aequired in critical illness: a systematic review and meta-analysis[J]. Crit Care Med, 2016, 44 (11): 2070-2078.

[7]Vasilevskis EE, Ely EW, Speroff T, et al. Reducing iatrogenic risks: ICU-acquired delirium and weakness-crossing the quality chasm[J]. Chest, 2010, 138 (5): 1224-1233.

[8]中国康复医学会心血管病预防与康复专业委员会, 胡大一, 沈玉芹, 等. 慢性心力衰竭心脏康复中国专家共识 [J]. 中华内科杂志, 2020, 59 (12): 942-952.

[9]Amold P, Bautmans I. The influence of strength training on muscle activation in elderly persons: a systematic review and meta-analysis[J]. Exp Gerontol, 2014, 58: 58-68.

[10]Cahalin LP, Arena R, Guazzi M, et al. Inspiratory muscle training in heart disease and heart failure: a review of the literature with a focus on method of training and outcomes[J]. Expert Rev Cardiovasc Ther, 2013, 11 (2): 161-177.

[11]Piva S, Fagoni N, Latronico N. Intensive care unit-acquired weakness: unanswered questions and targets for future research[J]. F1000Res, 2019, 8: F1000Faculty Rev-508.

病例 15　氯化氢气体吸入后急性肺损伤合并急性呼吸窘迫综合征的康复

一、病历摘要

患者男性，26 岁。

主　诉：患者有毒气体中毒后咳嗽、咳痰、呼吸困难 6 个月余。

现病史：患者 6 个月余前（2023 年 2 月 10 日）于工作中吸入氯化氢有毒气体后出现发热、咳嗽、咳痰、呼吸困难，胸部 CT 提示双肺多发高密度团片影，严重的支气管扩张；辗转多家医院以重症肺炎、呼吸衰竭，给予气管插管、抗感染、大量激素抗炎、平喘等治疗，症状反复、胸部 CT 病灶加重右肺多发囊状扩张伴炎性渗出表现。2023 年 4 月 17 日收住我院外科重症监护病房（surgical intensive care unit，SICU），BALF-NGS 检出鲍曼不动杆菌、肺炎克雷伯菌、嗜麦芽假单胞菌、铜绿假单胞菌；结合患者呼吸困难症状、血气分析氧合指数 206.7 mmHg，二氧化碳分压 100.3 mmHg，诊断"重症肺炎、中毒后肺损伤、肺曲霉菌病、II 型呼吸衰竭、支气管扩张伴感染"。患者自发病以来，精神、饮食尚可，睡眠欠佳，给予艾司西酞普兰口服后睡眠改善，大小便正常。体重无明显变化。

既往史：诊断高血压 4 个月，血压达 140/120 mmHg，否认糖尿病、心脏病、脑血管疾病史，否认神经、精神疾病史，否认肝炎史、结核史、疟疾史，预防接种史不详，否认手术史、外伤史、输血史。虾过敏，表现为口唇红肿。使用万古霉素期间出现皮肤发红等表现，停药后可好转。否认其他药物过敏。

体格检查：体温 36.5 ℃，脉搏 91 次 / 分，呼吸 18 次 / 分，血压 122/65 mmHg。发育正常，营养良好，表情自如，自主体位，神志清楚，查体合作。全身皮肤黏膜无黄染，无皮疹、皮下出血、皮下结节、瘢痕、溃疡，毛发分布正常。全身浅表淋巴结无肿大。头颅无畸形、压痛、包块。无眼睑水肿，结膜正常，巩膜无黄染，瞳孔等大同圆，对光反射正常。外耳道无异常分泌物，乳突无压痛，无听力粗试障碍。嗅觉正常。口唇无发绀，牙龈及口腔黏膜正常。舌色正常，伸舌无偏斜、震颤，咽部黏膜正常，扁桃体无肿大。颈软无抵抗，颈动脉搏动正常，颈静脉无怒张，气管居中，甲状腺无肿大。胸廓无畸形，胸壁无静脉曲张，乳房发育正常且对称。呼吸运动正常，肋间隙正常，语颤正常，胸骨无叩击痛。双肺叩诊清音，可闻及干性啰音，未闻及湿性啰音，无胸膜摩擦音。心前区无隆起，心尖冲动位置正常，心界无扩大，心率91次/分，心音有力，心律齐，各瓣膜听诊区未闻及杂音，无心包摩擦音。腹部平软，无腹壁静脉曲张，无压痛、反跳痛，未触及包块。肝脾未触及，Murphy征阴性，无移动性浊音，肾区无叩击痛。肠鸣音正常，4次/分。肛门及外生殖器未查。脊柱正常生理弯曲。四肢无畸形，活动自如，无下肢静脉曲张、杵状指（趾），关节正常，下肢无水肿。四肢肌力、肌张力未见异常，双侧肱二、三头肌腱反射正常，双侧膝、跟腱反射正常，双侧Babinski征阴性。

辅助检查：

血常规：白细胞计数 $19.42×10^9$/L，中性粒细胞百分比93.2%。

血生化：心肌钙蛋白＜0.012 ng/mL，肌酸激酶同工酶771 ng/mL，乳酸脱氢酶649.0 U/L，丁酸脱氢酶407.0 U/L，肌酸激酶＞1117 U/L。

肺泡灌洗液微生物学检查：提示有核细胞增多，以中性粒细胞为主。

2023年2月12日出现呼吸衰竭加重合并急性呼吸窘迫综合征（acute respiratory distress syndrome，ARDS），氧合指数99 mmHg，血气分析提示动脉血二氧化碳分压48.2 mmHg（1 mmHg＝0.133 kPa），动脉血氧分压52.9 mmHg，酸碱度7.373，碳酸氢根27.4 mmol/L，剩余碱1.5 mmol/L，乳酸1.90 mmol/L。胸部正位X线可见双肺斑片影，双肺炎性浸润（病例15图1）。

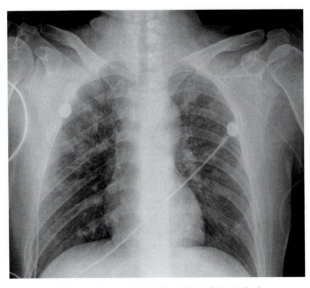

病例15图1　患者初次入院床旁胸正位片

疾病诊断：①有害气体吸入后肺损伤；②急性呼吸窘迫综合征；③Ⅱ型呼吸衰竭；④化学性肺炎；⑤支气管扩张症合并感染；⑥肺曲霉菌病；⑦药物性肝损害；⑧胆囊结石伴胆囊炎；⑨窦性心动过速；⑩高血压3级（极高危）；⑪高甘油三酯血症；⑫肾结石；⑬后天性肾囊肿。

功能诊断：①气道廓清障碍；②运动耐量下降；③日常生活活动能力受限；④社会参与能力下降。

二、诊疗经过

根据患者病史及入院检测血气分析结果，经本院气管镜介入专家评估经气管镜介入肺减容术、热成形术，对患者获益不大且风险高；外科手术切除扩张支气管，余肺功能仍差，难以代偿；肺移植术存在术后并发严重感染风险。故暂不考虑手术治疗，继续进行对症治疗，并且介入呼吸康复治疗。经过综合干预后，患者病情明显好转，二氧化碳潴留改善，呼吸支持力度逐渐下调；患者的心肺功能、运动功能及日常生活活动能力等不断提高，可以逐渐过渡至家用呼吸机治疗。

1. 对症治疗方面

（1）支气管扩张伴感染方面：使用阿奇霉素0.5g每周3次调节免疫、头孢他啶2g每8小时1次抗感染，继续伏立康唑抗真菌（2023年4月24日至今）治疗。2023年8月16日复查伏立康唑血药浓度1.22μg/mL↓，辅以桉柠蒎肠溶胶囊化痰及布地奈德异丙托溴铵雾化、格隆溴铵福莫特罗双支扩剂治疗。患者间断咳黄痰，留取痰培养提示产气克雷伯菌（阿米卡星敏感、头孢哌酮舒巴坦敏感、头孢他啶耐药），痰真菌培养（−）。

（2）Ⅱ型呼吸衰竭方面：入院后依据电阻抗断层肺通气显像检查结果（病例15图2），予以无创呼吸机辅助通气S/T模式与高流量吸氧间断治疗，流速滴定为40L/min，吸氧浓度设置为45%，PEEP设置为4 cmH$_2$O（1 cmH$_2$O = 0.098 kPa）。2023年8月28日复查血气分析：吸入氧浓度（FiO$_2$）33%，酸碱度7.35，二氧化碳分压78 mmHg，氧分压69 mmHg，碳酸氢根43 mmol/L，碱剩余14 mmol/L，乳酸0.8 mmol/L。

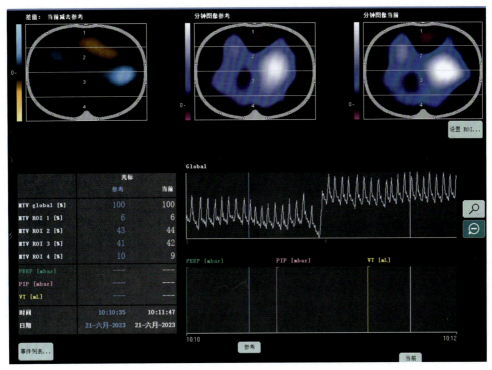

病例15图2 患者2023年6月21日电阻抗断层肺通气显像检查不同状态下吸气末通气对比，NPPV（当前）比HFNC（参考）

注：NPPV，无创正压通气；HFNC，经鼻高流量氧疗。

2. 呼吸康复治疗方面 2023年4月17日对患者进行首次康复评估，心率108次/分，血压132/95mmHg，静息血氧饱和度95%，无创呼吸机通气吸入氧浓度45%，呼吸频率25次/分，肩关节、肘关节、腕关节、膝关节、踝关节MMT均为4级，髋关节3级。行介入呼吸康复治疗，康复介入3个月后二氧化碳潴留明显改善。具体如下：

（1）体位管理：患者在ICU内和转入普通病房早期阶段，由于管线较多和置管血流因素等，采取每日床头抬高30°～45°。后期根据电阻抗成像（electrical impedance tomography，EIT）检查结果（病例15图3、病例15图4），患者通气主要分布在腹内侧、背内侧，腹侧与背侧通气分布均匀，右肺通气较左肺通气少，故每2小时转换1次右侧卧位、仰卧位。转入普通病房后逐渐增加床上坐位、床边坐位、椅上坐位和床边站立位等体位下的维持训练。

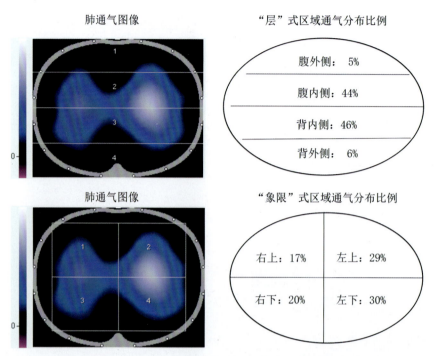

病例 15 图 3　患者坐位下 EIT 检查通气分布

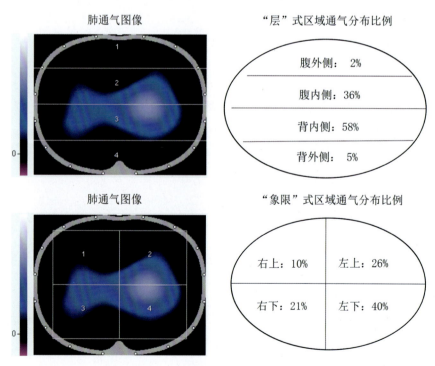

病例 15 图 4　患者仰卧位下 EIT 检查通气分布

（2）运动训练：早期进行各关节被动活动，运动过程中监测生命体征。随着患者意识状态、呼吸及运动功能的恢复，改为每日辅助、主动和抗阻运动及床边功率自行车训练，功率自行车每次 15 分钟。运动中 Borg 评分维持在 12 ～ 14 分，血氧饱和度维持在 90% 以上。

（3）气道廓清技术：早期进行手法叩背和小功率机械振动排痰后进行吸痰。随着患者意识状态好转，指导患者进行主动循环呼吸技术、使用振荡呼气正压治疗系统（oscillatory positive expiratory pressure，OPEP）等。

（4）呼吸肌训练：在无创呼吸机辅助通气 VAPS 模式与高流量吸氧间断治疗的支持下，患者氧合状况良好，进行呼吸肌抗阻训练［训练负荷为 MIP 的 50%］。后续每个月复评患者 MIP、峰值吸气流速（peak inspiratory flow，PIF），结果发现有持续改善。

（5）深呼吸训练和胸廓放松训练：指导患者进行深呼吸训练、胸廓松动术、膈肌松解术、蝶式呼吸技术等维持和改善胸廓活动度及呼吸肌顺应性，减轻精神和呼吸肌紧张。

（6）营养支持：早期鼻饲给患者营养粉；患者可以经口少量进食后，逐渐减少鼻饲，根据患者饮食偏好调整饮食方案，考虑到患者活动能力增强，增加经口营养补充和每日热量，并增加了蛋白质的摄入。

（7）平衡训练、转移训练及步行训练：床边坐位及站立位时，在治疗师团队保护下对患者进行平衡训练、辅助下翻身起坐、床椅转移、康复设备辅助下步行训练等，通过训练患者平衡功能，避免摔倒事件的发生，增强患者回归生活的信心。

（8）日常生活活动能力训练（ADL 训练）及心理疏导：对患者进行日常生活活动能力训练，了解患者焦虑的原因并对其进行心理疏导，教会患者使用能量节约技术。

经过综合干预后，患者病情明显好转，呼吸支持力度逐渐下调，患者的心肺功能、运动功能及日常生活活动能力等不断提高，可以逐渐过渡至家用呼吸机治疗。康复后期患者低流量吸氧时，静息氧合指数为 96% ～ 100%，活动氧合指数为 93% ～ 98%，气促、憋气的症状明显缓解；血气分析氧合指数、肺功能及影像学检查结果等均较前明显改善。介入呼吸康复后，患者 MIP 与 PIF 均有明显改善，且血气分析二氧化碳分压有较明显下降。具体变化趋势见病例 15 图 5。Borg 呼吸困难评分由 5 分降至 0 分；mMRC 分级由 4 级降至 0 级。肺部 CT 变化见病例 15 图 6。肺功能变化见病例 15 表 1。康复评估（含呼吸肌功能）数据变化见病例 15 表 2。

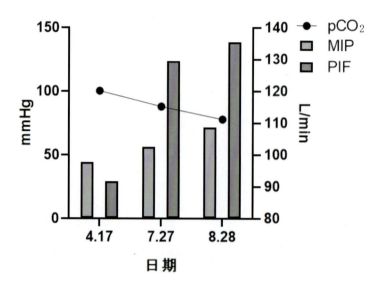

病例 15 图 5　患者 3 次评估中 MIP、PIF 与血气分析二氧化碳分压（PCO_2）的变化

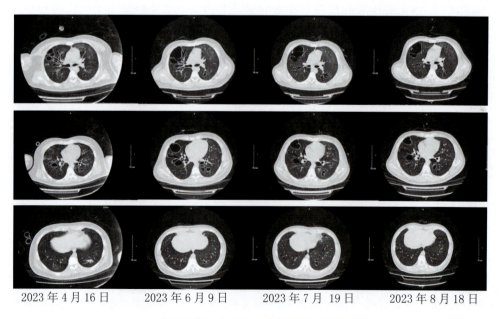

| 2023 年 4 月 16 日 | 2023 年 6 月 9 日 | 2023 年 7 月 19 日 | 2023 年 8 月 18 日 |

病例 15 图 6　患者 4 次肺部 CT 结果

病例 15 表 1　患者不同日期的肺功能部分结果

日期	2023 年 5 月 22 日	2023 年 6 月 27 日	2023 年 8 月 15 日	2023 年 8 月 21 日
FVC（L）	1.18	1.46	1.60	1.80
FEV_1（L）	0.57	0.48	0.48	0.45
FEV_1（%）	13.00	11.90	12.00	11.00

病例 15 表 2　患者于不同日期的康复评估结果

日期	2023 年 6 月 9 日	2023 年 7 月 19 日	2023 年 8 月 18 日
体重（kg）	70	66	62
心率（次 / 分）	102	83	74
血压（mmHg）	130/97	126/92	124/90
血氧饱和度（%）	97	98	98
吸氧浓度（%）	45	35	35
mMRC（级）	4	3	1
Borg 评分（分）	5	5	1
握力（kg）	14	25.3	25
股四头肌肌肉收缩（MVC）（kg·m）	17.835	9.8	22.19

三、病例特点及讨论

浓盐酸遇空气呈白色烟雾，吸入氯化氢可引起呼吸道急性损伤，主要机制为盐酸烟雾吸入后可使气道黏膜充血、水肿、坏死、溃疡，刺激支气管强烈收缩，增加气道反应性及肺毛细血管和肺泡壁通透性，严重者可引起 ARDS。

吸入氯化氢中毒患者肺部损害可在短期内出现明显进展，并长期反复发作呼吸衰竭、肺部感染。对于病情迁延不愈的情况，肺部 CT 可获得有效的信息。本病例患者在入住本院后定期进行 CT 检查以动态评估肺部病灶情况，为患者的诊治提供了重要的依据。

急性氯化氢中毒治疗上应以保护肺功能、提高氧输送、抗炎、综合康复为原则。当患者出现低氧血症或 ARDS，常规机械通气效果不佳时，可考虑气管插管、呼吸机辅助通气，保护肺功能。目前还没有盐酸烟雾吸入损害的特异性抗毒剂。在临床治疗中，早期、足量、短疗程的激素冲击治疗可有效阻止炎症反应的进一步进展。

 Ⅱ型呼吸衰竭是各种原因引起的肺通气和（或）换气功能严重障碍，以致不能进行有效的气体交换，导致缺氧伴（或不伴）二氧化碳潴留，从而引起一系列生理功能和代谢紊乱的临床综合征，故对本病例患者进行无创呼吸机辅助通气 S/T 模式与高流量吸氧间断治疗。但本病例患者同时伴有肺部感染，大量痰液分泌，需进行咳嗽、咳痰。治疗矛盾点在于无创呼吸机通气同时患者无法进行有效的排痰治疗，故同时进行足量激素冲击抗感染和无创呼吸机正压通气治疗，以改善痰液高分泌的状态，同时进行呼吸康复，通过有氧运动、吸气肌训练提高心肺耐力、呼吸肌功能以改善二氧化碳潴留，并进行气道廓清改善患者排痰困难症状。经过康复科医师、治疗师和呼吸与危重症医学科医师精准评估、探讨、共同制订并实施康复计划，在保护肺功能的前提下不断提高患者的呼吸肌功能、心肺耐力、肢体运动功能、日常生活活动能力，为患者尽快出院、回归家庭提供了重要促进作用。

四、病例相关问题及分析

 该患者为年轻患者，既往无严重基础疾病，虽然此次氯化氢气体吸入导致的急性肺损伤较为严重，但经过综合康复干预后，患者的功能有了明显改善。目前需继续密切观察患者的病情变化，并根据其恢复情况制订个体化的治疗方案，包括呼吸训练、运动训练等，以帮助患者进一步恢复肺功能和生活质量。即使肺损伤较为严重，也应给予患者充足的康复时间，以期获得长期良好预后。

五、病例点评

 通过本病例可看出：对于吸入氯化氢导致急性肺损伤合并 ARDS 的患者，及时的氧疗、抗炎、生命支持、对症治疗以提高患者存活率，并及时介入综合呼吸康复，后期密切监测患者病情变化、定期复查，是提高此类患者救治成功率和治愈率的重要前提。

（病例提供者：王思远　中日友好医院）

（点评专家：江　山　中日友好医院）

参考文献

[1]Xia ML, Lou YF, Ma WJ.Clinical analysis of 5 cases of acute poisoning by inhalation of hydrochlogen chloride[J].Zhonghua Lao Dong Wei Sheng Zhi Ye Bing Za Zhi, 2019, 37（11）：855-857.Chinese.

[2]Tasaka S.Acute lung injury/acute respiratory distress syndrome：progress in diagnosis and treatment.topics：I.pathogenesis and pathophysiology；3.Pathogenesis and pathophysiology of ALI/ARDS[J].Nihon Naika Gakkai Zasshi, 2011, 100（6）：1529-1535.

[3] 邱泽武，彭晓波，王春燕.有毒气体急性中毒诊治中存在的问题[J].灾害医学与救援，2016, 5（2）：64-66.

[4] 牛颖梅，郝凤桐.急性刺激性气体中毒防治研究现状[J].职业卫生与应急救援,2012,30（4）：190-193.

[5] 赵红梅，王辰.急/危重症早期呼吸康复研究进展[J].华西医学，2019, 34（1）：1-6.

病例 16　主动脉夹层 A 型术后围术期的康复

一、病历摘要

患者男性，52 岁。

主　诉：吞咽困难伴双下肢活动不利 1 个月余。

现病史：2023 年 9 月 24 日患者突发心前区疼痛、气短、乏力，诊断：主动脉夹层 A 型，当日急诊全身麻醉下行"弓动脉置换术"。术后入住 ICU，期间因"肺部感染，败血症，痰多，呼吸急促"，行"气管切开呼吸机辅助通气"，并留置胃管及尿管。2023 年 10 月底患者顺利拔管后因饮水呛咳，吞咽困难、鼻饲进食，双下肢活动不利、不能独自站立、步行，且间断气短、乏力，需康复介入。病程中，患者神志清楚，精神较差，睡眠可，间断心悸，无胸痛、恶心、呕吐等不适。大小便正常。

既往史：高血压 10 年，目前口服"琥珀酸美托洛尔片"治疗。否认糖尿病、冠心病病史；无吸烟、饮酒史。否认家族遗传病史及类似疾病史。

体格检查：体温 36.8 ℃，脉搏 107 次 / 分，呼吸 18 次 / 分，血压 109/67 mmHg。神志清楚，营养中等，轮椅推入病房。心率 107 次 / 分，心律齐，未闻及杂音。肺部及腹部检查未见明显异常。

专科查体：神清语利，声音低沉。粗测理解力、注意力、定向力、记忆力、计算力正常。双侧瞳孔等大等圆，直径约 3 mm，直接、间接对光反应灵敏。面纹对称，咽反射减弱，咳嗽反射减弱，伸舌居中。肌力：左侧 4 级，右侧 4 级；四肢肌张力、腱反射正常；深、浅感觉对称正常。功能评定：MMSE 评分 28 分；洼田饮水试验 4 级，容积 - 黏度吞咽测试（volume-viscosity swallow test, V-VST）结果提示：吞咽安全性、有效性均受损。坐位平衡分级 3 级，立位平衡分级 1 级，FMA 评分 7 分，HOLDEN 步行能力分级 2 级。6 分钟步行试验不能完成；日常生活活动能力改良 Barthel 指数评分 50 分；NRS-2002 评分 1 分。

辅助检查：

心电图（2023 年 10 月 19 日）：窦性心动过速；常规超声心动图：升主动脉置换术后，腔内血流通畅主动脉窦部增宽，主肺动脉明显增宽，三尖瓣反流（中度），左室舒张功能减低，左室收缩功能正常。

双下肢静脉超声：右小腿肌间静脉支血栓。

疾病诊断：①主动脉夹层 A 型（术后），心功能不全(NYHA 3 级)；②窦性心动过速；③下肢静脉血栓形成（右小腿肌间静脉支血栓）；④肺部感染；⑤高血压 3 级（极高危）；⑥贫血。

功能诊断：①心肺功能减退；②吞咽障碍（咽期）；③活动功能障碍（双侧下肢）；④平衡障碍；⑤步行障碍；⑥日常生活活动能力受限；⑦社会参与能力下降。

二、诊疗经过

在全面的入院检查基础上，经过详细康复评估，发现该患者本次就诊，康复方面的主要问题包括心肺功能减退、吞咽功能障碍和双下肢运动功能障碍。整体康复目标分为短期和长期，短期目标以控制正常的心率、血压为前提下，通过治疗提高心肺储备能力，促进机体功能恢复，经口安全进食；长期目标则着重于恢复患者的日常生活自理能力及社会参与水平。在常规康复治疗基础上，采用个性化的康复方案：包括心肺康复、吞咽康复、物理治疗，以及药物治疗。针对患者原发病、下肢血栓，与心脏大血管外科、血管外科联合制订方案，控制心率、抗凝治疗。康复前后的评估显示，通过心肺运动处方干预，心肺功能得到改善：患者休息时无自觉症状，FEP 由入院时的 1.667 L/s 升至 2.5 L/s。吞咽障碍治疗方面，采用经口间歇鼻饲法等，治疗后评估洼田饮水试验 2 级，V-VST 结果提示：吞咽有效性受损、安全性不受损，患者安全经口进食。营养方面，由营养科制订营养方案，患者精神状态得到改善。日常生活活动能力改良 Barthel 指数评分由入院时的 50 分升至 75 分，表明患者在日常生活活动能力上的进步。

三、病例特点及讨论

该病例患者平素体健，此次突发心前区疼痛、气短，明确诊断为主动脉夹层 A 型，当日急诊行手术治疗。术后心肺功能减退，表现为低于平时日常活动即感气短、乏力；饮水呛咳、吞咽固态食物有哽咽感，依赖胃管进食；双下肢运动功能障碍、表现为双足背屈无力。患者术后自行恢复效果欠佳。经综合评估及康复干预后，包括心肺康复、吞咽康复、物理治疗及药物治疗等，患者心肺功能得到改善，可经口安全进食，ADL 提高。分析原因，可能有以下几点：①心肺功能减退。研究显示，我国主动脉夹层年发病率为 5 ～ 10/10 万。患者术后往往合并心肺功能减退。最新文献报道，手术治疗的急性 A 型主动脉夹层（acute stanford type a aortic dissection，ATAAD）患者术后早期基于运动的心脏康复（cardiac rehabilitation，CR）是可行且安全的，CR 效果显著，但需要在训练期间由心脏病专家和物理治疗师密切监测和监督血压；②吞咽功能障碍。有研究显示，主动脉夹层 A 型患者出现吞咽障碍的原因，可能是主动脉夹层手术引起的声带麻痹导致、主动脉夹层手术引起的食管受压导致。也可能是主动脉夹层术后带来的拔管延迟，导致患者出现获得性吞咽障碍。根据临床评估及仪器评估（吞咽造影检查），提示患者吞咽障碍在咽期，环咽肌开放不全，存在误吸。采用经口间歇鼻饲法，辅以口腔运动训练及颈部肌群训练，治疗 3 天患者饮水呛咳次数明显减少。2 周再次评估洼田饮水试验 2 级，V-VST 结果提示：吞咽有效性受损、安全性不受损。考虑患者为获得性吞咽障碍的可能性大；③双下肢运动功能障碍，本周期内未能明确原因。可能的因素有：主动脉夹层患者因血管损伤、脏器功能受累，术后身体活动减少，心肺功能减退，营养不良等。本次通过增加有氧训练、改善心肺功能、加强营养等，患者双下肢远端肌力有所改善；④心理因素。心理状态对康复有着重要的影响。患者术后进食、日常活动均受限，严重影响其情绪状态，还可能影响其康复动力和效果。心理治疗和适当的药物治疗可以帮助改善心理状况，如抗抑郁药和认知行为疗法等；⑤社会和家庭支持。社会和家庭的支持是康复过程中不可或缺的一环。家庭成员的鼓励和帮助、社会服务的辅助，都可以提高患者的康复效率和生活质量。康复不仅仅是医疗行为，还包括社会参与和家庭互动。这些支持有助于患者重建自信，加强社会联系，从而促进整体恢复。

四、病例相关问题及分析

根据以上病例资料，我们总结了关于主动脉夹层 A 型围术期的康复方案及康复强度，使患者最大限度恢复的同时，降低与此相关的死亡率。同时，针对该病例个体化吞咽问题进行讨论，希望对类似病例的诊疗提供有效的帮助。

1. 针对主动脉夹层 A 型术后围术期的康复强度，如何进行有效的康复治疗，使患者最大限度恢复的同时，降低与此相关的死亡率。

（1）主动脉夹层术后心功能不全患者康复适应证该如何把握？

主动脉夹层是指主动脉内膜局部撕裂形成破口，血液通过内膜的破口进入主动脉壁中层，在中层形成血肿并沿主动脉纵轴正向或逆向进行性扩展、剥离导致血管壁分层，形成真假双腔结构的病理改变。研究显示，我国主动脉夹层年发病率为 5～10/10 万。未经治疗的主动脉夹层患者病死率每小时增加 1%～2%，48 小时病死率为 50%。主动脉夹层患者因血管损伤、脏器功能受累，术后患者并发症多，出院后的自我管理现状不佳。在整个围术期进行周到的处理对于最大限度地降低与此病相关的高发病率和死亡率至关重要。运动状况与主动脉夹层术后患者的生活质量及健康状况密切相关。适度的运动可以控制患者的血压、血脂水平增加主动脉夹层患者的血管弹性，降低主动脉疾病的发生和病死率。调查显示，63% 的心血管专家建议主动脉夹层患者进行适度有氧运动，可以最大限度地降低主动脉并发症的风险。

（2）心脏康复的具体内容包括：①系统评估。初始评估、阶段评估和结局评估，这是实施心脏康复的前提和基础；②循证用药。控制心血管危险因素；③改变不健康生活方式。主要包括戒烟、合理饮食和科学运动；④情绪和睡眠管理。关注精神心理状态和睡眠质量对生活质量和心血管预后的不良影响；⑤健康教育行为改变。指导患者学会自我管理是心脏康复的终极目标；⑥提高生活质量、回归社会、职业回归。

（3）主动脉夹层术后心功能不全患者康复处方的设计是怎样的？

1）院内早期康复：患者早期活动以控制正常的心率、血压为前提，在心电监护下进行，当出现不适症状应立即停止活动，适时调整运动强度、幅度及时间，按照由弱到强、循序渐进的方式增强患者运动耐受力。肢体活动前先放松患者四肢肌肉，再行肢体关节的被动运动和主动训练，每次训练 8～15 分钟，每日 2～3 次，待病情稳定再下床行走，有利于减少患者卧床时间，缩短住院时长。

2）院外康复运动

运动评估：全面评估患者能否进行康复运动是非常重要且贯穿全过程的。心肺运动试验评估，可准确反映受试者的最大运动能力，客观评价心脏储备功能和运动耐力等。

运动风险防控：主动脉夹层患者运动期间血压升高，血流动力加快，引起主动脉扩张，导致主动脉夹层的风险增加，因此，运动期间要把控风险监测工作，包括配备心电监护、心肺复苏仪器，康复师的定期急救培训，患者的安全教育、危险因素的识别及运动场地的选择等。关于主动脉夹层患者院外康复运动风险评估研究较少，未来研究者可以开发出特异性、个性化的风险防控策略，以更加契合主动脉夹层患者的运动状况，保证患者运动安全。

运动类型：主动脉夹层院外运动包括有氧运动、抗阻运动、柔韧运动和协调运动，其中以轻、中度有氧运动为主，根据患者的疾病分型、身体状况、爱好等选择合适的运动，促进出院后运动锻炼。中等强度持续有氧运动辅以低强度抗阻训练适合 ATAAD 术后心脏康复。基于正常运动血压反应的血压升高，对应中等强度相对安全。对于 ATAAD 后的高风险患者，考虑整体训练量、个性化运动方案以保持在"安全"血压范围内，以及避免血压过度波动应该是运动训练的主要考虑因素。例如步行、瑜伽等，遵从循序渐进的原则，单次运动时间从 10 分钟 / 次开始逐渐增加至 20 ～ 30 分钟 / 次，运动期间每间隔 10 分钟进行心率和血压的测量，以不感到疲劳为宜，控制心率在 100 次 / 分、血压在 140/90 mmHg 以下。

（4）本病例的心脏康复处方：目前患者主动脉夹层术后 4 周，经评估，患者在康复中可进行 II 期心脏康复。康复处方如下：①呼吸训练。使用呼吸训练器训练，从 MIP 30% 开始，每周增加 5% MIP，直至 70% MIP，每次训练 8 ～ 10 分钟，每日 2 ～ 3 次；②有氧训练。训练方式选择有氧踏车，阻力从 1 开始，每次训练 20 ～ 40 分钟，每日 1 次；③抗阻训练。训练方式选择弹力带，从阻力最小的 8 磅开始逐渐增加，每次训练 8 ～ 10 分钟，每日 1 次。

（5）疗效评估：心肺康复前患者心肺功能：静息心率 78 次 / 分，运动中最高心率 126 次 / 分，静息 SPO_2 92%，运动中最低 SPO_2 88%；肺功能：FVC 1046 mL，MIP 23 cmH_2O，MEP 33 cmH_2O，PEF 34 L/min。心肺康复后患者心肺功能：静息心率 72 次 / 分，运动中最高心率 114 次 / 分，静息 SPO_2 95%，运动中最低 SPO_2 92%；肺功能：FVC 1552 mL，MIP 32 cmH_2O，MEP 50 cmH_2O，PEF 61 L/min。6 分钟步行试验 198 米，最高心率 106 次 / 分，最低 SPO_2 90%。

2. 主动脉夹层 A 型术后吞咽功能障碍的形成原因和康复策略是怎样的？

我们提出了一个不寻常的病例，该病例是由主动脉夹层引起的吞咽困难。在本病例中的主动脉夹层 A 型患者出现吞咽障碍的原因分析主要包括 3 个。

第一个原因可能是主动脉夹层手术引起的声带麻痹导致的吞咽困难。由于左喉返神经的走行，在主动脉夹层手术中容易受到损伤。在本病例中进行电视透视吞咽功能检查显示会厌倾斜不足，声门上穿透，咽部有持续的钡糊剂和液体残留（病例 16 图 1）。但未行喉镜检查、喉肌电图及颈部 CT 检查，因此，我们怀疑可能是由于主动脉夹层手术引起的左喉返神经损伤致声带麻痹引起的吞咽困难。

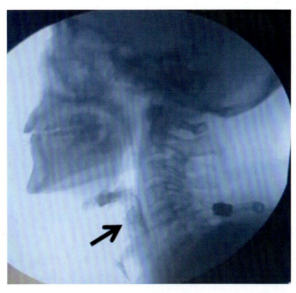

病例 16 图 1　吞咽造影检查显示存在持续残留的食团（箭头），其中有钡糊和声门上渗透有钡液

第二个原因可能是主动脉夹层手术引起的食管受压导致的吞咽困难。在一项研究中，主动脉夹层 A 型患者的 CT 血管成像上清楚地看到它从升主动脉的后壁（病例 16 图 2 A 和病例 16 图 2 B）延伸到髂总动脉的分叉处（病例 16 图 2 C）。食管夹在左主支气管和主动脉扩张之间（病例 16 图 2 D、病例 16 图 2 E），食管上游扩张（病例 16 图 2 E），食管受压是引起患者吞咽困难的原因。

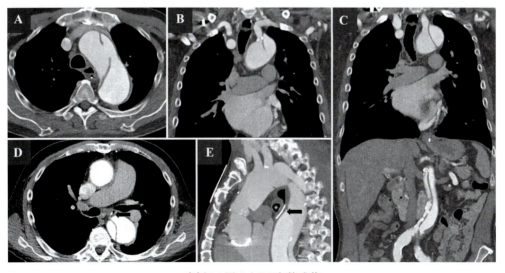

病例 16 图 2　CT 血管成像

第三个原因可能是主动脉夹层术后带来的拔管延迟，导致患者出现获得性吞咽障碍。获得性吞咽障碍是指因疾病治疗或者其他医源性因素，如气管插管、气管切开等引发的吞咽障碍，心脏外科术后患者延迟拔管导致吞咽障碍的发生率高达 67.5%。一旦出现吞咽障碍，将会增加呛咳、误吸、窒息等并发症的发生率，甚至增加死亡风险。因此，主动脉夹层患者气管切开术后宜早期进行吞咽功能训练，尽早拔管，帮助患者早日康复，缩短住院时间。本病例患者也进行了"弓动脉置换术"。术后入住 ICU，期间因"肺部感染，败血症，痰多，呼吸急促"，行"气管切开呼吸机辅助通气"，因此，我们怀疑其吞咽困难可能是由于术后气管插管、气管切开导致的获得性吞咽障碍。

本病例患者吞咽造影检查显示：进食 1 号食物 2mL 呛咳明显，存在误吸；3、4 号食物口唇闭锁好、食物无外漏，咀嚼缓慢、形成食团及舌推送食团能力可，咽启动延迟，有误吸，环咽肌开放不全。结合患者病史特点及临床评估，考虑患者为获得性吞咽障碍的可能性大。针对吞咽问题，为其制订个体化康复方案：采用经口间歇鼻饲法（每日上、下午各 1 次），辅以口腔运动训练（口腔器官运动体操、舌肌主被动康复训练，每日上、下午各 1 次，每次 10 分钟）及颈部肌群训练（每日 1 次，每次 10 分钟），治疗 3 天患者饮水呛咳次数明显减少。2 周再次评估洼田饮水试验 2 级，V-VST 结果提示：吞咽有效性受损、安全性不受损。本病例说明，主动脉夹层 A 型术后患者可能出现吞咽功能障碍。针对主动脉夹层 A 型术后吞咽功能障碍的患者，首先需要分析形成原因，针对性制订个体化吞咽康复方案，可能取得良好的效果。

五、病例点评

主动脉夹层是一种有致命危险的危重疾病，且术后合并并发症，如术后谵妄、脑卒中和肺损伤等。患者可能出现运动功能障碍、心肺功能减退、吞咽功能障碍等。进行全面康复评估，找准问题，进行精准的康复，有助于改善患者预后。

该病例属于主动脉夹层 A 型术后，既存在共性的心肺功能减退，也存在吞咽功能障碍这一个性问题。心脏康复的难点在于在进行有效的康复治疗的同时，应综合考量，比如心率、血压、患者耐受力等问题。吞咽康复建议，临床评估的同时，在病情、条件允许的情况下，完成吞咽造影检查，有利于病情的把握和制订康复治疗计划。此外，该病例患者合并营养不良、轻度焦虑等精神心理问题，是导致预后不良的重要因素。康复过程中，可以与营养科、心理科等跨学科团队密切合作，这对于促进患者康复很重要。

（病例提供者：李　榕　刘园园　田心保　宁夏医科大学总医院）

（点评专家：朱　宁　林瑞珠　宁夏医科大学总医院）

参考文献

[1]Zhou N, Fortin G, Balice M, et al.Evolution of early postoperative cardiac rehabilitation in patients with acute type A aortic dissection[J].Journal of clinical medicine，2022，11（8）：2107.

[2]Lee SI, Pyun SB, Jang DH.Dysphagia and hoarseness associated with painless aortic dissection：a rare case of cardiovocal syndrome[J].Dysphagia，2006，21（2）：129-132.

[3]Turkington L, Nund RL, Ward EC, et al.Exploring current sensory en-hancement practices within videofluoroscopic swallow study（VFSS）clinics[J].Dysphagia，2017，32（2）：225-235.

[4]Wang W, Duan W, Xue Y, et al.Clinical features of acute aortic dissection from the registry of aortic dissection in china[J].The Journal of Thoracic and Cardiovascular Surgery，2014，148（6）：2995-3000.

[5]Howard DP, Banerjee A, Fairhead JF, et al.Population-based study of incidence and outcome of acute aortic dissection and premorbid risk factor control：10-year results from the oxford vascular study[J].Circulation，2013，127（20）：2031-2037.

[6]Mussa FF, Horton JD, Moridzadeh R, et al.Acute aortic dissection and intramural hematoma：A systematic review[J].JAMA：the journal of the American Medical Association，2016，316（7）：754-763.

[7]秦荣凤，朱先玲，王海平，等.Stanford A 型主动脉夹层术后并发脊髓损伤早期康复介入研究 [J].中华胸心血管外科杂志，2020，36（8）：489-492.

[8]Zhou N, Mampuya WM, Iliou M.Is exercise blood pressure putting the brake on exercise rehabilitation after acute type A aortic dissection surgery[J]？Journal

of clinical medicine, 2022, 11（10）：2931.

[9] 孟臻 . 主动脉夹层手术患者护理加强早期康复干预对术后并发症及康复时间的影响 [J]. 中国医药导报，2022，19（36）：186-189.

[10]Townsend N, Nichols M, Scarborough P, et al.Cardiovascular disease in europe 2015：epidemiological update[J].European heart journal, 2015, 36（40）：2673-2674.

[11]Chaddha A, Eagle KA, Braverman AC, et al.Exercise and physical activity for the post-aortic dissection patient：the clinician's conundrum[J].Clin Cardiol, 2015, 38（11）：647-651.

[12]Zadik Y.Iatrogenic lip and facial burns caused by an overheated surgical instrument[J].Journal of the California Dental Association, 2008, 36（9）：689-691.

[13]Chuah BM, Aung T, Wong B, et al.Painless aortic dissection presenting with isolated dysphagia[J].Am J Med, 2020, 134（4）：e285-e286.

[14] 胡可鉴，周萌，梁涛，等 . 成人心脏外科术后患者发生获得性吞咽障碍的相关因素研究 [J]. 中国循环杂志，2016，31（08）：793-796.

[15]Berretta P, Patel HJ, Gleason TG, et al.IRAD experience on surgi-cal type A acute dissection patients：results and predictors of mortal-ity[J].Ann Cardiothorac Surg, 2016, 5（4）：346.

病例 17　青年脑干出血后不完全性肠梗阻康复

一、病历摘要

患者男性，13 岁。

主　诉：四肢活动不利伴言语不清 10 个月余。

现病史：患者于 10 个月余前（2023 年 2 月 17 日）无明显诱因突发脑干海绵状血管瘤畸形伴蛛网膜下腔出血，行引流术后，昏迷 20 天后清醒，四肢瘫。2023 年 4 月第一次行脑干海绵状血管瘤畸形切除术后，经过康复训练后留置胃管，吞咽构音障碍，四肢活动不利，不能坐站及步行，排尿费力，发现双肾结石和膀胱结石。2023 年 6 月再次出现头痛伴脑出血，再次行开颅手术，术后四肢肌力较前下降。因患者脑干海绵状血管瘤畸形于 2023 年 9 月 27 日第三次行开颅手术治疗，术后能自发言语，可经口进少量食物。因双肾结石、膀胱结石于 2023 年 11 月 3 日行"经皮肾镜左肾结石碎石取石术＋膀胱结石碎石取石术"，于 2023 年 11 月 8 日再次行脑室引流术，病情平稳后行康复训练。2023 年 11 月 27 日左侧上腹部压痛，腹部 CT 提示小肠低位不全性肠梗阻。2023 年 11 月 30 日行"经尿道左侧输尿管支架置入术"。现患者四肢均可部分抗阻，可简单发音，点头示意及手势交流，但左手不能侧捏，不能伸展，左踝不能背屈，坐、站、行走不能，鼻饲饮食，进食困难，饮水呛咳，进食、穿衣、转移、如厕、入浴等日常生活动作完全依赖。

患者自发病以来，精神疲倦，鼻饲饮食，留置尿管，可见较多尿沉渣，大便一日 1 次，需要借助开塞露，体重较前下降（具体不详）。

既往史：高血压 8 年，目前服用苯磺酸氨氯地平片 2.5 mg 控制血压，近期血压正常。否认糖尿病病史；否认冠心病病史。患者于 2023 年因脑干海绵状血管瘤畸形反复行手术治疗 3 次。因脑积水于 2023 年 7 月行脑室腹腔分离术。否认外伤史。无结核病史及其密切接触史，无血制品输注史，无药物及食物过敏史，预防接种史按计划进行。患者有泌尿系结石病史并反复泌尿系感染病史。

体格检查：体温 36 ℃，脉搏 75 次／分，呼吸 19 次／分，血压 131/64 mmHg。发育正常，营养欠佳，神志清晰，轮椅推入病房，查体合作。双肺呼吸音清，未闻及干、湿性啰音。心脏及腹部检查未见明显异常。

专科检查：一般状况：神志清楚，言语自发语非流畅、听理解能完成一步指令、复述不能、命名不能；记忆力、计算力、时间、地点、人物定向力无法配合。

颅神经：①嗅神经。双侧嗅觉未查；②视神经。视力视野变小。眼底未查。Horner（-）；③动眼、滑车、展神经。双眼球无突出或下陷，右侧眼睑闭合不全；右侧眼球内聚、外展等各方向运动受限，未见眼震及复视；双瞳孔等大等圆，直径约 3 mm，直接、间接对光反射灵敏，调节反射存在；④三叉神经。左侧面部痛、触觉减退常，双侧咬肌、颞肌肌力减低，张口受限，两侧直接、间接角膜反射灵敏，下颌反射正常；⑤面神经。双侧额纹消失，右侧闭目乏力，右鼻唇沟变浅，示齿、鼓腮不能；⑥位听神经。听力粗测正常，气导＞骨导，双侧 Rinne 试验（+），Weber 试验居中；⑦舌咽、迷走神经。吞咽困难，舌后 1/3 味觉未查，悬雍垂居中，双侧软腭上抬减低，咽、腭反射减弱；⑧副神经。抬头、双侧转头、右侧耸肩无力，未见胸锁乳突肌及斜方肌萎缩；⑨舌下神经。伸舌居中，未见舌肌萎缩及肌束颤动。

运动系统：①肢体围度。肢体无肿胀，四肢肌肉萎缩；②关节活动度。被动关节活动度正常；③徒手肌力检查。右上肢：近端肌力 5 级，远端肌力 5 级；左上肢：近端肌力 3 级，远端肌力 3 级；右下肢：近端肌力 3 级，远端肌力 4 级；左下肢：近端肌力 3 级，远端肌力 0 级；④肌张力。改良 Ashworth 分级四肢肌张力 0 级；⑤Brunstrom 分期。右上肢 5 期，右手 5 期，右下肢 4 期；左上肢 3 期，左手 3 期，左下肢 3 期；⑥无不自主运动。

共济运动：右侧指鼻试验欠稳准、右侧轮替试验笨拙、右侧跟膝胫试验辨距不良、闭目难立征不能配合；左侧肢体共济运动不能配合。

感觉系统：左侧肢体轻触觉、针刺觉减退，左侧肢体音叉震动觉减退，左侧关节位置觉减退，左侧精细感觉减退。

反射：①浅反射：腹壁反射（+）；②深反射：右侧肱二头肌（+）、肱三头肌腱反射（+）、桡骨膜反射（+），右侧膝腱反射（+）、跟腱反射（+），右侧踝阵挛（-），右侧髌阵挛（-）。左侧肱二头肌（+++）、肱三头肌腱反射（+++）、桡骨膜反射（+++），左侧膝腱反射（+++）、跟腱反射（+++），左侧踝阵挛（+），右侧髌阵挛（-）；③病理反射：右侧 Hoffmann 征（+），右侧 Babinski 征（+），右侧掌颏反射（-），吸吮反射（-）。

脑膜刺激征：颈抵抗（-），Kernig 征（-），Brudzinski 征（-）。

功能评定：坐位平衡分级 0 级，立位平衡分级 0 级，Berg 平衡量表评分 0 分；FMA 评分：左上肢 8 分、左下肢 4 分；日常生活活动能力改良 Barthel 指数评分 10 分；左手实用性判定为失用手。

辅助检查：

头颅 CT（外院，2023 年 9 月 8 日）：脑干肿瘤术后，脑干环状稍高密度影伴周围轻度水肿，请结合增强 MRI 检查；幕上脑室扩张积水，左侧脑室引流中；与 2023 年 8 月 27 日比较大致相仿，请结合临床。

双肾、膀胱、输尿管、前列腺超声检查（憋尿）（2023 年 10 月 26 日，我院）：双肾多发结石（左肾多发），左侧输尿管上段结石伴左肾积水，膀胱壁增厚，膀胱腔内多发结石，（腹腔积液）。

肾、输尿管及膀胱平片（2023 年 10 月 31 日，我院）：双肾结石？

CT 尿路造影术（computed tomography urography，CTU）（增强＋重建）（2023 年 11 月 1 日，我院）：左侧输尿管上段狭窄，继发左肾积水、输尿管上段扩张，狭窄原因待查，左侧输尿管上段结石，较前增大，右肾结石同前；左肾铸型结石同前，膀胱结石较前减小，膀胱炎，膀胱导尿管置入术后，盆腔积液。

下肢静脉超声检查（双侧＋床旁）（2023 年 11 月 3 日，我院）：双下肢静脉超声未见明确血栓。

头颅 CT 平扫（非创伤）（2023 年 11 月 8 日，我院）："脑血管瘤、脑出血术后"，左侧颅骨、后颅窝颅骨术后改变，左侧侧脑室内置管影，左侧顶枕部皮下见置入物影。双侧侧脑室不对称，右侧侧脑室前角增宽，脑干右侧缘欠规则，其旁见低密度影，双侧硬膜下见稍低密度影，右侧为著，其内密度欠均匀。前部中线略向左偏。

血常规（2023 年 11 月 28 日，我院）：血红蛋白 112.00 g/L，血细胞比容 34.60%，平均红细胞体积 80.70 fL，平均红细胞血红蛋白含量 26.10 pg/Cell。

肾、输尿管及膀胱平片（2023 年 12 月 4 日，我院）：左侧 D-J 管及引流管置入后改变。

CT 检查：小肠低位不完全性肠梗阻。

疾病诊断：①脑干海绵状血管畸形术后康复（脑干、小脑，血管畸形）；②脑积水；③泌尿系结石；④泌尿系感染；⑤高血压 1 级（高危）；⑥右眼眼睑闭合不全；

⑦右眼暴露性角膜炎；⑧右眼结膜炎；⑨症状性癫痫（继发性癫痫）；⑩不完全性肠梗阻；⑪左肾输尿管支架置入术后；⑫便秘；⑬消化不良。

功能诊断：①偏瘫（双侧）；②吞咽障碍；③构音障碍；④眼球运动障碍（右眼）；⑤面神经麻痹（Bell 麻痹／面瘫，双侧）；⑥神经源性膀胱；⑦皮肤感觉障碍；⑧平衡功能障碍；⑨日常生活活动能力减低；⑩社会参与能力减低。

二、诊疗经过

完善入院常规检查，了解患者全身情况。入院后根据患者功能障碍情况，对其进行康复评定，包括各项功能状态的评定。①康复方面：患者存在的功能障碍为双侧偏瘫、左侧偏身感觉障碍、构音障碍、吞咽障碍、双侧面瘫、大小便功能障碍、日常生活活动能力受限、社会参与水平减退；②胃肠方面：患者 2023 年 11 月 27 日，腹软，左侧上腹部压痛，腹部 CT 阅片可见不完全性肠梗阻，给予禁食水、胃肠减压等治疗后腹痛症状较前缓解。2023 年 12 月 4 日复查腹部平片左侧 D-J 管及引流管置入后改变，提示小肠低位不完全性肠梗阻，营养欠佳；③泌尿系统问题：2023 年 10 月 26 日泌尿系超声提示双肾多发结石（左肾多发）；左侧输尿管上段结石伴左肾积水；膀胱壁增厚；膀胱腔内多发结石（腹腔积液）。2023 年 11 月 3 日因双肾结石、膀胱结石入我院泌尿外科行"经皮肾镜左肾结石碎石取石术＋膀胱结石碎石取石术"。术中左侧输尿管内留置输尿管支架一根，于 2023 年 11 月 27 日取出。另患者 2023 年 11 月 28 日至 11 月 30 日康复训练住院期间体温升高，最高体温 38.2 ℃，尿常规可见白细胞，尿色较浑浊，有白色絮状物，不排除泌尿系统感染。经验性给予头孢美唑钠 1 g 1 次 /12 小时抗感染治疗，完善腹部 CT 提示左侧输尿管上段狭窄，继发左肾积水、输尿管上段扩张，狭窄原因待查；右肾结石；左肾结节样稍高密度影，复杂囊肿？结石？肠内容物较多；盆腔积液较前增多；腹腔置管术后；食管胃置管术后；请示泌尿外科，存在手术指征，于 2023 年 11 月 30 日行"经尿道左侧输尿管支架置入术"，术后患者体温正常。2023 年 12 月 21 日完善泌尿系统超声提示：右肾结石，腹腔积液。

根据评定结果，设定康复目标：近期目标：日常生活小部分参与，坐位平衡分级提高到 1 级，辅助下翻身；胃肠方面：患者改善腹胀、腹痛等不适，改善营养；远期目标：日常生活部分自理，轮椅依赖，回归家庭。

根据患者的功能障碍，①康复方面：患者脑干海绵状瘤畸形术后，注意控制血压，防治症状性癫痫。患者长期卧床，不排除存在体位性低血压，因患者病损部位为脑干，导致自主神经功能受损，嘱患者平日缓慢转变体位，佩戴弹力袜。患者现体力、耐力较差，监测患者血压、心率变化，避免一过性晕厥；主要以低强度训练为主，训练主要通过针灸配合促进感觉输入，改善本体感觉障碍，同时配合运动疗法、作业疗法、言语吞咽训练等进行肢体功能锻炼、维持并扩大关节活动度、体位训练、手的肌力及控制训练、核心肌力训练、平衡功能训练、气道廓清能力训练、吞咽功能训练、物理因子治疗、中医针灸、生物反馈、康复踏车、心肺功能训练等。低强度训练，注意患者的耐受能力。右眼闭合不全，已加强眼部护理及药物对症处理；②胃肠方面：针对患者腹胀症状，给予手法治疗及酌情给予乳果糖及莫沙必利对症处理。间断灌肠，大便逐渐成形，改善腹胀不适，关注患者腹部体征、负压吸引引流量情况。嘱患者家属可按摩、温毛巾热敷下腹部，帮助患者排气；③营养方面：患者现体力、耐力较差，同时保证入量充足。a. 患者尿中培养出真菌感染，推荐全日能量 1600 ～ 1800 kcal，蛋白质 70 ～ 90 g；b. 患者存在营养风险，有营养支持指征；目前鼻饲营养液能量及蛋白质尚可；因患者既往营养状况欠佳，存在不完全性肠梗阻，后续观察患者胃肠功能，耐受时可增加肠内营养液用量 1250 mL（1875 kcal，75 g 蛋白质）；c. 监测患者前白蛋白，若较低，可适当增加肠内；若肠内不能增加，可适当补充氨基酸注射液；d. 待患者病情稳定后，可尝试逐渐过渡至自制流食；e. 监测患者营养摄入、胃肠功能、血液学指标及病情变化等，及时调整营养治疗方案；④泌尿方面：现患者留置尿管，持续开放，可见少量白色絮状物。

患者住院康复期间，定期接受功能和病情的康复评估，经治疗现患者四肢均可抗部分阻力，可简单发音，点头示意及手势交流，但左手不能侧捏，不能伸展，独坐、行走不能，鼻饲饮食，坐位平衡分级达到 1 级，不能站立行走。患者现腹部症状较前明显改善。患者现间断导尿，残余尿量维持在 100 ～ 150 mL，定期复查尿常规、泌尿系超声等相关检查，泌尿外科定期随诊。

三、病例特点及讨论

该病例因脑干海绵状血管瘤畸形反复发作脑出血及脑积水，多次进行颅内手术、引流术，遗留多种功能障碍，包括右眼闭合不全、暴露性结膜炎、双侧肢体偏瘫、吞咽障碍、构音障碍。后因双肾结石、膀胱结石行"经皮肾镜左肾结石碎石取石术＋膀胱结石碎石取石术"，不完全性肠梗阻、左侧输尿管梗阻行"左侧输尿管支架置入术"，泌尿系统感染等。患者长期卧床，体力、耐力差，需经综合、个性化康复治疗提高康复效果。

针对该患者的肢体运动、感觉功能障碍给予运动疗法、作业疗法、言语吞咽训练等，维持并扩大关节活动度，辅助翻身、坐起等体位转移训练、核心肌力训练、坐位平衡训练、手的肌力及控制训练、右侧肢体协调功能训练、气道廓清能力训练、吞咽功能训练、物理因子治疗、中医针灸、生物反馈、康复踏车、心肺功能训练等。训练强度较低，训练过程中注意患者的耐受能力。对于右眼闭合不全，加强眼部护理及药物对症处理。肢体运动功能及言语吞咽功能提高亦可促进胃肠功能的恢复。

该患者针对因神经源性疾病所致动力性小肠梗阻的胃肠功能障碍，表现为以腹胀为主伴有腹部疼痛、腹泻的肠梗阻症状。根据美国东部创伤外科学会（eastern american society of trauma surgery, EAST）和世界急诊外科学会（world society of emergency surgery, WSES）的共识中一致提出，如没有腹膜炎、肠坏死及肠缺血的小肠梗阻，推荐先行尝试非手术治疗，尤其对于重要器官存在合并症、免疫功能低下及接受手术治疗风险较大的患者，多选用非手术治疗。小肠梗阻非手术治疗的基本原则，包括：①禁食、补液、补充水、电解质，超过 1 周的禁食患者需肠外营养治疗；②胃肠减压，可减轻肠道内压力，进而减轻梗阻症状；③疼痛较明显的患者可使用解痉药物，但避免使用止痛药物；④动态监测腹部体征的变化，定期进行影像学评估判断病情变化。该患者出现腹痛、腹泻等不适症状，无恶心、呕吐等不适，查体可见腹部膨隆，叩诊鼓音，左侧上腹部压痛，腹部 CT 可见结肠内大量积气，小肠部分扩张，不完全性肠梗阻。目前肠梗阻不具备手术指征，优先选择非手术治疗，温盐水 500 mL 加甘油灌肠剂灌肠，禁食。口服普鲁卡比利促进结肠动力增加。经给予患者禁食水、补液、负压吸引辅助排便，患者自觉症状较前改善，继续当前治疗方案，待患者引流量减至 100 ～ 200 mL，可经口进糊状食物；关注患者腹部体征、引流量等变化，待患者腹胀症状较前好转，腹部 CT 未见肠管扩张、游离气体，酌情给予乳果糖及莫沙必利调整肠道菌群对症处理。持续关注患者腹部体征，负压吸引引流量情况；并给予胃肠内脏手法调理术，促进恢复其胃、肠道能动律和原动律的正常生理节律运动。针对患者排便功能障碍进行盆底肌训练，以及进行直肠手指操协助排便。排便控制是一个生理活动，是生理反射受到社会环境影响而形成的一种自然反射运动。自然排便反射过程分为两步，第一步为诱发便意反射，第二步为排便反射，通过直肠训练，在训练过程中诱发排便反射，如在腹部适当位置加压使粪便压力达到阈值刺激肠壁神经节导致直肠收缩和内括约肌放松，粪便下移到达肛窦从而产生便意；盆底肌训练过程中刺激肛门外括约肌收缩与放松，排出粪便。通过一段时间的反复训练，建立患者在某种刺激下即可产生规律性反射性排便的反射性直肠。

四、病例相关问题及分析

根据以上病例资料，我们总结了关于青少年脑干出血恢复期发生不完全性肠梗阻康复的具有代表性的几方面问题进行讨论，希望有助于提高对类似病例的诊治水平和服务质量。

1. 不完全性肠梗阻的分类

（1）分类：明确小肠梗阻的分类是诊断与治疗的基础。小肠梗阻分类方式主要有病因、血液循环障碍与否、梗阻程度和梗阻部位 4 种分类方式。

依病因，可将小肠梗阻分为机械性小肠梗阻、动力性（麻痹性）小肠梗阻、血运性小肠梗阻和不明原因的小肠假性梗阻 4 类。①机械性小肠梗阻的病因又可归纳为肠壁因素（肿瘤、炎性肠病、憩室和放射性肠损伤引起的肠管狭窄）、肠腔外因素（肠粘连、疝和肿瘤）及肠腔内病变（异物或粪石等）3 类。腹部手术后的粘连是小肠梗阻的首位病因，占 65% ～ 75%；急腹症患者中有 20% 为粘连性小肠梗阻；②动力性小肠梗阻的病因包括神经源性疾病、代谢性疾病、药物中毒和感染性疾病。该病例患者即为神经源性疾病导致的动力性小肠梗阻；③依据是否存在血液循环障碍，可将小肠梗阻分为单纯性小肠梗阻和绞窄性小肠梗阻。依据梗阻程度和梗阻部位，肠梗阻可分为完全性和不完全性小肠梗阻、高位和低位小肠梗阻；④不明原因的小肠假性梗阻是一类慢性疾病，表现为反复发作的、以腹胀为主的肠梗阻症状，可伴有腹部绞痛、呕吐、腹泻甚至脂肪泻，体检时肠鸣音减弱。

（2）诊断

1）平扫或增强螺旋 CT：可作为小肠梗阻的首选诊断检查。CT 显示肠壁增强减弱是缺血的表现，肠系膜无水肿积液是排除绞窄的可靠依据。CT 在判断是否存在肠绞窄、肠穿孔、肠坏死和是否需要紧急手术等方面的准确性达到 92%。

螺旋 CT 多期增强扫描加肠系膜 CTA 三维重建检查可对肠系膜血管进行快速

准确扫描，有助于精确诊断肠系膜动静脉内栓塞状况，对病变进展程度及病灶累及范围均有指导价值。对临床高度怀疑绞窄性肠梗阻、小肠肿瘤及肿瘤性肠套叠、局限性慢性肠缺血性病变等导致的小肠梗阻很有价值。在合并高凝因素或者心房颤动等情况下，应当警惕是否有肠系膜栓塞或血栓形成，CTA 是目前肠系膜动脉栓塞诊断的金标准。总体评价高于单纯肠系膜动脉血管造影检查。

CT 肠道成像（CT enterography，CTE）可以较好地显示肠黏膜及肠壁状况，对于术后粘连性肠梗阻、小肠肿瘤、肠内外瘘、肠道膀胱瘘或阴道瘘等疾病的诊断均有价值，还可以检测到其他检测方法（如胶囊内镜）无法发现的小肠肿瘤。

2）水溶性造影剂检查：对明确小肠梗阻的部位和程度有重要意义。高渗性水溶性造影剂在肠道中的流动性好、黏稠度低，能快速反映肠管扩张情况和梗阻部位，利于鉴别小肠梗阻的类型（高位或低位梗阻，完全性或不完全性肠梗阻），能为非手术治疗效果的评估提供准确参考依据。

该病例患者需择以螺旋 CT 进行诊断。

2．不完全性肠梗阻的非手术治疗的方法有哪些？

（1）常规治疗

1）禁食：不完全性肠梗阻虽然肠内容物能够部分通过梗阻点，但进食后会增加内容物的量，导致梗阻点被阻塞，发生肠胀气从而加重病情，因此，临床中治疗肠梗阻均先要求患者禁食。

2）胃肠减压：患者经胃肠减压，可达到减轻肠腔膨胀、恢复血液循环、减轻肠壁水肿等目的。

3）补充水、电解质和维生素：在治疗中给予水、电解质和维生素的补充，纠正电解质、酸碱平衡紊乱，能够调节患者的机体功能，对临床治疗起到促进作用。

4）抗生素治疗：由于肠道屏障受损、细菌移位，可能会增加全身感染的风险。一般较轻的单纯性肠梗阻不使用抗生素，当腹痛腹胀加重、肠腔明显扩张时，为防止肠腔继发细菌感染时可应用针对革兰阴性杆菌的抗生素。

5）营养支持治疗：小肠梗阻通过非手术治疗缓解的早期，多数患者存在营养不良风险，肠道炎性水肿未完全恢复，仍存在肠内容物通过缓慢，小肠的消化、吸收及代谢功能受损，如果过快、过多进食，会导致消化液大量分泌，可能再次诱发小肠梗阻。故应先经鼻－空肠管给予滋养型肠内营养治疗，逐步过渡至全肠内营养治疗。这样不但能够维持肠道黏膜屏障的完整性，预防肠道菌群易位，而且可激活肠道内分泌系统，通过神经－内分泌系统调理胃肠蠕动功能。当肠内营养治疗不能满足营养目标需要量的 60% 时，则需要补充性肠外营养治疗。对于存在肠衰竭的患者，可能需要更长时间的肠道康复治疗，尝试逐渐减少肠外营养治疗的依赖。

6）生长抑素治疗：生长抑素系一种含有 14 个氨基酸的环状肽类激素，广泛分布于神经系统和胃肠道，对胃肠液分泌有明显的抑制作用。在全肠外营养的基础上联合应用生长抑素，可使消化液分泌减少 90%，从而减少梗阻以上肠管内液体积聚，有利于肠壁血液循环和肠黏膜屏障的恢复，加速炎性病变的消退，改善肠道水肿状况，从而起到促进肠管再通的作用，避免发生腹腔和全身感染。

7）灌肠治疗：采用灌肠治疗可直达病变部位，减轻炎性水肿及渗出，有利于病情的早期缓解。还可以润滑肠道，加快梗阻物的排出。

（2）其他治疗方法

1）液状石蜡管饲：经肠梗阻导管注入液状石蜡润滑肠管，可减少肠内容物与肠壁的阻力，促进肠蠕动，避免肠内容物在部分肠腔的滞留，对促进肠道再通、预防肠道细菌移位、降低毒素吸收、减少继发腹腔感染、缩短病程有重要作用。同时还可减少肠内容物与肠壁间的阻力，使肠内容物顺利通过狭窄变形的肠腔，从而缓解肠腔压力，促进肠道功能恢复，阻止肠梗阻的进一步发展。

2）水溶性造影剂：高渗性水溶性造影剂不仅可以检查小肠梗阻情况，而且可以起到治疗作用。这种造影剂相对于肠腔属于高渗性液体，具有 6 倍于细胞外液的渗透压，可增加梗阻部位的压力梯度，促进肠壁液体转移至肠腔，从而减少肠壁水肿；同时，高渗性液体本身具有刺激肠蠕动的作用，可促进粪便的排出，有利于恢复肠道的通畅性，从而减少外科手术比例。但也有研究显示，水溶性造影剂在临床治疗过程中存在不必要的治疗延迟。

3）菌群移植：能恢复肠道菌群紊乱,改善麻痹性或假性梗阻等患者的治疗效果。菌群移植是将健康人粪便中的功能菌群通过一定方式移植到患者肠内，以调节肠道菌群失衡，重建具有正常功能的肠道微生态系统。已被证明可用于功能性便秘、肠易激综合征和菌群紊乱相关腹泻等肠功能障碍疾病的治疗。麻痹性或假性肠梗阻等动力性小肠梗阻，小肠细菌在梗阻近端扩张的肠管中大量积聚和繁殖，表现为细菌过度生长和肠道微生物群组成和多样性的改变。肠道菌群在维持肠黏膜屏障和黏膜免疫、营养物质消化、吸收和代谢，以及肠蠕动节律等方面具有重要意义。部分肠梗阻患者在肠道通畅性恢复后，仍有腹胀腹痛、排粪频次改变和脂肪消化吸收不良等肠功能障碍表现。对此类小肠梗阻的患者，推荐在扩张小肠直径回缩至＜2.5 cm、肠内营养可耐受目标量的50%时，行菌群移植，以促进小肠功能恢复。

3. 手法康复——内脏松弛术 内脏松弛术是一种以徒手的治疗方式，作用于机体解剖学特定位置，通过徒手评估判断胃肠道律动情况与运动轴偏移情况，并通过徒手治疗矫正器官及结缔组织使其恢复正常原动律与能动律，促进器官的常规运动，提高患者器官功能与身体结构完整性。它也是一种激发人体内源性矫正机制，恢复脏器正常的律动，从而改善脏器功能。

4. 中医中药治疗

（1）针刺：可以疏通经络，行气导滞，调理肠腑，缓急止痛。足三里为足阳明胃经合穴，阳明多气多血，又为强壮保健要穴，针刺该穴能调理阴阳和脏腑、健运脾阳、补中益气、温中散寒、宣通气机、强壮全身。

（2）穴位注射：是通过针刺与药物对经穴的综合作用，达到调整机体功能和治疗疾病的目的。对消化系统的调整作用，主要表现在可解除胃肠平滑肌痉挛、调整消化液分泌、调整胃肠蠕动等方面。

（3）盐熨法：盐熨治疗是中医外治法中内病外治疗法之一，其通过作用在特定的穴位，经皮肤腠理将药力和热力的作用联合而调畅全身气机，达到疏通经络、活血行气、调理阴阳平衡、扶正祛邪、温胃散寒、止痛止泻、激活人体各种组织细胞的免疫功能等作用。

（4）中药敷贴法：中药可通过穴位贴敷透毛孔、经腠理直入皮下、渗入体内，其有效成分可被迅速吸收，增强疗效。脐部神阙穴为中药贴敷治疗的最佳穴位选择。

（5）耳穴埋豆疗法：是用胶布将药豆贴于耳穴处，给予适度的按、压、捏，使穴位产生酸、麻、胀、痛等刺激感应，达到治疗效果的一种灸法。

5. 健康指导

（1）饮食指导：需加强饮食指导，告知卧床患者进食量不宜过多，低盐、低脂饮食，避免食用过多豆类、牛奶等易产气的食物，多吃富含膳食纤维和高蛋白的食物，多饮水保证每日正常摄入量。

（2）活动指导：在病情允许的情况下，鼓励患者尽早下床活动，促进肠功能恢复。

对于长期卧床的患者要按时协助其翻身，增加床上活动，并积极配合治疗原发病。

（3）腹部手法按摩：教会患者／家属腹部手法按摩的方法，促进肠功能恢复。具体方法为：患者取仰卧位，双腿屈曲，腹部自然放松，注意保暖和保护隐私，排空膀胱，勿过饱，操作者修剪指甲，对搓至掌心发热，双手交叉放于肚脐上，以神阙为中心，沿脐周按顺时针的方向按揉 3～4 分钟，按摩时手法宜缓慢、柔和，力量适中，以患者自感舒适、腹部有温热为宜；然后采用指压按摩法，按摩关元、中脘、天枢、足三里等穴，按摩程度以产生酸胀感为宜，每穴位 2 分钟，每日 3 次。

（4）心理护理：对因各种原因需长期卧床患者加强心理护理，多与患者谈心，帮助患者克服焦虑，调节不良情绪。

五、病例点评

神经源性膀胱及神经源性直肠是康复治疗中经常遇见的问题，在脊髓损伤，尤其是骶尾部损伤的患者发病率高，而脑损伤尤其是病程较长的后遗症患者身上却常常被忽略。这种自主神经功能的神经调控中枢，大多数认为在骶区（骶 2～3 水平），其实脑干也是非常重要的调节中枢，如果脑干损伤后，更容易出现神经源性膀胱和神经源性直肠等自主神经紊乱性疾病。

本病例患者为青少年男性，曾行多次脑干海绵状血管瘤畸形手术，存在不典型的神经源性膀胱，排尿困难，反复泌尿系感染，最终因治疗延误形成泌尿系结石及肾积水等不可逆损害。在这种状态下，患者又接受了泌尿系结石的腹部手术，使得本就脆弱的自主神经功能在双重打击下，出现了术后应激状态，导致肠蠕动停滞、运输速度减慢，排便费力，最终形成肠梗阻。

肠梗阻治疗以胃肠减压、改善胃肠负担、药物治疗为主，同时要针对除了泌尿系和胃肠道以外的其他脏器可能出现的问题，加强营养支持，出入量平衡，达到自主神经协调状态，减少自主神经功能进一步恶化。待生命体征平稳后，进一步促进排尿及排便通畅的情况下，通过药物及内脏松动术等方法，帮助患者重新建立自主神经的平衡状态；加强体力耐力训练，增加患者对于应激状态的抵御能力。

对于脑干损伤及脊髓损伤患者，尤其应该重视可能出现的自主神经功能障碍的各种症状及并发症，如体位性低血压、食管反流、心律失常、反复泌尿系感染、便秘等症状，应尽早完善相关脏器的筛查，定期评估功能障碍，制订个性化康复治疗方案，减少各种脏器并发症的产生。加强医护工作者及患者护理人员对高危人群的脏器损伤预警的宣教，并开展规范评估及康复治疗，尤其是在手术前。

（病例提供者：邹丽丽　北京清华长庚医院）

（点评专家：李　欣　北京清华长庚医院）

参考文献

[1] 中华医学会肠外肠内营养学分会，中国国际医疗保健促进交流会外科康复促进学分会. 小肠梗阻的诊断与治疗中国专家共识（2023 版）[J]. 中华胃肠外科杂志，2023，26（5）：401-409.

[2] 让－皮埃尔·拜卢（Jean-Pierre Barral），皮埃尔·莫西尔（Pierre Mercier）. 内脏手法调理术 [M]. 董福慧，章瑛. 主译. 西安：陕西科学技术出版社，2016.

[3] 国家卫生健康委员会医院管理研究所，中华医学会肠外肠内营养学分会，中华医学会肠外肠内营养学分会肠道微生态协作组. 肠道菌群移植临床应用管理中国专家共识（2022 版）[J]. 中华胃肠外科杂志，2022，25（9）：747-756.

[4] 中华医学会肠外肠内营养学分会，中国国际医疗保健促进交流会加速康复外科分会，中国微生态治疗创新联盟，等. 菌群移植标准化方法学的建立与临床应用中国专家共识 [J]. 中华胃肠外科杂志，2020，23（Z1）：5-13.

病例 18　2 型糖尿病合并外周神经病变的康复

一、病历摘要

患者男性，65 岁。

主　诉：血糖升高 15 年，双小腿足部麻木 2 年。

现病史：患者 15 年前体检时发现空腹血糖升高，空腹血糖 8 mmol/L，无多饮、多食、多尿及体重变化等。口服葡萄糖耐量试验（oral glucose tolerance test，OGTT）餐后 2 小时血糖 14 mmol/L，诊断为 2 型糖尿病。当时予以饮食控制及适量运动（具体方案不详），并予以口服药物二甲双胍、阿卡波糖控制血糖。期间患者规律服药，但未定期监测血糖。患者 2 年前出现双小腿足部麻木，初为偶在夜间睡眠时出现，半年来患者持续有上述症状，伴夜间麻木痛醒。无肢体无力，无皮肤破溃。饮食无特殊，大小便正常，一年来体重增加约 5 kg。

既往史：高血压 15 年，冠心病 5 年，无糖尿病家族史。无烟、酒嗜好。

体格检查：体温 37.1 ℃，脉搏 88 次 / 分，呼吸 17 次 / 分，血压 155/95 mmHg。自主步入病房。双肺呼吸音清，未闻及干、湿性啰音。叩诊心界不大，心率 88 次 / 分，心音可，各瓣膜区未及明显杂音。腹软，无压痛，肝脾肋下未触及，肠鸣音不亢进。双下肢无水肿，双侧足背动脉搏动对称，四肢肌力无明显异常，双侧小腿中下段及足部皮肤套袜状温痛觉减退，双踝震动觉减退。双侧膝反射稍弱，Babinski 征阴性。腹围 95 cm，BMI 29。日常生活活动能力改良 Barthel 指数评分 100 分。双小腿足部麻木不适，疼痛数字评分法（numeric rating scale，NRS）评分 4 分。

辅助检查：

实验室检查：尿素氮 6 mmol/L，肌酐 66 μmol/L，甘油三酯 5.38 mmol/L，总胆固醇 5.15 mmol/L，低密度脂蛋白 3.6 mmol/L，高密度脂蛋白 1.2 mmol/L，空腹血糖 8.2 mmol/L，糖化血红蛋白 7.1%。尿常规检查：尿糖（++），余未见明显异常。

心脏超声检查：各房室大小正常，左室壁不增厚，静息状态下左室收缩功能未见明显减弱；二尖瓣、三尖瓣未见明显异常。左心室射血分数 70%。

神经传导速度和肌电图检查：双侧胫神经、腓总神经和腓肠神经感觉电位波幅降低，传导速度减慢。胫神经 F 波潜伏期 > 58 ms。下肢相关肌群未见明显失神经电位。

眼底镜检查：糖尿病视网膜病变 1 期。

疾病诊断：①2 型糖尿病合并周围神经病变；②冠状动脉粥样硬化性心脏病；③高血压 2 级（高危）；④高脂血症。

功能诊断：肢体麻木。

二、诊疗经过

在全面的入院检查基础上，经过详细康复评估，发现该患者本次就诊，临床问题主要为 2 型糖尿病患者血糖控制不佳，并合并周围神经病变和早期眼底病变。康复方面的主要问题包括影响睡眠的肢体麻木不适和高血压、肥胖等 2 型糖尿病预后不良等危险因素。入院后予以一般治疗，包括饮食控制和药物治疗。药物治疗方面予以二甲双胍、阿卡波糖、格列吡嗪降糖，立普妥调脂，硝苯地平缓释片降压，阿米替林、普瑞巴林改善肢体麻木，弥可保营养神经。康复治疗予以运动疗法，以平板快速行走、脚踏功率自行车为主，运动强度：每天 45 分钟，目标心率在 110 ～ 120 次 / 分，运动频率：每周 7 天。物理治疗方面，予以双下肢胫神经、腓总神经支配区域的 TENS 治疗、全身振动疗法改善下肢肢体麻木。在严格的饮食和运动疗法的基础上加强药物控制，经过 12 周的治疗，患者血糖控制正常（空腹血糖 5 ～ 6 mmol/L，餐后 2 小时血糖 9 ～ 10 mmol/L），血压控制在 122/72 mmHg 左右。糖化血红蛋 5.5%。双下肢麻木不适改善，NRS 评分降至 1 ～ 2 分。

三、病例特点及讨论

该病例具有以下特点：65 岁男性患者，糖尿病史 15 年，血糖控制不佳导致外周神经出现病变 2 年。患者虽然坚持长期口服降糖药，但是未定期监测血糖，体重控制不佳，BMI 29，提示平素运动不足。查体：双侧小腿足部皮肤套袜状浅感觉减退，下肢远端关节部位震动觉减退。辅助检查神经传导速度和肌电图检查提示：双侧胫神经、腓总神经和腓肠神经感觉电位波幅降低，传导速度减慢。胫神经 F 波潜伏期＞ 58 ms。提示该患者出现了糖尿病合并外周神经病变。虽然糖尿病肾病也是 2 型糖尿病最常见的并发症，但是该患者未见肾功能损害的证据。

针对这样的糖尿病患者，我们制订的康复目标就是有效地协助降低血糖，改善肢体麻木和纠正高血压、肥胖等 2 型糖尿病预后不良等危险因素。

具体的康复措施包括：

1. 饮食疗法　饮食控制是糖尿病治疗的基础，部分糖尿病患者通过饮食控制即可获得血糖控制。根据患者的理想体重｛理想体重（kg）＝［身高（cm）－100]×0.9｝和生活工作方式，确定每日摄入的总热量，制订食谱并按照一定比例（如早餐1/5、午餐2/5、晚餐2/5）三餐或四餐分配。成人休息状态下每日每千克理想体重应给予的热量为25～30 kcal，轻体力劳动者30～35 kcal，中度体力劳动者35～40 kcal，重度体力劳动者40 kcal以上。食物中碳水化合物占总热量的50%～60%；脂肪按每公斤体重0.6～1.0 g计算，热量不超过全天总热量的15%；蛋白质按每公斤体重0.8～1.2 g计算，热量约占全天总热量的15%。本病例患者为轻体力劳动者，总热卡为2000 kcal，同时由于胆固醇升高，需要下调食物脂肪的比例。

2. 运动疗法　是2型糖尿病患者治疗的基石。运动疗法要素包括：①运动方式。低至中等强度的有氧运动，通常采用有较多肌群参加的持续性的周期性运动，如快走、慢跑、游泳和功率车等；②运动强度。运动量是运动方案的核心，必须遵循个体化的差异，肥胖程度，由轻到重的原则进行。常采用运动中的心率作为评定运动强度大小的指标，靶心率＝（220－年龄）×（60%～80%）；③运动时间。运动持续的时间可以根据个体的耐受能力，一般每次30～40分钟，包括准备活动、运动训练及放松活动三部分；④运动频率。一般每天一次或每周运动3～5次。次数过少，运动训练的效果及运动蓄积效应将减少，已获得改善的胰岛素敏感性将会消失。该患者的运动康复方案以平板快速行走、脚踏功率自行车为主，运动强度每天45分钟，目标心率在110～120次/分；运动频率每周7天。

3. 血糖管理　二甲双胍口服，每日3次，每次0.5 g；阿卡波糖口服，每日3次，每次100 mg；格列吡嗪控释片口服，每日3次，每次5 mg。

4. 肢体麻木处理　糖尿病患者合并远端对称性感觉和运动神经病变，是糖尿病周围神经病变最常见的一类表现形式，高血糖引起的代谢异常和微血管病变是其主要致病因素。表现为远端肢体对称的多发性周围神经病，多起病隐匿，首先累及下肢远端，自下向上进展，很少波及上肢。该患者出现的双下肢远端足部的麻木不适，同时偶伴夜间麻木痛醒，属于神经病理性疼痛。药物治疗包括阿米替林口服，每天3次，每次25 mg；普瑞巴林口服，每天2次，每次75 mg。根据药物治疗效果和患者的耐受程度，一周后普瑞巴林调整为每次150 mg，每天2次。

针对肢体麻木的物理治疗包括局部 TENS 治疗（双下肢腓总神经和胫神经支配区域，每天 1 次，每周 5 次）和全身振动疗法（每天 1 次，每周 3 次）。

5. 康复教育 糖尿病是一种终身性疾病，必须终身治疗。强调饮食治疗和运动疗法的重要性。监督患者定期自主监测空腹和餐后 2 小时血糖，教会患者使用血糖仪和测量血糖的方法。健康教育还需要特别强调介绍低血糖的诱因和临床表现，掌握预防和自救方法。叮嘱患者注意个人卫生，尤其做好足部护理，避免足部皮肤破溃。

四、病例相关问题及分析

根据以上病例资料，我们总结了关于 2 型糖尿病合并外周神经病变康复的具有代表性的几方面问题进行讨论，希望有助于提高对类似病例的诊治水平和服务质量。

1. 糖尿病性神经病变的机制和临床表现 糖尿病性神经病变是糖尿病最常见的慢性并发症之一，与糖尿病眼底病变、糖尿病足和糖尿病心血管并发症常一起出现。该疾病可累及中枢神经和周围神经，尤其是后者，称为 DPN。DPN 是糖尿病最常见和最难治疗的并发症，对糖尿病治疗造成巨大的经济负担。研究表明，近一半的糖尿病患者会出现周围神经病变，该过程通常在糖尿病病程早期开始，进展的程度和速度取决于其他几个因素，包括患者的年龄、患糖尿病的年数和血糖控制水平。糖尿病性神经病变是 1 型糖尿病患者死亡率的最强预测指标。

DPN 的病因和发病机制尚无定论，但目前认为主要与高血糖、血脂异常和胰岛素抵抗引起的一系列病理生理过程有关。糖尿病引起的氧化应激、代谢异常、微血管病等因素，通过特殊的信号转导通路，破坏神经细胞的正常结构和功能，导致神经元脱髓鞘和神经元损伤，这是周围神经病变的主要原因。此外，一些广泛使用的临床药物，如糖尿病患者常用的质子泵抑制剂和二甲双胍（可导致维生素 B_{12} 缺乏），也可能通过诱导维生素 B_{12} 缺乏而引起或加重 DPN。

DPN 最常见的表现是远端对称性肢体麻木伴知觉丧失，30% ～ 50% 的糖尿病患者也可能因 DPN 而出现神经性疼痛，最常见的形式是足部自发性（即与刺激无关）灼痛。其他常见的疼痛类型包括烧灼性疼痛和尖锐疼痛，然后是瘙痒、痛觉过敏和诱发性疼痛。DPN 的筛查包括详细的病史收集和五项基本感觉测试，包括踝关节反射、振动感觉、压力感觉、针刺疼痛觉和温度觉。在诊断糖尿病性神经病变时，需要和一些疾病进行鉴别，例如酗酒（酒精性神经病变）、遗传性神经病、肿瘤、药物诱发的神经病变（化疗和人类免疫缺陷病毒治疗等药物）和淀粉样变性。实验室评估包括维生素 B_{12} 检查，尤其是接受二甲双胍治疗的患者。

　　糖尿病患者可出现几种不同模式的神经病变。神经病变模式的例子包括远端对称性多发性神经病、以小纤维为主的神经病变（病例 18 图 1 A）；神经丛病或神经根病（病例 18 图 1 B）；单神经病（病例 18 图 1 C）和自主神经病变或治疗诱发的神经病变（病例 18 图 1 D）。

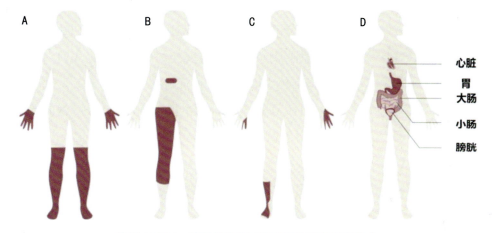

病例 18 图 1　糖尿病患者可能出现的神经病变模式

　　2. 糖尿病性神经病变的康复治疗　DPN 的治疗主要包括生活方式的改变、以接近正常血糖为目标的病因治疗、多因素心血管风险干预和使用镇痛药物（如果需要,可以组合）与非药物选择对神经性疼痛进行对症治疗。作为 DPN 的直接病因,控制血糖水平对 DPN 的后续治疗过程具有重要意义。已经证明,周围神经病变的发生率随着血糖状态的恶化而增加。这就要求临床医生在保持患者血糖稳定控制的同时,提供适当的运动和饮食控制方案,以有效干预代谢因素对 DPN 的不良影响。目前的数据表明,加强血糖控制对预防 1 型糖尿病性神经病变有很大影响,而对 2 型糖尿病的作用相对要小。

　　目前 DPN 的治疗方法侧重于改善血糖控制（主要针对 1 型糖尿病患者）和生活方式的改变（主要针对 2 型糖尿病患者）。2 型糖尿病患者的最佳治疗方法包括生活方式干预,特别是饮食和运动,以及最佳的血脂和血压控制。

有氧运动是改善DPN患者症状的有效方法。研究支持，使用心率指标（如最大心率的70%）进行中度至剧烈有氧运动处方可改善2型糖尿病患者DPN体征和症状。这些改变可能与增强血糖控制和血管内皮功能改善有关。已有研究证实中等强度的有氧运动训练可使糖尿病DPN患者肢体的电生理学检查得到改善，特别是感觉神经传导速度的提高。抗阻训练是增加肌肉耐力和爆发力的有效方法。如果患者身体状况允许，可考虑联合有氧运动和抗阻运动来改善DPN患者的疼痛麻木症状。

全身振动训练（whole body vibration training，WBVT）可作为DPN疼痛管理的备选干预措施。WBVT最常用的方式是在振动平台上锻炼，并被推荐作为传统力量训练的替代方案。振动平台机械地产生肌肉–肌腱复合体长度的快速变化，进而刺激肌肉的重复性反射性收缩，从而促进感觉变化的改善。研究表明，每周进行3次共4周的振动治疗可减轻DPN患者的急性疼痛症状。

3. 糖尿病运动疗法的适应证、禁忌证和注意事项　糖尿病运动疗法的适应证主要包括轻中程度的2型糖尿病患者，尤其是成人肥胖型糖尿病患者，以及饮食控制和药物治疗后病情好转的1型糖尿病患者。对于有动脉硬化、高血压、冠心病等糖尿病合并症但病情较轻的患者，应在医生的指导下采用适当的运动方式和运动负荷。

需要注意的是运动疗法并不适用于所有糖尿病患者。其禁忌证主要包括糖尿病重症合并症的患者，如酮症酸中毒、高渗状态、糖尿病酮症；空腹血糖＞15.0 mmol/L，或者严重的低血糖倾向，心力衰竭或严重心律失常；严重糖尿病肾病；严重糖尿病视网膜病变；严重糖尿病足；新近发生的血栓等。血糖太高、胰岛素用量太大、病情易波动者也需慎用运动疗法。

在进行运动疗法时，患者需注意控制运动时长，避免长时间运动加重身体负荷，引起肌肉酸胀、疼痛等不适。患者应选择适合的运动项目，开始时可以选择强度较低的运动项目，比如快走、功率自行车、游泳等。在运动过程中，患者可能会大量出汗，因此建议适当补充水分，以免身体脱水。此外，患者应特别注意双脚的保护，选择合适的鞋子和袜子。在运动期间，患者应监测自身的血糖水平，从而了解运动对血糖的影响，方便进行运动计划的调整。

4. 糖尿病合并外周神经病变的健康教育　健康教育是糖尿病治疗成败的关键。

糖尿病是一种累及全身需要终身治疗的疾病，糖尿病患者及其家属必须接受康复教育，进行自我管理，配合医护人员，才能得到良好的治疗效果。以下是一些健康教育建议：

（1）了解疾病：了解糖尿病和外周神经病变的病因、症状、治疗方法，以便更好地管理自己的病情。

（2）控制血糖：保持血糖在正常范围内，避免高血糖和低血糖的发生。定期监测血糖，根据医生建议调整治疗方案。

（3）健康饮食：遵循低糖、低脂、高纤维的饮食原则，适量摄入蛋白质、维生素和矿物质。避免过度饮酒和吸烟。

（4）适量运动：根据自身情况选择合适的运动方式，如散步、太极拳、瑜伽等。运动有助于控制血糖、增强体质，提高免疫力。

（5）保护皮肤：保持皮肤清洁干燥，避免皮肤受伤。若出现皮肤破损、感染等情况，应及时就医。

（6）预防并发症：定期进行眼科、肾功能、心血管等方面的检查，及早发现并治疗并发症。

（7）心理调适：保持乐观的心态，积极参与社交活动，增强战胜疾病的信心。

（8）药物治疗：按照医生的指导服用药物，不要自行调整剂量或更换药物。若出现不良反应，应及时就医。

（9）生活方式调整：养成良好的生活习惯，保持充足的睡眠，避免过度劳累。

五、病例点评

在糖尿病的并发症中，外周和自主神经系统病变引起的临床综合征是最普遍的。目前临床前研究正朝着阐明 1 型和 2 型糖尿病在神经代谢、营养超载，以及施万细胞病变的差异等方向发展。随着一些基本问题的提出，例如糖尿病期间周围神经系统是否存在代谢重编程、过量的葡萄糖和脂质对神经生物能量学的单独和综合作用及胰岛素和胰岛素抵抗在周围神经系统中的作用，DPN 的基础研究取得了长足进展。大多数患者通过结合药物治疗、物理疗法和定制的饮食运动计划可以获得显著改善，但少部分患者可能因康复计划不够针对性或缺乏监督执行而进展缓慢。因此，定期进行全面评估，针对患者的具体需求调整康复方案，加强医学监督，对于糖尿病合并周围神经病变患者的康复很重要。

　　该病例属于2型糖尿病合并周围神经病变，分析原因可能与血糖控制不佳、高脂血症和缺乏运动导致的肥胖有关。处理时应进行综合分析。首先需要强化血糖控制，其次针对2型糖尿病患者，着重加强生活方式干预，特别是饮食和运动，以及最佳的血脂和血压控制。对于患者肢体麻木疼痛的处理，我们予以口服阿米替林、普瑞巴林、胫神经和腓总神经支配区域的TENS、全身振动疗法等治疗。总体来说，这个病例展示了全面个性化康复计划对于2型糖尿病合并周围神经病变患者康复的重要性。

（病例提供者：宋海新　浙江大学医学院附属邵逸夫医院）

（点评专家：吴　涛　浙江大学医学院附属邵逸夫医院）

参考文献

[1]Gholami F, Naderi A, Saeidpour A, et al.Effect of exercise training on glycemic control in diabetic peripheral neuropathy：A GRADE assessed systematic review and meta-analysis of randomized-controlled trials[J].Prim Care Diabetes, 2024, 18（2）：109-118.

[2]Bennasar-Veny M, Malih N, Galmes-Panades AM, et al.Effect of physical activity and different exercise modalities on glycemic control in people with prediabetes：a systematic review and meta-analysis of randomized controlled trials[J].Front Endocrinol (Lausanne), 2023, 14（9）：1233312.

[3]Zhu J, Hu Z, Luo Y, et al.Diabetic peripheral neuropathy：pathogenetic mechanisms and treatment[J].Front Endocrinol (Lausanne), 2024, 14（9）：1265372.

[4]Ziegler D, Papanas N, Schnell O, et al.Current concepts in the management of diabetic polyneuropathy[J].J Diabetes Investig, 2021, 12（4）：464-475.

[5]Holmes CJ, Hastings MK.The application of exercise training for diabetic peripheral neuropathy[J].J Clin Med, 2021, 10（21）：5042.

[6]Azizi S, Najafi S, Rezasoltani Z, et al.Effects of aerobic exercise on electrophysiological features of diabetic peripheral neuropathy：single-blind clinical trial[J].Top Geriatr Rehabil, 2019, 35（2）：164-169.

[7]Waldfogel JM，Nesbit SA，Dy SM，et al.Pharmacotherapy for diabetic peripheral neuropathy pain and quality of life:A systematic review[J].Neurology,2017,88(20): 1958-1967.

[8]Carmichael J，Fadavi H，Ishibashi F，et al.Advances in screening, early diagnosis and accurate staging of diabetic neuropathy[J].Front Endocrinol (Lausanne), 2021，12：671257.

[9]de Oliveira Lima RA，Piemonte GA，Nogueira CR，et al.Efficacy of exercise on balance，fear of falling，and risk of falls in patients with diabetic peripheral neuropathy：a systematic review and meta-analysis[J].Arch Endocrinol Metab, 2021，65（2）：198-211.

[10]Feldman EL，Callaghan BC，Pop-Busui R，et al.Diabetic neuropathy[J].Nat Rev Dis Primers，2019，5（1）：42.

病例 19　减重手术后合并膝关节前交叉韧带重建术后胃瘫综合征康复

一、病历摘要

患者女性，38 岁。

主　诉：右侧膝关节疼痛伴活动受限 5 个月。

现病史：患者 5 个月前不慎摔伤至右侧膝关节疼痛，夜间痛为主，无肢体麻木、僵硬等不适，完善右侧膝关节 MRI 检查提示"右侧膝关节前交叉韧带断裂，后交叉韧带损伤"。一直卧床，未行特殊治疗。1 周前（2023 年 12 月 20 日）就诊于我院骨科行右侧膝关节前交叉韧带重建术，手术顺利，术后患者膝关节疼痛较前减轻。现患者右侧下肢膝关节支具固定，左侧下肢可自主活动，不能独自站立及行走，穿衣、转移、如厕、入浴等日常生活动作大部分需要他人辅助。

患者自发病以来，无发热，无咳嗽、咳痰，无胸闷气短。自 5 个月前腹腔镜袖状胃术后即出现进食、饮水量减少，饮食以流食为主，营养欠佳，每日 3 餐，总入量约 400 mL，餐后出现腹胀、反酸、伴恶心，喷射状呕吐，呕吐物为胃内容物，吃多少吐多少，每次 300 mL 左右。平日常觉虚弱、疲惫，轻微活动心悸，转换体位时发作性头晕、视物不清、渴望躺下休息，无腹痛、腹泻，黑便、无头晕、头痛、胸闷、大汗淋漓等，无晕厥、意识障碍等不适，精神欠佳，情绪低落、躁动，每日睡眠时间 3～4 小时，小便量少，大便干燥且排便费力，1 次 /3～4 天，需药物辅助排便，排气无力，近 5 个月体重下降 32 kg。

既往史：支气管哮喘 8 年；多囊卵巢综合征 8 年；卵巢囊肿切除术后 13 年；2020 年因车祸伤导致右侧股骨干及左侧胫骨干骨折行髓内针固定术，术后发现右侧股骨干骨折未愈合而长期卧床，体重增加 50 kg 左右；5 个月前摔伤至右侧膝关节前交叉韧带断裂，因体重过大，建议患者减重后再行骨科手术治疗。于 2023 年 7 月 4 日诊断代谢综合征行腹腔镜胃袖状切除术，手术顺利，围术期曾行肠内营养支持、电解质及微量元素补充胃肠动力药物治疗。但因下肢功能障碍，不能下床活动，且患者术后出现恶心、呕吐，进食、饮水量减少，药物：阿司匹林、艾瑞昔布过敏。食物：榴莲、菠菜过敏。

月经史：因长期卧床，如厕困难，自行服用断血流药物，已闭经 1 年余。无吸烟、饮酒史。

家族史：否认家族遗传病史及类似疾病史。

个人史：大专，自由职业。发病前性格偏执、情绪急躁，自制力差。能够积极配合治疗。家人支持患者康复，邻里及夫妻关系和睦，家住楼房 2 层，无电梯，社区无配备无障碍设施，家人陪护照顾。访友社交受限。

体格检查：体温 36.2 ℃,脉搏 47 次 / 分,呼吸 18 次 / 分,血压 119/78 mmHg（卧位）, 92/56 mmHg（坐位）。体重 87 kg，身高 162 cm，BMI 33.2。发育正常，营养欠佳,神志清晰,轮椅推入病房。下腹部可见腹腔镜术后直径约 2 cm×2 cm 点状瘢痕，愈合良好。双侧肺呼吸音清，心律齐。腹部平坦，未见胃肠型及蠕动波,腹软,全腹无压痛、反跳痛及肌紧张，未触及包块，肝脾肋下未触及，腹部叩诊鼓音，移动性浊音（－）。肠鸣音 1 ～ 2 次 / 分。双下肢肌肉萎缩，右侧为著。左侧膝关节内侧上方 5 cm 线性瘢痕。右侧膝关节纱布包扎支具固定。右膝关节局部肿胀，皮温不高,双下肢无可凹性水肿。足背动脉搏动可。右膝关节周围轻度压痛,右膝关节：主动关节活动度：屈 70°、伸 0°；被动关节活动度：屈 80°、伸 0°。膝关节活动受限伴疼痛，NRS 评分 6 分。徒手肌力评定:右侧髂腰肌、臀大肌、臀中肌、股四头肌、腘绳肌、胫前肌、小腿三头肌肌力分级 4 级。四肢感觉对称，肌腱反射对称引出，双侧 Babinski 征（－）。坐位平衡分级 3 级，立位平衡分级 0 级。焦虑自评量表评分 52 分，考虑为轻度焦虑；抑郁自评量表评分 68 分，考虑为中度抑郁。Barthel 指数评分 50 分，属于中度功能障碍。其中如厕 5 分，转移 5 分，活动 5 分，需部分依赖；上下楼梯 0 分，洗澡 0 分，需完全依赖。ICF 活动参与评价量表评分 92 分，属于重度障碍。健康状况调查问卷（the MOS item short fromhealth survey, SF-36）评分:生理功能 40 分;生理职能 25 分；躯体疼痛 52 分；一般健康状态 52 分；社会功能 50 分；情感职能 67 分；精神健康 52 分；健康变化 50 分。KOOS 膝关节功能评分 85 分。NRS-2002 评分：总分＞ 3 分，提示有营养风险。

辅助检查：

总蛋白 57.5 g/L ↓，白蛋白 34.7 g/L ↓，血红蛋白 117 g/L，血钾 3.23 mmol/L ↓，餐后血糖 3.7 mmol/L ↓。

尿常规：尿比重 1.040 ↑；酮体 0.93（1+）mmol/L；尿胆原 34（1+）μmol/L。

膝关节磁共振成像（右）：右侧股骨内固定术后改变，"膝关节前十字韧带重建术"后改变，右膝关节轻度退行性变。

膝关节前后正位＋侧位（两侧）X线：右侧股骨及内固定术后改变，双侧膝关节退变（病例19图1）。

全腹部CT：胆囊结石？胆汁淤积？左侧附件区生理性囊肿？囊性病灶？胃术后改变，盆腔少量积液（病例19图2）。

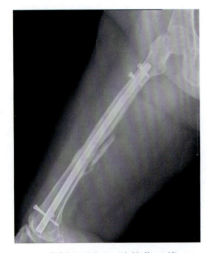
病例19图1　膝关节X线

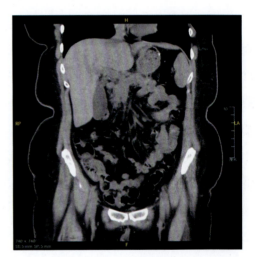
病例19图2　全腹部CT

疾病诊断：①右膝关节交叉韧带重建术后康复；②胃大部切除术后；③右侧股骨颈骨折、左侧胫骨骨折术后；④营养不良；⑤低蛋白血症；⑥饥饿性酮尿症；⑦窦性心动过缓；⑧体位性低血压；⑨维生素缺乏；⑩肠道菌群失调；⑪便秘；⑫左侧小腿静脉血栓形成；⑬焦虑状态；⑭抑郁状态；⑮卵巢囊肿术后。

功能诊断：①右膝关节痛；②右膝关节肿胀；③右膝关节运动障碍；④胃瘫综合征；⑤自主神经功能紊乱；⑥日常生活活动能力受限；⑦社会参与能力受限。

二、诊疗经过

入院后就发现患者除了右下肢运动功能障碍以外，最突出的症状是进食及进水量极少，进食后恶心、呕吐，吃多少吐多少，餐后血糖偏低、低蛋白血症、低钾血症、窦性心动过缓、体位性低血压、尿酮体阳性、大便干燥、肠鸣音减弱等方面，但腹部CT胃部未见明显机械性梗阻的表现。这与患者入量严重不足，严重的营养不良、胃瘫综合征有关。立即为患者量身定制了康复治疗方案，短期目标重在改善关节活动度，提高肌力耐力，消肿止痛，保证出入量，纠正电解质紊乱和低蛋白血症，改善胃肠道功能、自主神经功能和情绪焦虑，提高日常生活活动能力。长期目标则着重于提高双下肢运动功能，改善平衡及步行能力，出入量平衡，营养及代谢水平基本正常，恢复日常生活自理，尽快复职。

1. 针对长期营养不良　患者入量极少，餐后血糖 3.0 ～ 4.0 mmol/L，尿酮体阳性，遵从营养科会诊建议，优先保证主食摄入量，每餐主食＋富含优质蛋白质食物（瘦肉、蛋、奶、大豆类）＋蔬菜，注意干、湿分食，每日六餐，正餐结合加餐改善营养摄入；添加口服肠内营养制剂（安素 /6 勺 /250 kcal/ 蛋白质 8.75 g），可由每日 18 勺起始，逐渐增加至每日 24 勺，温水冲服，少量多次，根据耐受逐渐增加剂量；通过补充益生菌改善患者胃肠道症状；补充多种维生素矿物质片。餐后增加力所能及活动，监测体重。

2. 针对消化系统症状　患者食欲缺乏、恶心、反酸、烧心、便秘，暂予质子泵抑制剂（proton pump inhibitor，PPI）、伊托必利口服，少量多次口服营养液，每日定量补充液体，保证小便量 800 mL 以上，必要时给予胃镜检查，排除吻合口瘘及局部的狭窄。

3. 针对心血管系统问题　患者入院后心率偏慢，42 次 / 分，心电图示窦性心动过缓；血压偏低，并出现过体位性低血压；查心肌损伤标志物、甲状腺功能未见明显异常。目前无晕厥等不适症状，未用特殊专科用药，转换体位要缓慢，继续保证入量，定期动态观察。血钾 3.23 mmol/L，给予枸橼酸钾颗粒对症补充电解质，维持血钾 4 ～ 4.5 mmol/L。

4. 针对妇产科方面　自行服用断血流药物，闭经 1 年余。目前卵巢功能正常，妇科彩超未见明显异常，现停用断血流药物，建议并给予地屈孕酮治疗，但患者拒绝妇科治疗。

5. 康复方面　除了开展常规的膝关节前交叉康复治疗以外，我们开展专门针对于胃大部切除术后的特色胃肠康复，如脐周中频电刺激、生物反馈治疗、胫后神经电刺激、经皮骶神经电刺激、呼吸训练、手法内脏松动术治疗、核心肌群训练、阻力踏车训练，以及中医针灸、贴敷、中药治疗，改善胃肠功能；重复经颅磁刺激改善情绪等。根据心脏指标及患者的耐受情况，训练强度逐渐增加。

具体的内脏松动术的手法治疗方案如下：针对该患者的便秘问题，我们选择肠道松解治疗，综合评估后发现患者升结肠、横结肠、降结肠、乙状结肠、盲肠、十二指肠、直肠等活动性降低，影响患者的肠道蠕动、消化和排便功能，患者的腹部肌肉力量薄弱，腹壁紧张度降低，腹腔内压力减小，同时伴有内脏脂肪增加等。具体操作如下：使用直接技术和间接技术松解升结肠、横结肠、降结肠、乙状结肠、盲肠、十二指肠、直肠等活动度，再使用强化技术恢复升结肠、横结肠、降结肠、乙状结肠、盲肠、十二指肠、直肠等的节律运动。针对该患者的进食问题，我们选择胃松解治疗，评估后胃部术后瘢痕组织明显，活动度降低，小网膜紧张度较高。具体操作如下：使用牵拉放松技术软化胃部瘢痕，使用牵拉技术降低小网膜张力，使用直接技术和间接技术促进胃部活动度，使用强化技术增强胃部节律性活动。

经过短短 2 周的治疗，患者各个方面基本回归到正常范围，营养方面从肠内外联合治疗，慢慢过渡到完全经口进食。患者饮水和进食量逐渐增加，胃肠蠕动明显增强。目前入量能保持在每天 1500 mL 左右（6～8 餐），虽然仍有恶心及少量呕吐胃内容物，约 30 mL，但是较前有明显改善。患者大小便基本正常，小便每日维持在 800 mL 以上，尿酮体转阴，大便自排每日 1 次，不需要借助药物。餐后血糖从 3～4 mmol/L 提高到 6～7 mmol/L 水平，心率提高到 60～70 次/分，血压及血钾离子仍在正常低线，但再未发生过体位性低血压等不适表现。患者精神饱满，情绪平稳，睡眠质量提高，能够承受一定强度的肌力及耐力训练。同时，膝关节活动度有明显改善，主动屈曲从 70° 到 90°，被动屈曲从 80° 到 105°，疼痛基本消失，能够在辅助下步行。

三、病例特点及讨论

该患者因骨折不愈合，长期卧床不动，导致体重过大而行腹腔镜袖状胃手术。本次入院后 5 个月前的减重手术仍旧遗留下胃肠功能紊乱、严重营养不良、自主神经功能紊乱、电解质紊乱、情绪焦虑状态、体力耐力很差等并发症。分析原因可能有以下几点。

1. 康复不及时、康复意识淡薄　患者骨折后没有做有效的骨科康复，一直卧床并疯狂进食后导致过度肥胖，意外坠床导致前叉断裂。又因为体重超重，不能行骨科手术，只能先进行腹腔镜袖状胃手术减重达标才行。但是术后因自身骨折未愈合，以及身体虚弱等原因，仍未及时进行正规胃肠康复及营养管理，由进食过盛转向另外一个极端营养不良，出现腹腔镜袖状胃手术一系列并发症，例如：

该患者出现了胃肠并发症（胃瘫综合征、胃食管反流性疾病）、自主神经并发症（心率、血压）、代谢性并发症（酮体、电解质）、深静脉血栓形成等。这些症状无疑对前叉韧带重建的恢复雪上加霜，导致康复风险提高，住院时间延长。

2. 饮食管理欠佳　患者因体重过大行腹腔镜袖状胃手术，因手术切除了胃底和大弯侧胃，会影响铁、钙及多种维生素的吸收，患者出现恶心、反酸、呕吐等不良反应，考虑与术后肠道功能尚未完全恢复，以及流质、半流质饮食导致部分维生素及微量元素（如维生素 B_2）摄入不足有关，因此，有效的饮食管理对患者的康复预后尤为重要，故而需在术后 1 周开始每日补充足够的必需维生素和微量元素，以防止出现严重的脱发、骨质疏松和贫血等情况。

3. 心理因素　心理状态对康复有着重要的影响。患者性格偏执、焦虑状态不仅影响患者的情绪状态，还可能影响其康复动力和效果。心理疏导和适当的抗焦虑、抑郁药物治疗可以帮助改善心理状况，如认知行为疗法及重复经颅磁刺激治疗等，循序渐进，多多鼓励，激发患者的积极性，提高康复的信心。

4. 社会和家庭支持　社会和家庭的支持是康复过程中不可或缺的一环。家庭成员的鼓励和帮助、社会服务的辅助、专业医疗团队的随访和营养康复指导，都可以提高患者的康复效率和生活质量。康复不仅仅是医疗行为，还包括社会参与和家庭互动。这些支持有助于患者重建自信，加强社会联系，从而促进整体恢复。

针对患者胃肠功能障碍问题，我们采取综合内脏康复治疗，主观评估发现患者入院后出现进食困难，进食及进水后出现恶心、呕吐，排气及排便时间延长等胃肠功能障碍相关临床表现。客观评估发现患者肠鸣音减弱,肠鸣音 1～2 次/分，且无规律，音调低。综合评估发现患者肠道蠕动较差而导致胃肠功能下降，所以采取针对性的内脏手法松动术、神经电刺激、肌力呼吸训练、肌力耐力训练、传统医学等治疗方案。

首先康复方面，①内脏筋膜手法（内脏松动术）：利用精确轻巧的力度，让身体产生反应刺激，重新启动肠道的原动循环与能动循环；②胃肠血管手法：可以降低胃肠道张力，松解粘连，促进胃肠蠕动，改善内脏循环，最终促进排气排便，恢复胃肠道功能；③中频脉冲电治疗：通过中频脉冲电流对神经与内脏平滑肌进行刺激，促进肠道蠕动；④传统疗法：针刺可以达到温阳通便、理气降逆的目的；⑤呼吸功能锻炼及肌力、耐力训练：腹腔与胸腔通过膈肌隔开，锻炼肺功能可以强化膈肌功能，腹压的调节自然能得到提高，促进排气排便。力量训练既可以提高心肺功能，也可以增强全身的肌肉，减少失用综合征及各种并发症。

其次药物方面，胃肠道动力对术后胃肠道功能恢复及预后起关键作用，口服胃肠道动力药是促进胃肠功能恢复的重要方法之一。所以给予患者盐酸莫沙必利和艾司奥美拉唑肠溶片来促进肠道蠕动和保护胃黏膜，促胃肠动力药物作用机制为选择性促进胃肠肌层间神经丛释放胆碱递质，减少食管反流的症状。

最后饮食方面，教育患者养成良好的饮食习惯。遵循少食多餐、循序渐进的原则，养成彻底咀嚼、小口慢咽的习惯。特别要求患者专心进餐，充分咀嚼（每口食物认真咀嚼 25 次），每餐的时间维持在 20～30 分钟。每餐进食量控制在 150 mL 以内，切勿过饱（以六、七分饱为宜）。特别提醒患者应避免进食过于坚硬或大块的食物，以免发生肠梗阻。进食后不要立即更换体位或者进行负荷锻炼，减少诱发反流的风险。对于患者的焦虑状态问题，康复治疗方案的设计旨在综合药物管理和心理干预的基础上，引入经颅磁刺激作为辅助治疗手段。经颅磁刺激治疗的应用，通过非侵入性地刺激大脑的特定区域，旨在恢复大脑功能和改善心理状态。这种多模式干预策略，结合认知行为治疗和必要的社会支持，为患者提供了一个全面的康复环境，不仅关注症状的缓解，也重视患者心理适应和社会功能的恢复。

四、病例相关问题及分析

根据以上病例资料，我们总结了关于腹腔镜袖状胃手术术后康复的具有代表性的几方面问题进行讨论，希望有助于提高对类似病例的诊治水平和服务质量。

1. 减重手术有哪些早期和晚期的并发症？如何预防和治疗？

世界卫生组织（World Health Organization，WHO）将超重和肥胖定义为可能损害健康的异常或过多的脂肪堆积，我国通常将 BMI ≥ 23 及 ≥ 25 作为超重及肥胖的标准。《中国居民营养与慢性病状况报告（2015 年）》指出，我国成人超重率为 30.1%。肥胖作为一种代谢性疾病，与 250 多种疾病有关，涉及循环、内分泌、消化、神经、皮肤、肌肉骨骼、呼吸和泌尿生殖等多个系统，甚至可以缩短寿命。传统的减重措施如运动、控制饮食和药物治疗等，但存在周期长、肥胖患者长期依从性较差、复发率高等缺点，减重手术是目前治疗肥胖及其相关代谢疾病最有效的治疗方式。减重手术通过改变胃肠道解剖和连接方式，调整物质的摄入、吸收、转化及胃肠道激素分泌，从而减轻体重、逆转肥胖相关代谢异常，延长肥胖患者预期寿命。

手术存在着手术风险和术后各种并发症。根据减重术后并发症出现的时间，分为早期及晚期并发症。早期并发症主要指术后 6 周内发生的并发症，晚期并发症主要指术后 6 周以后发生的并发症；常见的早期并发症包括出血、消化道漏、内疝、胃腔狭窄、吻合口狭窄和胃食管反流病等，常见的晚期并发症包括营养不良、胆石症和倾倒综合征等。

减重手术并发症的防治应在围术期，术者应充分了解不同减重术式的特点及预防可能发生的手术并发症；进行个体化的评估，以确定最佳的治疗方案。手术操作熟练、轻柔，避免因损伤导致的出血，避免术后残胃漏和吻合口漏、腹内疝的发生。胃瘫综合征应及时给予禁食、胃肠减压、抑酸、抗感染及营养支持等治疗，保守治疗无效时应考虑修正手术。

减重团队应加强多学科管理与多学科团队的建设。除了手术及围术期处理、加速康复等，还应对患者进行术后健康与科学饮食、运动康复与美体塑形、心理咨询等全面系统的指导和监督，亟需专业的技术支持团队完成相关工作。除及时宣教、培养正确的生活及运动习惯以外，还应定期随访，观察患者的恢复情况，如术后对患者的营养状况、器官功能常规进行检查及评估、注意复合维生素等的补充，避免营养不良等发生。

2. 腹部手术后胃瘫综合征的主要表现及康复治疗有哪些？

胃瘫综合征又称术后胃肠道功能紊乱，是腹部手术后的一种多见并发症，是一种以胃不存在机械性因素而发生流出道梗阻、胃排空延迟为主要特征的功能失调性疾病。胃瘫的发生导致患者术后出现营养摄取障碍，其严重影响患者的生活质量，同时导致住院时间延长、住院费用增加，同时可能引起其他的并发症，更严重可致患者死亡。胃瘫的主要症状包括恶心、呕吐、早期饱腹感、餐后饱胀、腹胀和上腹部疼痛多种症状为主的综合征。行胃镜及消化道造影检查时，可观察到胃内潴留的胃液、胃壁蠕动减弱或不蠕动，可排除机械性梗阻。实验室检查多无特异性改变。

胃瘫发生的机制尚未明确，它包括消化道重建在内的多种因素综合作用的结果，可能是改变了正常的神经激素分泌及影响了正常的肌源性活动。目前国际上尚无统一的诊断标准。我国通常使用中山医院制定的诊断建议：经胃镜及消化道造影等检查提示没有机械性梗阻病变，但有胃潴留；胃引流量每天＞800 mL，且持续＞10天；无显著的水、电解质、酸碱平衡紊乱；不伴有可引起胃瘫的基础疾病，如糖尿病、甲状腺功能减退等；近期未使用影响平滑肌功能药物，如吗啡、阿托品等。明确胃瘫诊断后主要是以保守治疗为主，目前针对术后胃瘫治疗方法如下。

告知患者及其家属胃瘫是腹部手术后常见的并发症，经积极的治疗是可以治愈的，减轻患者思想负担，给进一步治疗提供条件。病情严重的患者给予禁食、胃肠减压，引出胃内容物，减小胃内压力，减轻吻合口张力，使胃得以休息，促进吻合口恢复；胃瘫发生后，其以下的小肠、结肠功能仍处于正常状态，症状较轻的患者可以少食多餐，应积极予以肠内营养支持治疗，并给予液体及营养物质补给，能够刺激激素的正常分泌，防止肠内正常菌群失调及移位，从而保护肠黏膜的正常吸收、屏障功能，增强患者营养状况，改善水、电解质紊乱。可适当的基于促进胃动力药物治疗也可以缓解症状。如果保守治疗效果欠佳，还可以给予内镜下幽门肉毒素注射缓解胃瘫症状及加快胃排空，或者胃电起搏治疗等。

康复方面只要条件允许，建议早期下床活动。术后可指导患者早期下床活动，充分促进周身血液循环，能够有效预防血栓形成，同时对精神抑郁能够起到良好的抑制作用，利于胃肠功能的恢复，还可有效降低并发症发生概率，缩短患者住院时间。也可以开展激光治疗、中／低频电刺激减少腹胀、降低胃潴留量，缩短肠鸣音恢复时间、腹胀消失时间、首次排气排便时间，且无不良反应。呼吸训练对胃肠功能恢复的效果显著。尤其是腹式呼吸。它主要靠调整患者的呼吸模式，通过感受腹部的起伏来调节呼吸的节奏。患者腹部的肌肉会发生紧张与松弛相互交替，从而有效促进胃肠运动，以增加胃肠道的蠕动，有效预防了便秘的发生。另外内脏手法松动术治疗联合常规的康复治疗方法，改善手术后胃肠道功能也有良好的疗效。通过徒手治疗矫正器官及结缔组织等恢复其正常的活力与健康状态，恢复正常原动律与能动律，以促进器官的常规运动。通过筋膜治疗影响胃肠道系统，从而激发内源性自我矫正机制。内脏松动术治疗对于术后患者的首次排气时间、首次排便时间、进食流食时间、总住院时长及术后住院时长等都明显优于对照组。康复的相关研究及手法治疗甚少，如电刺激、肌力训练及内脏松动术治疗的相关研究也有良好的疗效，但仍需进一步研究观察。

3. 为什么说内脏松动术是预防和改善腹部手术后并发症的新手段？

内脏松动术是由 Jean-Pierre Barral 及 Pierre Mercier 创立的，作用于机体解剖学特定位置，通过采用轻柔手法进行治疗的方法。内脏松动术通过徒手评估判断胃肠道律动情况与运动轴偏移情况。并通过徒手治疗矫正器官及结缔组织等恢复其正常的活力与健康状态，恢复正常原动律与能动律，以促进器官的常规运动，提高患者器官功能与身体结构完整性。

手术操作过程中，器官与筋膜系统受到了牵拉和完整性的破坏，导致原有脏器结构发生改变或筋膜的紧张；肠道偏离原有的位置，流动性受限，肠道的旋转轴发生改变。上述的变化使得肠道的能动律和原动律均受到影响。事实上任何脏器受限或因其他组织所引发的粘连，不论影响多小，终将导致脏器功能紊乱。由于呼吸的作用，横膈肌每天运动 22 000 次左右。重复的吸气与呼气，使横膈持续性上升和下降，腹内压不断发生改变，腹腔壁产生反复形变，促使肠道发生规律性的运动或旋转。手术操作后，迫使肠道的运动轴发生偏离，成千上万次的横膈运动，使得哪怕微小的偏离，也会对脏器本身带来严重的伤害，同时危及相连的结构。内脏松动术就是通过手动操纵这些来自内脏的抑制或伤害性刺激和结构，而对内脏产生的外部机械作用。内脏松动术实施和推广由来已久，但相关的研究却不多。以胃肠道功能不良与内脏康复的研究为例，有初步研究的结果表明，内脏松动术对于内脏运动有着直接和积极的影响，同时释放筋膜粘连并减少中枢神经系统的伤害性输入。不但可以缩短术后排气时间、排便时间、伤口愈合时间、住院时间等，腹胀总发生率也有明显优势，还能改善胃肠功能指标。GAS、MTL 和 GIP 是临床常见的胃肠激素，具有调节消化管运动、机体代谢及营养的作用。已有研究表明，术后内脏松动术组 GAS、MTL 与 GIP 水平高于对照组，而 TNF-α、IL-6、hs-CRP、Cor、E 和 NE 炎症应激指标水平明显低于对照组。由此可见，内脏松动术介入到加速外科康复体系中，能够更快、更好地减轻患者术后腹胀、腹痛、排气、排便困难等症状，对提高治疗效果、减少术后并发症、加速患者康复、缩短住院时间、降低医疗费用、增加患者满意度有着重要的意义。

五、病例点评

胃瘫综合征是腹部术后常见并发症之一，是非机械性梗阻因素引起的以胃排空障碍为主要特征的胃动力紊乱综合征。胃瘫的发生导致患者术后出现营养摄取障碍，其严重影响患者的生活质量，同时导致住院时间延长、住院费用增加，同时可能引起其他的并发症，更严重可致患者死亡，成为一种严重的疾病负担，对患者生理和心理健康造成巨大的负面影响。本病例因骨折不愈合，长期卧床制动，导致体重过大而行腹腔镜袖状胃手术，术后遗留胃肠功能紊乱、严重营养不良、自主神经功能紊乱、电解质紊乱、情绪焦虑状态、体力耐力明显下降等并发症。针对患者肠道蠕动较差而导致胃肠功能下降，采取针对性的内脏松动术、胃肠血管手法、神经电刺激、肢体功能训练、肌力耐力训练、呼吸功能训练、传统医学等康复治疗；以及口服胃肠道动力药、调整饮食习惯等综合治疗方案。对于患者焦虑、抑郁状态，采取在综合药物管理和心理干预的基础上，引入经颅磁刺激作为辅助治疗手段，恢复大脑功能和改善心理状态。术后胃瘫恢复时间较长，对患者生活质量影响极大。治疗方案应积极使用多种技术与方法，加强多学科管理，采取综合康复治疗，为患者制订个性化治疗方案，提供全面康复环境，帮助患者快速康复。

（病例提供者：李　欣　赵子怡　北京清华长庚医院）

（点评专家：邹丽丽　北京清华长庚医院）

参考文献

[1]Mechanick JI, Apovian C, Brethauer S, et al.Clinical practice guidelines for the perioperative nutrition, metabolic, and nonsurgical support of patients undergoing bariatric procedures-2019 update：cosponsored by american association of clinical endocrinologists/american college of endocrinology, the obesity society, american society for metabolic & bariatric surgery, obesity medicine association, and american society of anesthesiologists[J].Surg Obes Relat Dis, 2020, 16（2）：175-247.

[2]Kumbhari V, Cummings DE, Kalloo AN, et al.AGA clinical practice update on evaluation and management of early complications after bariatric/metabolic Surgery：Expert Review[J].Clin Gastroenterol Hepatol, 2021, 19（8）：1531-1537.

[3]Morales-Marroquin E, Kohl HW, Knell G, et al.Resistance training in post-metabolic and bariatric surgery patients：a systematic review[J].Obes Surg, 2020, 30 (10)：4071-4080.

[4]Duymaz T, Karabay O, Ural IH.The effect of chest physiotherapy after bariatric surgery on pulmonary functions, functional capacity, and quality of life[J].Obes Surg, 2020, 30 (1)：189-194.

[5]Holley ZL, Knio ZO, Pham LQ, et al.Impact of functional status on 30-day resource utilization and organ system complications following index bariatric surgery：a cohort study[J].Int J Surg, 2024, 110 (1)：253-260.

[6]Fernandes WVB, Blanco CR, Politti F, et al.The effect of a six-week osteopathic visceral manipulation in patients with non-specific chronic low back pain and functional constipation：study protocol for a randomized controlled trial[J].Trials, 2018, 19 (1)：151.

[7]Boas Fernandes WV, Politti F, Blanco CR, et al.Effect of osteopathic visceral manipulation for individuals with functional constipation and chronic nonspecific low back pain：Randomized controlled trial[J].J Bodyw Mov Ther, 2023, 34：96-103.

[8]De Marco M,Arbieto ERM,Da Roza TH,et al.Effects of visceral manipulation associated with pelvic floor muscles training in women with urinary incontinence：A randomized controlled trial[J].Neurourol Urodyn, 2021, 41 (1)：399-408.

[9]da Silva FC, Vieira LS, Santos LV, et al.Effectiveness of visceral fascial therapy targeting visceral dysfunctions outcome：systematic review of randomized controlled trials[J].BMC Complement Med Ther, 2023, 23 (1)：274.

[10]Villalta Santos L, Lisboa Córdoba L, Benite Palma Lopes J, et al.Active visceral manipulation associated with conventional physiotherapy in people with chronic low back pain and visceral dysfunction：A preliminary, randomized, controlled, double-blind clinical trial[J].J Chiropr Med, 2019, 18 (2)：79-89.

[11]Silva ACO, Oliveira CS, Biasotto-Gonzalez DA, et al.Visceral manipulation decreases pain, increases cervical mobility and electromyographic activity of the upper trapezius muscle in non-specific neck pain subjects with functional dyspepsia：two case reports[J].Int J Ther Massage Bodywork, 2019, 12 (2)：25-30.

[12]Lo Basso F, Pilzer A, Ferrero G, et al.Manual treatment for kidney mobility and symptoms in women with nonspecific low back pain and urinary infections[J].J Osteopath Med, 2021, 121 (5): 489-497.

[13] 李哲宏，张能维．减重手术常见并发症及减重外科的困境 [J]. 北京医学，2023，45（06）：471-474.

[14] 朱毅，李凝，金宏柱．内脏松动术 [J]. 中国康复理论与实践，2014，20（12）：1129-1132.

[15] 朱小虎，杨周平，邱志伟，等．内脏松动术在加速康复外科中对胃肠道手术患者的炎症应激反应及预后的影响 [J]. 川北医学院学报，2021，36（03）：374-377.

病例 20　急性胃肠损伤背景下的结肠粪石症的康复

一、病历摘要

患者女性，58 岁。

主　诉：气管切开术后拔管困难、意识不清、四肢活动不利 1 个月余。

现病史：患者 1 个月余前（2023 年 1 月 25 日）无明显诱因出现意识不清，在我院神经外科诊断"脑干及双侧小脑半球大面积急性梗死"，急诊行"颅骨去骨瓣减压术"，术后予抗生素治疗，次日诊断双肺肺炎。2023 年 1 月 29 日因排痰困难行气管切开术。2023 年 2 月 5 日痰培养示纹带棒状杆菌，考虑污染。2023 年 2 月 16 日因肺部感染控制差转重症医学科。2023 年 2 月 19 日痰培养示铜绿假单胞菌。2023 年 2 月 28 日出现每日 5～6 次黄色糊状稀便，考虑长期使用抗生素导致菌群失调或合并真菌感染，予止泻、调节肠道菌群、抗真菌治疗。2023 年 3 月 3 日开始出现肝肾功能异常。2023 年 3 月 14 日炎症指标大幅下降，因气管切开术后拔管困难、意识不清、四肢活动不利转我科。入科见：气管切开状态，有睡眠－觉醒周期，不能独自翻身，鼻饲饮食，胃排空差，大便每日 2～3 次，为棕黄色脓血便，留置导尿，近 1 个月消瘦明显。

既往史：否认高血压、糖尿病、心脏病病史。否认肝炎、结核等传染病史；否认外伤史；否认输血史，预防接种史不详，否认药物、食物过敏史。

个人史：生于原籍，无外地久居史，生活规律，无吸烟史；无饮酒史，无毒物、粉尘及放射性物质接触史，无冶游史。既往月经正常，50 岁绝经，育有 1 子 1 女。

家族史：否认家族遗传病史及类似疾病史。

体格检查：体温 37.0 ℃，脉搏 99 次 / 分，呼吸 19 次 / 分，血压 119/74 mmHg。意识不清，平车推入病房，被动体位，查体不配合。双肺呼吸音粗，双下肺可闻及痰鸣音。心脏查体未见明显异常。腹软，壁膨隆，升结肠、横结肠右段可触及硬块，肠鸣音弱，每分钟 3 次，移动性浊音阴性。

专科查体：气管切开状态，有睡眠－觉醒周期，存在视物追踪，双侧瞳孔等大等圆，直径约 3.0 mm，直接、间接对光反射灵敏；颈软，布氏征（-），克氏征（-）；双侧额纹及鼻唇沟对称，示齿伸舌不配合，气管切开患者染料试验（+）；肌力检查无法完成，左侧肢体无自主活动，右侧肢体偶可见自主活动；疼痛刺激时可见右上肢屈曲；四肢肌张力低，双侧肱二头肌腱反射、肱三头肌腱反射、桡骨膜反射（+），双侧膝腱反射、跟腱反射（+），双侧霍夫曼征（±）、巴氏征（+）；感觉查体无法完成，双下肢无水肿。Berg 平衡量表评分 0 分，FMA 评分 0 分，日常生活活动能力改良 Barthel 指数评分 0 分，危重患者 APACHE Ⅱ评分 13 分；VTE评分 5 分；HASBLED 评分 3 分；NRS-2002 评分 5 分。

辅助检查：

实验室检查（2023 年 3 月 14 日）：五分类血常规：白细胞计数 6.95×10⁹/L，红细胞计数 2.24×10¹²/L↓，血红蛋白 70 g/L↓，血小板计数 114×10⁹/L↓，中性粒细胞百分比 67.7%；C- 反应蛋白 10.03 mg/L↑；便常规：大便颜色：棕色，大便性状：脓血便，白细胞 27.0/μL↑，红细胞 1542.0/μL↑，潜血（++）。胃液潜血：（+）；生化：钾 2.58 mmol/L↓，钠 113.4 mmol/L↓，氯 94.7 mmol/L↓，钙2.04 mmol/L↓，镁 0.52 mmol/L↓，前白蛋白 125.0 g/L↓，白蛋白 26.6 g/L↓，丙氨酸氨基转移酶 41.2 U/L↑，天门冬氨酸氨基转移酶 64.5 U/L↑，尿素8.50 mmol/L↑，肌酐 44.0 μmol/L↓。血气分析：酸碱度 7.437，二氧化碳分压45.40 mmHg↑，氧分压 72.60 mmHg↓。

腹内压（2023 年 3 月 14 日）：18 mmHg（参考值 0～5 mmHg）。

头颅 MRI（2023 年 1 月 25 日）：脑干及双侧小脑半球大面积急性梗死（病例20 图 1）。腹部 CT（2023 年 3 月 14 日）示直肠及结肠全段扩张，结肠肠腔直径约7.4 cm（正常＜6 cm），部分肠壁显示不清，横结肠、升结肠及阑尾管腔内高密度影，考虑粪石（病例 20 图 2）。

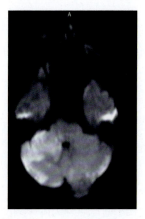 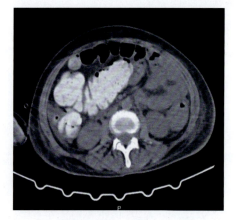

病例 20 图 1　头颅磁共振 DWI 成像　　　　病例 20 图 2　腹部 CT 成像

　　疾病诊断：①脑梗死恢复期（脑桥及双侧小脑）；②双肺铜绿假单胞菌性肺炎；③双侧胸腔积液；④胃肠功能紊乱急性加重；⑤结肠粪石症；⑥消化道出血；⑦慢性失血性贫血；⑧肝功能异常；⑨肾功能异常；⑩中度营养不良；⑪低蛋白血症；⑫电解质紊乱：低钾血症／低钠血症／低氯血症／低钙血症／低镁血症；⑬腹腔积液；⑭盆腔积液；⑮双下肢静脉肌间血栓形成；⑯颅骨去骨瓣减压术后。

　　功能诊断：①气管切开术后拔管困难；②四肢瘫痪；③微小意识状态；④吞咽困难；⑤神经源性膀胱功能障碍；⑥神经源性肠道功能障碍；⑦日常生活功能障碍。

二、诊疗经过

　　1. 功能障碍分析　家属寻求康复治疗的主要目的是拔除气管套管，但在全面的入院检查基础上，经过详细评估，发现 AGI 是目前影响患者生命安全的第一严重功能障碍，结肠粪石症是可能导致患者腹内压进一步增高从而诱发多脏器功能衰竭的直接危险因素。

　　2. 康复目标与处理原则　因为患者存在着多脏器功能衰竭的风险，促进粪石排出、尽快降低腹内压就成为该患者康复的必选近期目标；远期目标是通过内科管理及康复治疗改善患者的肺功能，拔除气管套管，减轻家属的护理负担，改善患者生活质量。

　　3. 康复治疗方案　①通过禁食、胃减压降低结肠的前负荷，通过液状石蜡灌肠降低粪石排出的后负荷，通过调应激、消化系统内脏松动术、腰盆节段筋膜点处理等促进结肠蠕动；②通过肠道微生态调整、胸腔穿刺置管引流、肺康复等改善肺功能；③通过肠外营养、输注去白悬浮红细胞、输注人血白蛋白、纠正电解质紊乱等改善患者的基础情况。经治疗，患者于 2023 年 4 月 17 日粪石症大幅好转（病例 20 图 3）。

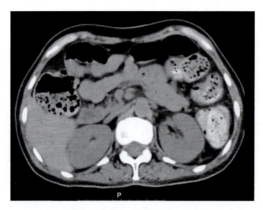

病例 20 图 3　腹部 CT 成像

三、病例特点及讨论

这是一个常规的气管切开术后拔管困难患者，入科查体发现腹部膨隆，急行腹部 CT 示：结肠粪石症，直肠及结肠全段扩张，结肠肠腔直径约 7.4 cm。立即测腹内压为 18 mmHg，可以给出一个准确的诊断为 AGI（AGI 是 2012 年欧洲重症医学会首次提出的一个病名，在目前通用的 ICD-10 中没有对应的编码，临床选取了相近的"胃肠功能紊乱急性加重"），患者伴发的腹腔内高压、消化道出血、胃潴留、腹盆腔积液都可以是 AGI 的表现。AGI 被称为多器官功能衰竭的发动机，处理不好病情会急转直下。本病例 AGI 最大的特点是大量的结肠粪石，如果不能顺利排出粪石，不仅会致肠梗阻、肠壁缺血坏死，而且腹内压会进一步升高，如果超过 20 mmHg，可以使腹盆腔脏器的有效血液灌注压下降，使肝肾功能进一步恶化。因此，"常规的气管切开术后拔管困难的康复"紧急转为"AGI 背景下的结肠粪石症的康复"。

粪石是指肠内容物在结肠中积聚变硬形成的块状物。形成粪石的原因并不十分明确，可能与便秘、过度使用止泻药、缺乏运动等有关。患者在重症医学科住院期间因大便次数多，从 2023 年 2 月 28 日至入我科前鼻饲蒙脱石散，治疗首先要去除诱发因素，立即停用蒙脱石散。

重度粪石症的一般临床处理包括灌肠、局部麻醉下手动去除粪石等。我们在吸收上述治疗经验的基础上充分发挥康复医学擅长的动力学分析的优势，在动力学原理指导下制定了患者的康复方案。

康复的目的是排出粪石，粪石排出的动力器官是结肠和直肠，结直肠的蠕动受三方面因素影响：前负荷、后负荷、结直肠自身的蠕动能力。

前负荷是指结直肠的容量负荷。为了减轻结直肠的容量负荷，采取了禁食和胃减压的措施，同时为了减少形成新的粪石，强调肠外补充足量的水分。

后负荷是指结直肠在排出粪石过程中遇到的机械阻挡，包括与肠壁的摩擦及后段粪石的阻挡。为了减轻结直肠的后负荷，采取了 30 mL 液状石蜡胃管注入，每日 3 次，以降低粪石与肠壁的摩擦；500 mL 温水灌肠，每日 3 次，以降低直肠内粪石的阻挡。

提高结直肠自身的蠕动能力是一个复杂的问题，也是彰显康复治疗意义的主要方面。细胞生物学的一个基本原理：细胞的功能是由细胞和环境共同决定的。在内脏康复中可以通过优化细胞的环境来促进器官的功能恢复。本病例患者不能使用泻药和肠动力药（以免发生肠穿孔），但可以通过优化结直肠平滑肌细胞的环境来促进粪石的排出。细胞的环境包括电学环境、化学环境和力学环境。

结直肠的平滑肌细胞受交感神经和副交感神经支配，两者通过不同程度的电兴奋为其提供电学环境。本病例患者罹患脑干及双侧小脑的大面积梗死和重症肺炎，身体处于应激状态，交感兴奋抑制胃肠平滑肌蠕动，可致胃排空差、便秘、粪石。因此首先可从调节电学环境的角度来改善平滑肌细胞功能，机制就是调应激，即兴奋副交感神经，具体包括：①夜间口服唑吡坦等；②运动可以促进胃肠蠕动，微小意识状态患者也可通过站立位保持来促进骨骼肌主动收缩；③冰块刺激三叉神经、棉棒刺激外耳道的迷走神经。

平滑肌细胞的力学环境主要由筋膜提供，并且内脏筋膜和体壁筋膜相连，康复医学发展了许多通过调节体壁筋膜来促进胃肠蠕动的技术，具体包括：①消化系统的内脏松动术；②Stecoo 筋膜体系介绍了许多躯干部的 CC 点和 CF 点与内脏的关系，可以触诊这些点是否有硬结，针对硬结进行手法治疗。

化学环境对平滑肌细胞的功能影响巨大，水、糖、脂肪、蛋白质、维生素、电解质等营养素都会影响细胞功能，本病例患者早期通过肠外营养（2023 年 3 月 31 日腹内压正常后及时给予肠内营养）来保证营养供给；通过纠正贫血保证细胞的氧供；肠道微生物分泌的大量化学物质对肠道免疫细胞、上皮细胞都有重要的影响，本病例患者积极调整肠道微生态。

四、病例相关问题及分析

重症患者的 AGI 受到越来越多的重视。有证据表明，重症患者胃肠道疾病的进展与不良预后密切相关，粪石症是 AGI 中较为少见的一个表现。根据以上病例资料，我们总结了围绕 AGI 和粪石症康复中具有代表性的几方面问题进行讨论，希望有助于提高重症患者的胃肠康复的水平。

1. 什么是粪石症？

粪便在结肠中积聚并变硬，形成块状物，这些块状物被称为粪石。粪石主要发生在结肠和直肠，也可见于小肠，可能导致肠梗阻、肠穿孔或肠缺血，表现为腹痛、便秘、腹胀等症状。这类由粪石引发的疾病，被称为粪石症（Fecalith or Fecal Impaction）。

粪石症通常与以下因素有关：长期便秘、药物（如阿片类镇痛药和抗胆碱能药）、低纤维饮食、缺乏运动、脱水、炎症性肠病、结肠疾病等。粪石症没有特异的症状学表现，腹部触诊发现结肠中有硬块时需要给予影像学检查：X 线检查和 CT 扫描，后者对粪石的诊断更为敏感。本病例患者腹部平片没有发现粪石，但 CT 扫描发现从升结肠到直肠满布粪石。粪石症目前没有一个广泛接受的、标准化的分级系统，临床一般根据粪石造成的影响和症状严重程度分为轻、中、重度。

康复医学科遇到粪石症往往需要普外科会诊指导治疗或转科。一般来说，①轻度至中度粪石症：口服渗透性泻药（如聚乙二醇），增加膳食纤维的摄入，多饮水，培养定时排便的习惯；②重度粪石症：使用水或药物灌肠软化粪便，严重时可能需要医生在局部麻醉下手动去除粪石，极端情况下可能需要手术去除粪石。

2. 什么是 AGI？

AGI 指严重损伤或手术后的危重患者伴发的胃肠道功能障碍，诊断需要排除器质性病变，如机械性肠梗阻，因此这是一个功能性的问题，具体包括两组综合征，一组是胃肠黏膜功能障碍的表现，如消化道的出血、化学性消化不良；另一组综合征是消化道动力障碍，如呕吐、喂养不耐受、胃潴留、肠扩张、腹腔内高压、不完全性肠梗阻、腹痛、腹胀、便秘、腹泻等。

实际上这些问题在有了创伤、手术之后就一直存在于临床，之所以 2012 年才作为一个独立的疾病被提出，一方面是因为 AGI 是多器官功能衰竭的发动机，如果处理不好，因为营养的问题，更因为内环境的紊乱，就会诱发消化系统之外的其他器官的严重功能紊乱，增加临床的死亡率；另一方面的原因是研究发现 AGI 是应激的表现之一。创伤、大手术都会使我们的身体处于应激状态，胃肠道是人体应激反应中心之一，AGI 是应激致交感神经过于兴奋引发的一个胃肠道功能紊乱。

欧洲重症医学会将 AGI 分为 4 级：

Ⅰ级为胃肠功能部分受损，腹内压正常或轻度升高，提示存在着胃肠功能障碍或衰竭的风险。

Ⅱ级为胃肠功能障碍影响营养摄入，但未影响到患者的全身情况，腹内压达 12 ～ 15 mmHg，提示胃肠功能不全。

Ⅲ级为持续的胃肠功能恶化，全身情况不能改善，肠管扩张，腹内压达 15 ～ 20 mmHg，致使腹腔灌注压＜ 60 mmHg，提示胃肠功能衰竭。

Ⅳ级出现多脏器功能衰竭和休克，需要剖腹探查等手术干预。

本病例患者属 AGI Ⅲ级。

AGI 的管理需要借助 3 根管：尿管、肛管和胃管。

从患者安全角度考虑，管理 AGI 患者首先需要借助尿管测定患者的腹内压，动态地监测腹内压，可以评估病情严重程度和治疗效果。目前推荐的测定腹内压的方法是向膀胱灌注 50 mL 生理盐水后测定腹肌放松状态下的膀胱内压。正常的腹内压为 0 ～ 5 mmHg，腹内压的升高预示着 AGI 的病情恶化，腹内压一旦超过 20 mmHg，意味着多脏器功能衰竭将会很快发生。

肛管是 AGI 管理的第二根重要的管子，它有两方面的作用，一方面是治疗作用，比如通过肛管排气、灌肠降低腹内压。另一方面，它还有非常重要的诊断意义，比如鉴别便秘是传输型便秘还是梗阻型便秘，如果排便依赖灌肠，提示直肠积粪，为梗阻型便秘，如果灌肠几次之后患者就排不出大便了，提示传输型便秘，传输型便秘要结合影像学判断病情严重程度，结肠肠腔直径超过 6 cm 或盲肠肠腔直径超过 9 cm，提示肠腔内压力增高，病情严重，可能是积气所致，本病例患者肠腔直径 7.4 cm，为积粪所致。

胃管是 AGI 管理第三根重要的管子。胃管除了鼻饲饮食外，禁食后通过胃管可以实施胃减压，降低肠道的前负荷。胃管在 AGI 管理中还有重要的诊断价值。本病例患者便潜血阳性，我们通过胃管获取胃液，刚入科时胃液潜血为阳性，提示存在上消化道出血，需要使用质子泵抑制剂及黏膜保护剂。2023 年 3 月 21 日以后多次查胃液潜血均为阴性，停用质子泵抑制剂，单用黏膜保护剂；开始肠内营养后，经胃管回抽餐后 2 小时胃内容物，每次的量都超过 100 mL，提示患者存在胃潴留，临床在排除超量进食导致胃前负荷激增所致的胃潴留之后，主要鉴别胃瘫和幽门梗阻，幽门梗阻患者一般胃蠕动尚可，因此这种胃潴留往往合并呕吐，如果患者不伴呕吐，提示胃潴留的原因是胃瘫。胃瘫使用胃动力药，幽门痉挛不能应用胃动力药，可给予 M 胆碱受体拮抗剂如东莨菪碱等。

3. 粪石症为什么要进行动力学分析？

粪石症需要促进粪石排出，以此为出发点，似乎增加结直肠的蠕动就可以了。若用动力学原理进行分析，会找到更多的干预靶点。

生物流体力学已经非常成熟，康复医学可以借鉴血液流体力学的原理进行动力学分析，其基本原理是血液的流动是由前负荷、后负荷和心肌 / 平滑肌的收缩共同决定的。不仅仅流体遵守这个规律，实际上，除了随机运动所有的定向运动都遵守这个规律。粪石的排出也遵守这个规律，进入结肠的食物残渣就是结肠的前负荷，粪便运动时遇到的阻挡就是后负荷，结直肠的蠕动提供粪石排出的动力。负荷过大和过小都会影响运动，动力过大和过小都不利于运动，临床需要根据患者的具体情况来调节负荷和动力。

动力学分析是康复医学解决问题的前提，特别是在内脏康复中应用广泛。

4. 为什么可以通过改善结肠的环境来提升结肠的功能？

人体是一个复杂适应性系统，复杂适应性系统的研究表明，主体的功能是由主体和环境共同决定的。这一理论在细胞生物学被再次强调：细胞的功能是由细胞及其环境共同决定的。这为康复医学干预内脏提供了很多接口。

排出粪石的动力来源于结直肠平滑肌细胞，其环境包括电学环境、化学环境及力学环境，改善平滑肌细胞的环境就可以提升结直肠的蠕动功能。

平滑肌细胞的电信号由交感神经和副交感神经提供，它们都属于传出神经，但两者的任务不同。当人体因环境变化需要进入应激状态时，以交感神经兴奋为主，结肠平滑肌的收缩会减弱，可控制排便；当人体进入休闲状态时，以副交感神经兴奋为主，此时平滑肌的收缩会增强，以排出食物残渣。因此激活副交感神经可以改善结肠的蠕动，中低强度的有氧运动、延长呼 / 吸比、激活脑神经、保证夜间睡眠等一些康复手段都是行之有效的。

平滑肌细胞化学环境的调整需要借助营养学的方法。肠道黏膜上皮细胞的更新需要消耗大量的底物，可以通过肠外营养支持、补充谷氨酰胺、纠正电解质紊乱实现，使用益生菌重建肠道微生态，大剂量补充维生素 D 调节免疫，进而重建肠道黏膜屏障、生物屏障及免疫屏障，改善细胞的化学环境。

力学信号是结肠平滑肌重要的控制信号。肠道筋膜和体壁的筋膜是一个相连的整体，当内脏因病灶或牵拉导致内脏筋膜局部张力增加时，张力可以在张拉整体结构的筋膜网络中分散，如果某处体壁筋膜原本张力就比较高，加之传导过来的张力，就可能兴奋局部的伤害感受器，患者就会感受到腹痛或腹胀。反之，处理患者的体壁筋膜的高张力应力集中点（表现为硬结或压痛），可以改变结肠周围筋膜的张力顺应性，改善结肠平滑肌的功能，促进粪石排出。

五、病例点评

内脏康复是在内脏知识背景下结合康复特色进行的，这要求内脏康复的从业者学习相关的内脏背景知识，并清楚康复的特色是什么。内脏康复的特色主要有两点：一是动力学分析，这是康复医学最基本的特点；二是物理治疗，很多人不知道物理治疗提供的力学信号如何去改变患者体内的化学信号和电学信号，因此很难明白如何用物理治疗调整不可直接触及的、以节律性运动或反射性运动为主的内脏。

本病例是一个Ⅲ级 AGI 背景下的重症粪石症，加之患者还合并气管切开术后拔管困难、肝肾功能异常，在康复医学科无疑是一个急危重症，需要医生具备相关的背景知识。作者为我们介绍 AGI 和粪石症的相关知识，特别是 AGI 的知识是康复医师管理重症患者的一个基本功，值得学习；本病例患者存在着胃排空障碍和结肠排粪障碍，作者以此为例生动地介绍了动力学原理的具体应用；细胞生物学架构了运动和内脏功能细胞之间的关系，还介绍了运动如何调节细胞的电学环境和化学环境的前沿知识。

这是我们用细胞生物学构建细胞康复医学早期的一个病例，分子水平的临床营养学尚未引入，对肠道微生态的管理还缺乏细节，对免疫的管理也存在瑕疵。限于篇幅和主题的要求，未能呈现相关内容，希望今后有机会和诸位分享。

（病例提供者：吴骐亘　宋云锋　晋城市人民医院）

（点评专家：杨国法　晋城市人民医院）

参考文献

[1]B. 艾伯茨（Bruce Alberts）［等］著 . 细胞生物学精要 [M]. 丁小燕，陈跃磊 . 译 . 北京：北京科学技术出版社，2012.

[2] 迈尔斯，关玲，周维金，等 . 解剖列车：徒手与动作治疗的肌筋膜经线 [M]. 北京：北京科学技术出版社，2015.

[3]Stecco C, Macchi V, Porzionato A, et al.The fascia：the forgotten structure[J]. Ital J Anat Embryol, 2011, 116（3）：127-138.

[4] 王吉文，张茂 . 欧洲危重病医学会关于急性胃肠损伤的定义和处理指南 [J]. 中华急诊医学杂志，2012，21（8）：812-814.

[5]Verma R, Ahmad DS, Howden CW.Massive fecal impaction[J].Clin Gastroenterol Hepatol, 2022, 20（9）：A27-A28.

[6] 王艳，柳伟伟，王建荣，等 . 危重患者急性胃肠损伤现状及影响因素的调查研究 [J]. 国际消化病杂志，2017，37（01）：54-58.

[7]Ball CG, Kirkpatrick AW.Progression towards the minimum'：the importance of standardizing the priming volume during the indirect measurement of intra-abdominal pressures[J].Crit Care, 2006, 10（4）：153.

[8]Malbrain ML, Deeren DH.Effect of bladder volume on measured intravesical pressure：a prospective cohort study[J].Crit Care, 2006, 10（4）：R98.

[9]Manresa-Rocamora A, Casanova-Lizón A, Flatt AA, et al.Does exercise training improve cardiac-parasympathetic nervous system activity in sedentary people？A systematic review with meta-analysis[J].Int J Environ Res Public Health, 2022, 19（21）：13899.

[10]Carter JB, Banister EW, Blaber AP.Effect of endurance exercise on autonomic control of heart rate[J].Sports Med, 2003, 33（1）：33-46.

[11] 钱德兰，里特杰斯，尤甘纳坦 . 生物流体力学：人体循环系统 [M]. 邓小燕，孙安强，刘肖，等 . 译 . 北京：机械工业出版社，2015.

[12] 陈禹 . 复杂适应系统（CAS）理论及其应用——由来，内容与启示 [J]. 系统科学学报，2001，9（4）：35-39.

病例 21　药物控制不佳的肺动脉患者康复

一、病历摘要

患者女性，47 岁。

主　诉：咳嗽 28 年，进行性呼吸困难 24 年，加重 1 周。

现病史：28 年前患者出现咳嗽，伴雷诺现象，双上肢皮肤变硬，紧绷感，渐扩至面部、躯干，张口受限，当时化验提示 Scl 70 (+)，诊断为系统性硬化症，患者拒绝行激素及免疫抑制剂治疗。24 年前开始出现活动后气短，反酸嗳气，皮肤呈蜡样光泽，双肺听诊可闻及细湿性啰音。胸部 CT：双肺散在磨玻璃渗出，非特异性间质性肺炎样改变，胸膜下可见小叶间隔增厚；食管下段扩张，诊断为肺间质纤维化。9 年前开始出现静息下的呼吸困难。口周出现放射性条纹，肘关节处皮肤变脆薄，关节活动受限，双肺听诊可闻及 Velcro 啰音。胸部 CT：双肺胸膜下小叶间隔增厚，呈网格样；食管腔扩大肺功能：限制性通气功能障碍。超声心动图：sPAP 30 mmHg；右房增大，RV/LV＜1，诊断为肺动脉高压，患者开始使用醋酸泼尼松 30 mg 1 次／日＋环磷酰胺＋西地那非治疗。1 周前呼吸困难进一步加重，完全卧床状态。行右心导管：肺动脉 54/19（31）mmHg；肺动脉阻力 553.1 达因（6.91 Wood）。超声心动图：sPAP 81 mmHg；RV/LV 3.29。药物改为他达那非＋醋酸泼尼松＋托拉塞米＋呋塞米＋多巴酚丁胺，并辅助无创呼吸机进行治疗。目前为求进一步治疗入院。

既往史及家族史：无特殊。

体格检查：神志清，精神差。全身皮肤紧缩感，肘关节处皮肤受损，口唇发绀，杵状指。卧床、自主体位，胸廓无畸形。消瘦，肌肉萎缩。P2 亢进，P2＞A2，肺动脉瓣可闻及杂音。双肺听诊可闻及 velcro 啰音。

辅助检查：

实验室检查：血常规：血红蛋白 101 g/L，余正常（白细胞计数 7.89×10^9/L，中性粒细胞百分比 77.2%，红细胞计数 2.17×10^{12}/L）。心脏：BNP 259.98 ng/mL。肝肾功能：前白蛋白 134.2 mg/L（余基本正常范围）。血气分析：吸入氧浓度 29%，酸碱度 7.39，二氧化碳分压 75 mmHg，氧分压 109 mmHg，碱剩余 15.6 mmol/L，碳酸氢根 45.4 mmol/L。

心电图：窦性心动过速，右束支传导阻滞。

胸部 CT：双肺小叶间隔增厚，胸膜下可见蜂窝样改变；肺动脉增宽，右心扩大。

膈肌超声：右侧膈肌肌厚度变薄，运动幅度减弱。

超声心动检查：肺动脉高压，sPAP：80 mmHg；右心扩大，RV/LV 3.29；主肺动脉增宽；三尖瓣反流。

右心导管检查：肺动脉 54/19（31）mmHg；肺动脉阻力 553.1 达因（6.91 Wood）。

肺功能检查：FVC pred 24.8%，FEV_1 pred 28.8%，FEV_1/FVC 135.7%，DLCO SB 7.55 mmol/（min·kPa）提示限制性通气功能障碍。

疾病诊断：①系统性硬化症；②间质性肺炎；③肺动脉高压；④慢性心功能不全。

功能诊断：①心肺功能障碍；②四肢运动功能障碍；③日常生活活动能力障碍。

二、诊疗经过

1. 入院后予以多学科评估

（1）肺动脉高压评估：通过超声心动图，发现患者肺动脉压力增高，肺动脉收缩压（APSP）：80 mmHg；存在右心扩大，右室/左室（RV/LV）3.29；主肺动脉增宽；三尖瓣反流。右心导管：肺动脉 54/19（31）mmHg；肺动脉阻力 553.1 达因（6.91 Wood）。

（2）营养评估：通过对患者的食谱进行评估，发现患者存在蛋白质摄入量低：29.6 g/d（参考值：47.4～79 g/d）、前白蛋白低：134.2 mg/L（参考值：208～360 mg/L）、总热量摄入量低：709 kcal/d（参考值：1017.5～1215 kcal/d）等问题。患者的日常食谱见病例 21 表 1。

病例 21 表 1　患者入院前食谱

进食时间	种类	量	蛋白质（g）	热量（kcal）
早餐	包子	50 g	3.2	123
	鸡蛋	50 g	7	73
	面片汤	80 mL	1.4	70
午餐	花卷	50 g	3.2	112
	炒蔬菜	100 g	0.8	52

续表

进食时间	种类	量	蛋白质（g）	热量（kcal）
	花卷	50 g	1.4	112
	小黄鱼	20 g	3.2	40
晚餐	炒蔬菜	20 g	3.2	112
	杂粮粥	200 mL	3	115
合计			29.6	709

（3）康复方面评估：对患者进行了四肢肌力、吸气肌压力、日常生活活动能力、焦虑、抑郁等康复内容的评估，见病例 21 表 2。

病例 21 表 2　入院康复评估

项目	评估方法	结果
吞咽功能	洼田饮水试验	正常
	握力	13.1 kg
四肢肌力	股四头肌等长肌力	53 N
	MRC 评分	51 分
呼吸肌	最大吸气压	13.01 cmH$_2$O
日常生活活动能力	Barthel 指数评分	35 分
有氧活动能力	6 分钟步行试验	不能完成
心理	汉密尔顿焦虑量表评分	16 分
	汉密尔顿抑郁量表评分	28 分
生活质量	圣乔治呼吸问卷评分	73.26 分

2. 康复干预　通过入院后的评估，组成了由呼吸科医生、营养科医生、康复科医生、护士、物理治疗师及家属组成的康复团队。

针对心率储备低、肺容量下降、呼吸储备差、膈肌力弱、呼吸储备差、肢体肌肉量低、运动耐力差、吞咽功能障碍、自理能力受损、营养不良、皮肤护理、心理问题，予以了患者全方位的干预措施。

（1）营养干预：营养师为患者制定了个性化的营养方案（病例21表3），按照 1.2～2.0 g/[kg（实际体重）·d] 估算蛋白质需求量。并增加每日蛋白质需求：47.4～79 g/d。针对热量不足的问题，按照 [25～30 kcal/kg（实际体重）·d] 计算热量需求量。估算康复训练消耗：30～60 kcal/d。算出每日热量需求＝预计需求量＋训练耗能＝1047.5～1245 kcal/d。并给予患者个性化的饮食指导：因为患者进食时间长，食物久放变冷，改用加热饭盒，保证饭菜随时可以食用。选择软硬适中的食物，少食多餐。进食体位应尽量端坐位，或在躯干与床面不低于 30° 的体位进食，避免头颈后伸位。

病例21表3　入院后营养师制定的食谱

餐次	食物	备注
早餐 7：00～8：00	主食一份（全麦面包35 g） 鸡蛋1个 豆浆200 g（黄豆重量2份加水重量7份）	蛋白质含量25.38 g
加餐 9：00～10：00	水果1份（苹果/梨/火龙果200 g：香蕉150 g）	90 kcal
午餐 12：00	米饭50 g 瘦肉50 g或者鱼虾80 g 时令蔬菜三种或以上500 g	盐3 g；植物油10 g 450 kcal 蛋白质含量约23.8 g
加餐 14：00～15：00	无糖酸奶130 g	90 kcal 蛋白质含量约3.25 g
晚餐 17：00～18：00	煮玉米100 g/半份米粥（25 g） 时令蔬菜3种或以上250 g	盐3 g；植物油10 g 90 kcal 蛋白质含量14 g
加餐 20：00～21：00	低脂牛奶160 g	90 kcal 蛋白质含量4.8 g

（2）康复方案：针对患者运动耐受差的基础状态，予以患者低强度有氧运动，并制定了运动处方，根据患者的情况循序渐进，并在运动中对患者的基础生命体征进行监测。

主要的训练内容包括有氧运动训练、呼吸肌力量训练、呼吸模式再训练。

1）有氧运动训练：①运动方式。卧位踏车→坐位踏车→原地踏步→跑台；②运动强度。低强度＜40% VO_2max，5～10分钟/次×2周；3次/周；③运动进阶。低-中强度10～15分钟→20～60分钟；40%～60% VO_2max；3～5次/周。

2）低强度力量训练：①熟悉训练动作。5 ～ 10 reps ＜ 30% 1 RM（RPE ＜ 12）× 2 ～ 3 周；②提高肌肉耐力和协调性。12 ～ 25 reps，30% ～ 40% 1 RM（RPE 12 ～ 13）× 2 ～ 3 周；③增加肌肉量 8 ～ 15 reps at 40% ～ 60% 1 RM（RPE ＜ 15）× 2 ～ 3 周。

3）吸气肌力量训练：①开始。30% MIP，30 reps/ 次，2 次 / 日（20 ～ 30 分钟）；②累进。30% ～ 60% MIP，7 ～ 10 天调整一次，吸气肌训练连续 8 周。

4）呼吸再训练：①呼吸模式训练；②活动时的正确呼吸方法；③节能呼吸活动指导。

5）软组织护理：①针对患者存在的口周皮肤僵硬、躯干发紧感的问题，护理团队指导患者如何在日常生活中注意皮肤的护理，对于骨突部位如何进行保护，防止破损；②在吞咽康复中，治疗师指导患者进行口周软组织的牵张及张口训练，减少口周皮肤僵硬对进食的影响。

6）心理康复干预：①患者心理问题主要来源于对疾病的认识不佳，以及该疾病的预后不良对患者的心理造成了影响；②通过团队成员对患者进行心理疏导，通过不断的健康教育让其认识及了解疾病，并主动参与疾病，在出院后，通过护理团队对患者进行对接，了解其康复的动态。

7）出院后康复训练：①出院后的康复由护士和一名治疗师对患者进行随访；②对患者继续进行日常活动指导、吸气肌训练及有氧活动指导；③根据患者反馈调整处方内容及强度，强调活动中的安全注意事项。

3．患者的疾病转归 通过系统化的康复治疗，患者的日常生活活动能力、呼吸障碍对患者日常生活的影响、焦虑及抑郁状态、呼吸肌功能均得到了较大的改善（病例 21 表 4）。

病例 21 表 4 患者干预后随访及评估

评估内容	初评	干预 1 个月后复评	干预 8 个月后复评	干预 10 个月后复评
Barthel 指数评分（分）	35	65	75	90
圣乔治呼吸问卷评分（分）	73.25	59.45	32.44	27.23
汉密尔顿焦虑量表评分（分）	16	12	9	7

评估内容	初评	干预 1 个月后复评	干预 8 个月后复评	干预 10 个月后复评
汉密尔顿抑郁量表评分（分）	28	19	18	17
NRS-2002 评分（分）	5	5	4	4
6 分钟步行距离（米）	不能	不能	不能	147
最大吸气压（cmH$_2$O）	12.02	13.13	25.45	37.94
30 秒坐站试验（次）	不能	6	8	10

辅助检查结果：患者的超声心动图及膈肌超声结果也得到了不同程度的改善，见病例 21 表 5 和病例 21 表 6。

病例 21 表 5　治疗前后的超声心动图结果

超声心动	治疗前	治疗后
sPAP（mmHg）	80	59
三尖瓣反流 [PV]cm/S	441	369
RV/LV	3.29	1.05

病例 21 表 6　治疗前后的膈肌超声结果

膈肌超声	治疗前	治疗后
呼气末（mm）	0.95	1.76
吸气末（mm）	1.95	2.13
增厚分数（%）	10.5	21.3

三、病例特点及讨论

特点 1：青年女性，慢性起病，渐进发展。

患者 20 余岁发病，疾病呈慢性进展的状态，功能障碍逐渐加重。对于患者而言，所处的环境也在不断变化。功能状态的逐渐下降对于患者来说，不单是躯体功能的障碍，心理及精神状态也会受到一定的影响。除了患者本人，患者的照料者也存在一定的心理负担，所以在对这类患者进行康复方案制订及干预，一定要考虑到患者的个人及环境特点。

特点 2：单纯药物治疗效果欠佳。

患者 9 年前开始出现静息下的呼吸困难，开始服用激素和肺动脉高压相关药物治疗，但呼吸困难仍存在效果欠佳的情况。患者因为呼吸困难导致活动的减少，不可避免地产生肌肉功能下降，日常生活活动能力的下降而造成失能。特别是那些服用激素的患者，发生肌肉功能障碍的风险尤其会增高。所以，在进行肺动脉高压的治疗过程中，需要加上活动的内容（包括有氧、肌力及节能活动指导）。通过肺动脉高压专科医生的评估，划分安全的范畴，即使是低强度的活动，患者也可以从循序渐进的方案中获益。此外，活动的方案，需要由内科及康复组成的团队来共同参与制订，为一些高风险患者提供监护指导及活动建议。

患者的营养状况下降也是这个病例中存在的问题，患者存在口周皮肤弹性下降的情况，选择合适的食物进食，正确的进食方法及营养成分均衡的进食策略尤为重要。在临床中，此类患者的关心点往往在药物治疗上，而忽略了营养支持治疗的重要性，包括进食方式，针对此类患者进行个性化的指导是非常重要的。

四、病例相关问题及分析

本病例中，患者肺动脉高压合并系统性硬化症，门诊药物干预及患者配合欠理想，对于其身上存在的诸多问题，需要多学科团队共同进行慢病系统管理，着手于具体的干预策略，对肺动脉高压患者进行以运动疗法、营养支持和心理治疗等多方面、多维度组成的呼吸康复方案。呼吸康复应以评估为基础，目标为导向，并由专业团队成员对患者进行专门的干预。肺动脉高压的康复存在一定风险，但并非成为运动的绝对禁忌，应该是在循证医学的基础上，在内科医生一起作为团队成员，共同为患者康复核心技术和专业知识精心设计的低强度和持续时间短且缓慢递增的运动方案。

肺动脉高压定义为有创测量的平均肺动脉压（mean pulmonary artery pressure，mPAP）≥ 25 mmHg，肺动脉高压可以发生在许多不同的疾病，包括原发性及继发性的肺动脉高压。本病例患者属于继发于系统性硬化症导致的肺动脉高压。尽管近年来药物治疗有了巨大的进展，但大多数肺动脉高压患者仍有症状、运动能力和生活质量下降及疾病进展的问题。如本病例患者就存在活动后气短、日常生活活动能力及自理能力下降，焦虑、抑郁等问题。而在大多数情况下，药物治疗不能完全停止或逆转右心室功能障碍，也不能使肺血管阻力正常化。因此，对非药物、高质量治疗的需求正在迅速增长，运动训练是最重要、最安全、具有成本效益的治疗选择之一，并已被证明对各种疾病有益。在健康人群中也强烈提倡改善生活质量和肌肉力量，特别是长期的耐力运动，增加了右心室的大小，改善了早期舒张期右心室功能和左心室刚度。传统的观念认为，由运动训练引起的高血流量导致的肺血管壁剪切应力可能会触发肺血管重构并使疾病恶化；因此，对于高强度的运动方案，必须谨慎。

目前，专门的、低强度的、单独调整的、密切监督的运动训练已经被开发出来，并且有随机对照试验证明了其安全性和可行性。

在最近的指南中，越来越多的证据建议对稳定的肺动脉高压患者，将专业的运动和呼吸训练计划作为药物治疗的补充（Ⅱ类，证据B水平）。

现有的7项非侵入性研究和1项侵入性试验的汇总分析显示，从基线到随访，运动训练与静息收缩期肺动脉压显著降低相关。监督下的运动训练可以改善稳定的患者的右心室功能和肺血流动力学。改善血流动力学可能有助于提高患者的运动能力和生活质量。

该患者在入院时膈肌超声及吸气压测试结果均低于正常人，而吸气压在很大程度上取决于膈肌的功能，所以针对肺动脉高压患者的膈肌功能训练显得非常重要。

来自动物实验的研究和肺动脉高压患者的数据表明，部分呼吸肌功能障碍可以通过膈肌纤维产生力能力的减少来解释。吸气肌肉训练有利于改善吸气肌肉功能。研究发现，肺动脉高压患者进行吸气肌训练也获得了更好的生活质量和呼吸困难感觉减少，在我们这个病例的身上，通过吸气肌训练，圣乔治呼吸问卷评分较治疗前有所下降，与研究的结果保持一致。同时，来源于左心衰竭的文献表明，吸气肌肉训练和运动训练能够减少交感神经驱动，有可能导致改善心功能，这也是吸气肌训练在肺动脉高压患者中应用的另一益处。

综上所述，本病例患者通过医护多学科团队的共同努力，对患者进行综合多学科干预，特别是康复训练在这类重症患者中的实施。从各类结果来看患者的各项指标均较前明显改善，需要注意的是，这些干预除了在医院内实施了一部分，其余的都是患者配合在出院后继续坚持完成的。所以，住院康复是整体康复方案实施的基础，而院外康复是整体康复效果维持的重点。对于这类患者，康复干预早期应住院，由多学科团队为患者实施方案，并监测方案执行过程中的反应及不适症状，及时调整方案，稳定后出院，继续随访患者并鼓励患者继续康复，巩固康复疗效。两者的作用是缺一不可的，医护人员对患者的坚持随访和指导，也是患者坚持康复的信心和动力。

五、病例点评

肺动脉高压是呼吸系统疾病中较为严重的疾病种类，患者常常因为缺氧导致活动能力严重受损。除此之外，由于多系统存在问题，患者往往同时存在营养、心理等方面问题。所以，肺动脉高压患者的呼吸康复方案应由运动疗法、营养支持和心理治疗等多方面和多内容组成。心理治疗为呼吸康复的启动提供信心，并为之持续注入动力。肺动脉高压患者虽然不能耐受较高强度的活动，但此类患者康复训练不是无原则的小心谨慎，而是在循证医学的基础上，应用康复核心技术和专业知识精心设计的低强度和短持续时间且缓慢递增的运动方案。对于该病例来说，拥有一个专业的多学科团队，并紧密合作是肺动脉高压患者康复管理的关键。同时，仅仅进行住院期间的康复管理，只是让患者体验及建立康复信息的一个尝试，长久康复的维持，需要团队全周期的介入，包括出院后的随访和指导工作，对于此类患者，也需要定期地进行肺动脉高压专科的评估，以进行对药物和运动的调整。所以，此类患者的康复需要多学科、全周期共同的努力，是功能改善的关键所在。

（病例提供者：段亚景　中日友好医院）

（点评专家：江　山　中日友好医院）

参考文献

[1]Hoeper MM, Huscher D, Ghofrani HA, et al.Elderly patients diagnosed with idiopathic pulmonary arterial hypertension:results from the COMPERA registry[J]. Int J Cardiol, 2013, 168（2）:871-880.

[2]Garber CE, Blissmer B, Deschenes MR, et al.American College of Sports M.American

college of sports medicine position stand.quantity and quality of exercise for developing and maintaining cardiorespiratory, musculoskeletal, and neuromotor fitness in apparently healthy adults：guidance for prescribing exercise[J].Med Sci Sports Exerc, 2011, 43 (7)：1334-1359.

[3]D' Andrea A, Riegler L, Morra S, et al.Right ventricular morphology and function in top-level athletes：a three-dimensional echocardiographic study[J].J Am Soc Echocardiogr, 2012, 25 (12)：1268-1276.

[4]Bhella PS, Hastings JL, Fujimoto N, et al.Impact of lifelong exercise "dose" on left ventricular compliance and distensibility[J].J Am Coll Cardiol,2014,64 (12)：1257-1266.

[5]Mereles D, Ehlken N, Kreuscher S, et al.Exercise and respiratory training improve exercise capacity and quality of life in patients with severe chronic pulmonary hypertension[J].Circulation, 2006, 114 (14)：1482-1489.

[6]Weinstein AA,Chin LM,Keyser RE,et al.Effect of aerobic exercise training on fatigue and physical activity in patients with pulmonary arterial hypertension[J].Respir Med, 2013, 107 (5)：778-784.

[7]Galiè N, Humbert M, Vachiery JL, et al.2015 ESC/ERS Guidelines for the diagnosis and treatment of pulmonary hypertension：the joint task force for the diagnosis and treatment of pulmonary hypertension of the european society of cardiology (ESC) and the european respiratory society (ERS)：endorsed by：association for european paediatric and congenital cardiology (AEPC), international society for heart and lung transplantation (ISHLT) [J].Eur Respir J, 2015, 46 (4)：903-975.

[8]Weinstein AA,Chin LM,Keyser RE,et al.Effect of aerobic exercise training on fatigue and physical activity in patients with pulmonary arterial hypertension[J].Respir Med, 2013, 107 (5)：778-784.

[9]Ehlken N, Lichtblau M, Klose H, et al.Exercise training improves peak oxygen consumption and haemodynamics in patients with severe pulmonary arterial hypertension and inoperable chronic thrombo-embolic pulmonary hypertension：a prospective, randomized, controlled trial[J].Eur Heart J, 2016, 37 (1)：35-44.

[10]Kabitz HJ, Bremer HC, Schwoerer A, et al.The combination of exercise and respiratory training improves respiratory muscle function in pulmonary hypertension[J].Lung, 2014, 192 (2)：321-328.

[11]Mello PR, Guerra GM, Borile S, et al. Inspiratory muscle training reduces sympathetic nervous activity and improves inspiratory muscle weakness and quality of life in patients with chronic heart failure: a clinical trial[J]. J Cardiopulm Rehabil Prev, 2012, 32 (5): 255-261.

病例 22 颈椎术后膈肌麻痹的康复

一、病历摘要

患者男性，28 岁。

主 诉：颈椎术后呼吸困难 40 天。

现病史：患者因"颈 3～4 椎体占位"考虑"上皮样肉瘤"，于 40 天前在我院骨科全身麻醉下行"颈 3～4 肿瘤整块切除，3D 打印人工椎体植入内固定术"（手术入路为前路-后路-前路，过程详见手术记录），术中离断左侧颈 3、4 神经根及左侧椎动脉。术后转入重症医学科尝试呼吸机脱机时出现呼吸困难，呼吸机脱机失败，查胸片发现"双侧膈肌上抬"。遂请我科会诊，诊断为"颈椎术后，双侧膈肌麻痹，呼吸功能障碍"，由我科呼吸物理治疗师行床旁呼吸康复训练，具体内容包括呼吸相关肌肉手法松解、肢体运动训练、呼吸诱发训练、有氧耐力训练、吸气肌力训练、体位训练等，同时予药物对症支持及气管插管呼吸机辅助呼吸治疗。患者经治疗后呼吸困难及体力逐渐改善，耐受呼吸机脱机时间逐渐延长。术后 12 天拔除气管插管改为经鼻高流量吸氧。术后 16 天改为经鼻导管吸氧（2～3 L/min），同日可床上长腿独坐，患者呼吸功能及体力耐力逐渐好转。术后 17 天转出监护病房，转入骨科普通病房继续支持对症及康复治疗。术后 19 天实现床旁端坐及短时间站立。术后 20 天实现行走辅助架辅助下病房内步行。术后 22 天实现病区楼道内步行（约 50 米），后步行距离逐渐增加。术后 28 天实现看护下独立步行，目前步行及体力活动后仍有心率明显增快，活动耐力较差。患者拔除气管插管后发现"声音低沉嘶哑，吞咽困难，饮水呛咳"，遂由我科言语治疗师床旁行吞咽功能及发音训练，言语清晰程度逐渐好转，目前仍留置胃管，无法经口进食饮水。病程期间，患者出现双侧上肢上抬困难，伴有严重肩痛，右侧为著，考虑"颈椎术后颈 5 神经根麻痹可能"，予药物对症治疗及肢体康复训练后疼痛及肌力逐渐好转，目前肩痛基本缓解，仍有双上肢上抬费力表现。现为进一步功能恢复，门诊以"颈椎肿瘤术后"收入我科。术后患者精神尚可，体力差，鼻饲进食，睡眠欠佳，二便正常，体重下降约 7 kg。

既往史：体检发现高脂血症 2 年，余无特殊。

个人史：未婚，父母陪伴，家中还有一个妹妹；支付方式为北京市医保；本科学历；公司职员；居住环境为楼房，有电梯，社区有无障碍设施。

体格检查：体温 36.4 ℃，脉搏 122 次 / 分，呼吸 18 次 / 分，血压 139/93 mmHg。轮椅入病房。胸式呼吸为主，腹式呼吸显著减弱，坐位下吸气可见腹式呼吸启动，双侧基本对称，未见胸腹矛盾呼吸，肺廓清能力可，可自主有效排痰。留置胃管，吞咽困难，极少量饮水仍呛咳，洼田饮水试验 5 级，反复吞咽不能，喉上抬幅度小于 1 cm，吞咽启动延迟，咽反射存在，吞咽反射减弱，经诱发后可见吞咽启动增强，口腔准备期及口腔期无异常。发音可及声门震动音。颈前可见下颌部横向手术切口，切口已基本愈合，颈后正中可见纵向切口，切口已愈合。颈椎活动受限，颈前手术切口附近软组织僵硬粘连。双上肢近端肌力减弱，右侧三角肌前束 2+ 级，外侧束 3- 级，左侧三角肌前束 3- 级，三角肌外侧束 3+ 级。双侧肱二头肌 4+ 级，双侧肱三头肌 5 级。左侧肩外旋肌力 4 级，右侧肩外旋 3- 级。双肩关节活动范围基本正常。双侧喙突及结节间沟处压痛。坐位平衡分级 3 级，站立位平衡分级 3 级。患者基础心率高（110 ~ 120 次 / 分），活动后心率明显增快（中速步行 50 米，心率增加至 140 ~ 145 次 / 分），可独立翻身、起坐，独立站起、独立步行，二便自理，独立如厕、洗漱等。无法独立上下楼梯。

辅助检查：术后颈椎正侧位见颈 1 ~ 6 椎体内固定，固定钢板未见松动、脱离征象、颈 3 ~ 4 椎体骨质切除、椎管开大（病例 22 图 1）。术后胸片提示双侧膈肌上抬，肺不张（病例 22 图 2）。术后 3 天、13 天、26 天膈肌超声提示双侧膈肌收缩功能减弱（病例 22 表 1）。

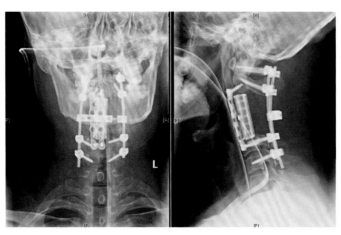

病例 22 图 1　颈椎正侧位片

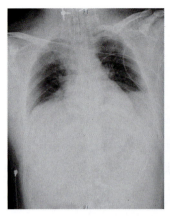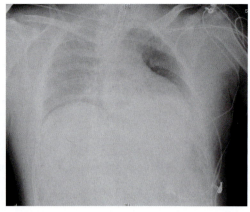

病例 22 图 2 术后当天（左）及术后 1 个月（右）的胸片

病例 22 表 1 患者术后膈肌超声相关数值

	左侧			右侧		
	厚度 （单位：cm）	变化率（ 单位：%）	运动幅度 （单位：cm）	厚度 （单位：cm）	变化率 （单位：%）	运动幅度 （单位：cm）
术后 3 天	0.25	12.0	–	0.24	12.5	–
术后 13 天	0.22	22.7	0.5	0.23	30.0	1.2
术后 26 天	0.18	–	1.0	0.22	–	1.5

疾病诊断：①颈椎术后（颈 3、4 全椎切除术）；②膈神经损伤；③颈 5 神经根麻痹；④上皮样肉瘤；⑤高脂血症。

功能诊断：①呼吸功能障碍；②呼吸肌功能障碍；③心肺相关感觉功能障碍（呼吸困难）；④运动耐力障碍；⑤吞咽功能障碍；⑥构音功能障碍；⑦肌力功能障碍（双侧三角肌）；⑧关节活动范围障碍（颈椎）；⑨疼痛；⑩日常生活活动能力障碍；⑪社会参与能力障碍。

二、诊疗经过

入院后完善相关检查，定期进行呼吸功能及吞咽功能评估。予普瑞巴林胶囊改善神经痛、酒石酸美托洛尔片降低心率、甲钴胺注射液营养神经；肠内营养支持；肢体功能及体适能训练、吞咽及构音训练、呼吸功能训练等。入院后 8 天诱发双侧膈式呼吸，膈式呼吸能力逐渐提高，吸气压力逐渐提高。经吞咽训练后吞咽功能逐渐恢复，出院时恢复经口进食。出院前呼吸肌功能评估提示呼吸肌功能显著改善，MIP = 55.956 cmH₂O，PIF = 2.961 L/s，呼吸强度 52.822 cmH₂O；出院前简易肺功能评估提示呼吸功能显著改善，FVC = 2.42 L，FEV₁ = 2.08 L，PEF = 6.26 L/s。出院前胸片（病例22图3）提示患者膈肌上抬改善，降至正常水平。患者恢复良好，住院4周后进行肿瘤放疗与化疗。

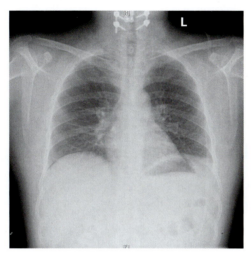

病例22图3　出院前胸片

三、病例特点及讨论

这是一例青年男性患者，因颈椎孤立性恶性肿瘤进行肿瘤切除手术，术后出现双侧膈肌麻痹，引起严重呼吸困难，危及生命。

根据患者的疾病病程我们可以将它分为：①重症康复阶段。这一阶段的主要康复目标是脱离呼吸机支持，拔除气管插管，转出ICU，同时避免因卧床及滞留ICU所致的并发症；②过渡康复阶段。这一阶段的主要康复目标是帮助患者离床，恢复室内活动，脱离氧气支持，生活基本自理；③强化康复阶段。这一阶段的主要康复目标是提高患者呼吸功能及活动耐力，恢复一定强度的运动，尽可能恢复膈式呼吸，生活完全自理，可耐受肿瘤放化疗治疗，可转介居家康复治疗。根据不同阶段的康复目标，该患者的具体康复方案及康复治疗效果如下。

重症康复阶段：①肢体功能训练。进行四肢的手法牵伸，四肢及躯干肌力的训练；②体位训练。摇床坐起训练；③胸部物理治疗。呼吸相关肌群的手法松解，膈肌手法及姿势刺激诱发，胸廓抗阻训练；④有氧运动训练。使用床旁康复踏车对患者进行有氧运动训练，15～20 分钟／日，并根据患者耐受情况调整踏车阻力；⑤呼吸肌功能训练。患者经过最初 1 周的综合康复训练后，可耐受每日间断脱离呼吸机。每日在患者脱机时进行基于视觉反馈的器械辅助抗阻吸气肌功能训练，根据患者 MIP 测量值，起始阻力为 5 cmH$_2$O，并根据后续测量结果，调整阻力。这一阶段的康复治疗应根据患者的耐受情况随时进行调整，一开始患者耐受情况差的时候可适当减少训练强度及持续时间，可将一天的治疗拆分成不同时间段进行，训练过程中应密切关注患者的生命体征变化，积极与重症医师及护士进行沟通，了解患者每日脱机情况，根据患者病情变化调整治疗策略。

过渡康复阶段：①肢体功能训练。四肢及躯干肌力的训练，治疗师重点针对患者三角肌肌力减弱问题进行一对一训练，其他肌力训练指导患者在每日康复治疗以外的时间自行完成；②离床训练。对患者进行渐进体位变化、转移及步行训练，早期可采用辅助器具进行辅助。训练过程中要随时注意重要生命体征的变化，并防止跌倒等不良事件的发生；③胸部物理治疗及呼吸肌功能训练；④有氧运动训练。根据患者靶心率及耐受情况调整运动处方，可选择间歇高强度训练。

强化康复阶段：①膈肌呼吸的诱发。前一阶段经过循序渐进的呼吸功能训练，患者的总体呼吸肌功能逐渐增强，肺不张情况有所改善，但是仍然存在明显的膈肌上抬，腹式呼吸仍然是消失的。而我们都知道，膈肌呼吸或者腹式呼吸是人体最重要的呼吸模式，相比较胸式呼吸而言更加高效且节能，对于患者进一步的功能恢复至关重要，所以我们仍然希望通过呼吸康复训练帮助患者尽可能的恢复膈式呼吸。为此，我们邀请本区域内其他医疗机构经验更加丰富的呼吸物理治疗师进行院际会诊，对患者进行基于认知行为疗法的膈肌诱发训练，帮助患者充分理解膈肌呼吸的原理、优势及方法，指导患者通过呼吸控制减少其他呼吸肌的收缩，并通过增加本体感受及姿势调整等方式进行正确模式的呼吸，经过 20 分钟的初次认知行为疗法成功诱发出膈肌呼吸。然后指导患者通过正确认知及行为矫正定期进行膈肌呼吸诱发，每次 5 分钟，非睡眠时间每小时进行一次，经过 2 周的训练后，患者呼吸模式得到很大程度的改善；②吸气抗阻训练。根据患者的 MIP 测定值，对患者进行循序渐进的吸气抗阻训练，经过训练患者的 MIP 值逐渐改善（病例 22 图 4 至病例 22 图 6）；③有氧运动训练。对患者进行运动心电监护条件下的高强度有氧运动训练，方式为快走、慢跑及连续上台阶，通过实时监测患者的心电、指脉氧及血压情况，保障有氧运动过程中达到靶心率并控制在安全心率范围内；④肌力训练；⑤日常生活活动能力训练。重点指导患者掌握穿脱各种类型衣裤、沐浴等日常生活活动。

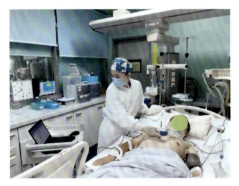 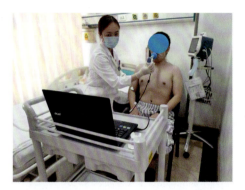

病例 22 图 4　重症监护环境下的吸气抗阻训练　　　病例 22 图 5　常规环境下的吸气抗阻训练

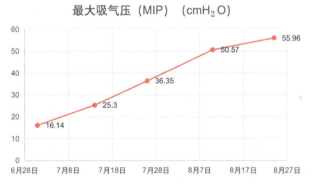

病例 22 图 6　最大吸气压的改善

四、病例相关问题及分析

1. 导致该患者膈肌上抬的原因是什么？

患者原发疾病为脊柱原发性恶性肿瘤，为了实现对肿瘤的整块切除，术中计划性离断了左侧颈 3、4 神经根，术后当天即出现膈肌上抬。膈神经来源于同侧颈 3～5 神经根前支，其中颈 4 是主要来源。本病例患者膈肌上抬的主要原因考虑为膈神经麻痹所致的膈肌瘫痪。膈肌上抬会导致吸气肌功能障碍，从而引起呼吸困难。

膈肌上抬的原因可分为原发性和继发性，原发性膈肌上抬的原因包括膈肌损伤及支配膈肌的膈神经损伤；继发性膈肌上抬还应该考虑全身肌肉无力继发的、腹压增高继发的、膈肌使用减少继发的（如长期辅助通气），以及其他呼吸系统疾病吸气肌无力继发的等原因。

膈肌麻痹的常见原因包括：①外伤。损伤颈部、胸部等，导致支配膈肌运动的膈神经受损伤，引起运动消失或减弱；②手术。各种肺切除术、心脏手术、胸膜切除术、心包切除术等，损伤周围神经，引起病变；③肿瘤。肺癌及转移性肿瘤压迫膈神经引起损伤；④炎症。纵隔结核、纵隔炎、心包炎等，炎性渗出损伤神经，引起膈肌麻痹；⑤神经肌肉病变。糖尿病神经病变、肌萎缩性侧索硬化症、多发性硬化症等，可引起膈肌麻痹；⑥其他。新生儿出生时受到产伤、心脏手术、肿瘤手术等也可损伤膈神经引起膈肌麻痹。

2. 该患者出院后是否需要继续康复治疗？如何为患者制订出院后康复计划？

该患者出院后仍需要居家康复治疗，应该说居家康复训练对于这例患者而言是至关重要的。一方面患者出院时功能障碍尚未完全恢复，仍可能对生活质量产生重要影响，应通过出院后居家康复治疗进一步改善患者的呼吸功能、运动耐力，并通过康复支持帮助患者进行社会参与。另一方面我们应当充分了解肿瘤患者的康复治疗是至关重要的，运动及康复训练可以促进肿瘤患者的恢复，改善因恶性肿瘤导致的疲劳，通过长期康复支持帮助提高对肿瘤放化疗及其他特殊治疗的耐受程度并提高对肿瘤的疾病自我管理能力。

我们为患者制定的居家康复治疗方案包括：呼吸肌功能训练、有氧运动训练、弹力带抗阻上肢肌力训练和颈部功能训练。康复医师通过远程康复支持手段对患者的居家康复训练进行监控及管理，定期随访患者，并根据随访情况调整康复方案，协助多学科团队对患者进行综合管理，并为患者提供职业回归指导。患者术后1年随访时可以进行3公里以上慢跑，完成阶段性肿瘤综合治疗，回归工作岗位。

五、病例点评

膈肌功能减弱是临床上常见的导致呼吸功能障碍的原因，本病例患者为较少见的脊柱肿瘤术后膈神经麻痹所致，通过综合的临床－康复一体化治疗最终实现了满意的康复结果。该患者的诊治过程一方面展现了治疗团队对疑难病例的评估及治疗思路，为本书读者可能遇到的类似情况提供了诊疗参考；另一方面也可用于其他原因，如慢性呼吸道疾病所致的膈肌功能减弱的康复治疗。该患者的诊疗过程体现了不同临床场景下根据患者的疾病严重程度、功能障碍程度、对康复治疗的耐受和接受情况及治疗环境开展循序渐进的呼吸康复治疗，根据康复评估结果调整治疗方案。

　　该案例在康复治疗过程中有两个重要亮点。一个是将认知行为疗法的理论及方法运用到呼吸康复治疗中，本病例患者年轻，具有较高的学历，经过一定周期的康复治疗已经对康复团队产生了充分的信任，在康复治疗遇到瓶颈的时候，应帮助患者更好地理解一些医学知识，指导为什么及怎么办，并通过主观能动性寻求治疗上的突破。另一个是重视团队合作的重要性，该患者病情复杂，疾病危重，未来还将面对更多复杂的综合治疗，在这种前提下重视临床 - 重症 - 康复多学科诊疗团队的合作，重视康复治疗团队内的合作，重视不同医疗机构甚至不同区域优势康复团队的合作就显得至关重要，并且最终通过较好的预后验证了这种诊疗模式的正确性及优越性。

（病例提供者：刘小燮　北京大学第三医院）

（点评专家：曹　磊　首都医科大学宣武医院）

参考文献

[1] 胡文瑛，吴立群. 心房颤动冷冻球囊消融术中发生膈神经损伤二例 [J]. 中国心脏起搏与心电生理杂志，2015，（02）：98-99.

[2] 周纤纤，李旭平，田辉，等. 第 2 代冷冻球囊消融右下肺静脉致膈神经损伤 2 例及文献复习 [J]. 中南大学学报（医学版），2020，45（3）：5.

[3] 李斌，邢国平，刘娜，等. 危重病性多发性神经病膈神经损伤对机械通气的影响 [J]. 天津医药，2009，（5）：2.

[4] Kaufman MR, Elkwood AI, Rose MI, et al. Reinnervation of the paralyzed diaphragm: application of nerve surgery techniques following unilateral phrenic nerve injury[J]. Chest, 2011, 140 (1): 191-197.

[5] Ohta M, Ikeda N, Tanaka H, et al. Satisfactory results of diaphragmatic plication for bilateral phrenic nerve paralysis[J]. Ann Thorac Surg, 2007, 84 (3): 1029-1031.

[6] Beran E, Marzouk JF, Dimitri WR. Bilateral phrenic nerve palsy following aortic

valve surgery[J]. J Card Surg, 2008, 23 (6): 691-692.

[7]Han KY, Bang HJ. Exercise therapy for a patient with persistent dyspnea after combined traumatic diaphragmatic rupture and phrenic nerve injury[J]. PM&R, 2015, 7 (2): 214-217.

[8]Sacher F, Jais P, Stephenson K, et al. Phrenic nerve injury after catheter ablation of atrial fibrillation[J]. Indian Pacing Electrophysiol J, 2007, 7 (1): 1-6.

病例 23　免疫介导坏死性肌炎康复治疗

一、病历摘要

患者男性，68 岁。

主　诉：进行性四肢无力 1 个月余，吞咽困难 15 天，加重 8 天。

现病史：患者 1 个月余前无明显诱因出现四肢无力，活动耐力显著下降，伴咳嗽、咳痰；面部无红疹、瘙痒、脱屑等，于当地医院就诊考虑上呼吸道感染，予口服药物对症治疗后未见好转。患者病情进展，无法蹲起、双臂不能抬举，再次就诊于当地医院，检验显示：肌酸激酶 9084 U/L，乳酸脱氢酶 1063 U/L，天门冬氨酸氨基转移酶 311 U/L，C- 反应蛋白 8.6 mg/L；肌电图示下肢神经源性损害，诊断为横纹肌溶解症，予头孢他啶抗感染、补液水化、碳酸氢钠碱化尿液、降压、降糖等对症治疗，后复查肌酸激酶 8671 U/L、天门冬氨酸氨基转移酶 324 U/L、C- 反应蛋白 5.5 mg/L，患者自觉住院期间症状仍反复。15 天前出现平卧时头无法抬离床面及吞咽困难、饮水呛咳等症状。8 天前，凌晨患者突发喘憋、心悸，伴咳嗽、咳痰，自行服用复方丹参滴丸未见明显缓解，就诊于我院急诊，心电图示：完全左束支传导阻滞；血常规＋C- 反应蛋白：中性粒细胞计数 $7.17×10^9$/L ↑，中性粒细胞百分比 81.1% ↑，淋巴细胞百分比 13.3% ↓，C- 反应蛋白 29.18 mg/L ↑；心肌梗死指标：肌红蛋白 3000 ng/mL ↑，肌酸激酶同工酶 300 ng/mL ↑，肌钙蛋白 0.363 ng/mL ↑；肝功能：天门冬氨酸氨基转移酶 313 U/L，丙氨酸氨基转移酶 377 U/L，肌酸激酶 7453 U/L，乳酸脱氢酶 1012 U/L，肌酐 36.3 μmol/L，收入我院急诊科。查肌炎抗体谱示 HMGCR（+++）；痰病原学：CMV（+）；肌电图示神经源性损害，左侧胫前肌、右侧股四头肌、拇短展肌、肱二头肌可见肌强直样放电；肌肉磁共振示下肢肌肉炎性渗出。考虑免疫介导坏死性肌炎可能性大，病毒感染相关肌炎不除外，予甲强龙 40 mg 1 次 / 日静脉滴注，辅以抑酸、改善骨质疏松、磺胺预防卡氏肺孢子虫肺炎（pneumocystis carnii pneumonia, PCP），更昔洛韦 0.25 g 1 次 /12 小时、头孢曲松 2 g 1 次 / 日抗感染，碳酸氢钠碱化尿液，同时予补液、保肝等治疗，并予静脉注射人免疫球蛋白治疗。患者诉经治疗后肌无力较前改善，双上肢可适度抬举，为进一步治疗收入我院风湿免疫科。患者自发病以来，无腮腺肿痛、口腔溃疡、外阴溃疡、雷诺现象、关节疼痛、眼干、口干、脱发，无尿少、尿频、尿急、大小便失禁等，精神弱，饮食差，睡眠不佳，大、小便正常，体重无明显变化。

既往史：2型糖尿病15年，现规律口服阿卡波糖50 mg 3次/日，德谷门冬双胰岛素早餐前16 U、晚餐前4 U，未监测血糖；冠心病支架置入术后3年，规律口服阿司匹林100 mg 1次/日、阿托伐他汀10 mg 1次/日；高血压1个月余，最高血压不详，现口服琥珀酸美托洛尔47.5 mg 1次/日＋诺欣妥50 mg 2次/日，未监测血压；否认脑血管疾病史，否认神经、精神疾病史，否认肝炎史、结核史、疟疾史，预防接种史不详，否认外伤史、输血史，无食物或药物过敏史。

个人史：生于北京市大兴区，久居本地，无疫区、疫情、疫水接触史，无牧区、矿山、高氟区、低碘区居住史，无化学性物质、放射性物质、有毒物质接触史，无吸毒史，无吸烟、饮酒史，无冶游史。

家族史：否认家族性遗传病史。

专科检查（康复评定）：首次探视时，患者采用鼻导管吸氧（3 L/h），外周经皮血氧饱和度97%。血压130/80 mmHg，呼吸频率为16～20次/分。肌力测定（MMT 8）：颈屈肌8分、三角肌9分、肱二头肌10分、股四头肌7分、臀中肌6分、臀大肌7分、腕伸肌10分、踝背屈肌8分，总分为65分。单次重复最大重量（One Rep Max 1 RM）测定：颈屈肌2.26 kg；三角肌：左侧6.00 kg、右侧7.97 kg；肱二头肌：左侧11.20 kg、右侧9.00 kg；股四头肌：左侧7.00 kg、右侧6.10 kg；臀中肌：左侧9.50 kg、右侧11.50 kg；臀大肌：左侧8.10 kg、右侧9.10 kg；腕伸肌：左侧9.50 kg、右侧10.00 kg；踝背屈肌：左侧8.00 kg、右侧7.95 kg。简易体能状况量表（SPPB）评分3分，提示运动能力严重受限、日常活动困难。简易肺功能检查1秒用力呼气容积与用力肺活量的比值（FEV_1/FVC）90%、第1秒用力呼气的容积占预计值的百分比（FEV_1%pred）46%。改良英国医学研究学会呼吸困难指数（modified British medical research council，mMRC）分级4级。生活质量问卷评估：改良巴塞尔指数（modified Barthel index Barthel index）评分30分，提示日常生活大部分依赖。SF-36评分：PF（生理功能）45分、RP（生理职能）0分、BP（躯体疼痛）100分；GH（一般身体状况）30分；VT（精力）55分；SF（社会功能）75分；RE（情感职能）66分；MH（精神健康）76分；HT（健康变化）0分。标准吞咽功能评估（standardized swallowing assessment，SSA）评分31分，判定误吸风险为

3 级。NRS-2002 评分 1 分，提示无营养不良风险。心理问卷评估：PHQ-9 评分 9 分，提示可能有轻微抑郁症。广泛性焦虑量表 DAD-7 评分 3 分，提示无焦虑症状或症状非常轻微。30 秒重复坐站试验（30-second sit-to-stand test，30 s STST）、计时起立行走试验、6 分钟步行试验因无法独立站起未完成测试。以上从肌肉力量、生活质量、呼吸、营养、心理等多维度进行评估，制订适宜的康复计划。

辅助检查：

肌炎抗体谱：HMGCR（+++）；痰病原学：CMV（+）。

肌电图：神经源性损害，左侧胫前肌、右侧股四头肌、拇短展肌、肱二头肌可见肌强直样放电。

胸、全腹、盆腔 CT 平扫：双肺多发微、小结节，建议定期复查。双肺下叶陈旧病变。双肾筋膜增厚。前列腺增大伴钙化。血管壁钙化斑。椎体区见点状致密灶。

超声心动图：主动脉瓣反流（少量）。

全身肌肉磁共振：四肢肌肉 MRI 平扫示全身多发肌肉炎性渗出。

疾病诊断：①炎性肌病；②坏死性肌炎；③冠状动脉支架植入术后状态；④肺部感染；⑤病毒感染；⑥肝功能异常。

功能诊断：①运动功能障碍（中度）；②吞咽功能障碍（轻度）；③日常生活活动能力受限（重度）；④社会参与能力受限（中度）。

二、诊疗经过

1. 功能障碍分析　患者躯干肌、四肢肌肉、呼吸肌群及吞咽肌群均受累，目前存在运动功能障碍、吞咽功能障碍，日常生活大部分依赖，且患者病情存在进展及波动，功能障碍也随之出现进展及波动。

2. 康复目标与处理原则　①近期目标：提高四肢肌力及耐力、改善呼吸困难症状、提高气道廓清能力；改善吞咽功能；②远期目标：改善日常生活活动能力，回归家庭及社会。

3. 康复治疗方案　肌力训练、呼吸训练、气道廓清技术、低强度有氧训练、吞咽功能训练及康复宣教。

康复训练内容如下：①低强度有氧运动。靶心率较静息心率增加 10 ～ 20 次 / 分，采用床旁卧位踏车训练，阻力 2，时间 15 ～ 20 分钟 / 次，目的为增强心肺耐力、增加下肢活动、降低下肢血栓形成风险；②肌力训练。采用沙袋 / 哑铃，按照 1 RM 测定结果，选取 80% ～ 100% 1 RM 进行坐位 / 立位上肢肩前屈、外展训练增强三角肌肌力；下肢立位髋外展、后伸训练增强臀中肌、臀大肌肌力；下肢坐位伸膝训练增强股四头肌肌力。10 ～ 15 次 / 组，2 ～ 3 组；③呼吸训练。进行缩唇呼吸及腹式呼吸训练，7 ～ 8 次 / 分，每次 5 ～ 10 分钟，目的是降低呼吸频率、增加气体交换效率、促使肺泡残气排出，改善换气；④主动呼吸循环技术。是一种弹性治疗方法，强调胸廓扩张训练及呼吸控制的必要性。包括腹式呼吸的训练、胸廓扩张呼吸的训练、用力呼气技术的训练，主要用于松动和清除过多的支气管分泌物，训练时间 10 分钟，如急性加重，可适当增加时间和频次；⑤吞咽训练。目前可采用改变食物形状方式，如性状松软的食物；⑥步行训练。使用肌肉外甲（可穿戴机器人）进行辅助下步行训练（病例 23 图 1）；⑦健康宣教。指导患者及家属在生活中应用节能技术。例如活动时不应屏住呼吸、活动中应用最强壮的肌肉、坐位洗漱、情绪管理等。整个康复过程中心率控制在 100 ～ 110 次 / 分、血氧饱和度 92% ～ 96%、Borg 劳累指数 13，Borg 气促指数 2，血压（120 ～ 133）/（65 ～ 80）mmHg。此过程中严密监测患者血氧饱和度、心率、血压变化情况，有无头晕、面色苍白等表现。

4. 治疗结果、随访及转归 经过 1 周康复训练后患者出院回家继续居家康复训练，训练内容包括坐位下康复踏车 20 ～ 30 分钟；四肢肌力主动运动、抗阻运动；呼吸训练器进行呼吸肌肉抗阻训练；训练总时长 1 小时，上午进行有氧训练，下午进行其他训练；一周 5 次。患者在 1 个月后进行医院复诊。康复评估内容如下：MMT 80 分；1 RM 测定：颈屈肌 3.00 kg；三角肌：左侧 7.00 kg、右侧 8.50 kg；肱二头肌：左侧 12.00 kg、右侧 9.50 kg；股四头肌：左侧 8.00 kg、右侧 6.80 kg；臀中肌：左侧 10.50 kg、右侧 11.80 kg；臀大肌：左侧 8.90 kg、右侧 9.60 kg；腕伸肌：左侧 9.90 kg、右侧 11.00 kg；踝背屈肌：左侧 8.50 kg、右侧 8.35 kg。SPPB 评分 4 分；MRC 分级 0 级；生活质量问卷评估：日常生活活动能力改良 Barthel 指数评分 60 分，提示生活基本自理。SSA 评分 23 分，判定误吸风险为 2 级。营养、抑郁、焦虑均无异常。综上，患者全身肌力、耐力改善明显，在辅助下完成短距离行走，日常生活活动能力逐步提升，吞咽功能改善，营养状况和情绪明显改善。后续给予家庭康复训练方案，维持居家康复训练并定期随访。

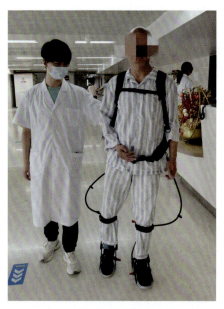

病例 23 图 1　佩戴肌肉外甲的步行训练

三、病例特点及讨论

免疫介导性坏死性肌病（immune-mediated necrotizing myopathy，IMNM）是一种罕见的自身免疫性炎性肌病，约占所有特发性炎症性肌病（idiopathic inflammatory myopathy IIMs）的 35%。2004 年欧洲神经肌肉疾病中心根据 IIMs 的骨骼肌组织病理学特征，提出以肌细胞坏死为主要特征，而无或少量炎症细胞浸润的亚型，该病严重程度和致残率较高；主要涉及骨骼肌和其他器官组织。其临床特点为急性、亚急性或慢性的肢体近端无力，血清肌酸激酶水平升高。其病因尚不清楚，可能与遗传、环境、免疫异常或其他因素相关。目前本疾病除临床外针对病患康复评估及训练的认识较少。我们报道 1 例以功能受损为表现的免疫介导性坏死性肌病，旨在提高对本病康复的评估和训练认识。

IIMs 包括多发性肌炎（polymyositis，PM）、皮肌炎（dermatomyositis，DM）、散发性包涵体肌炎（sporadic inclusion body myositis，sIBM）及 IMNM。这些疾病均以肌肉无力为主要特征，临床表现包括呼吸肌、颈屈肌、上下肢近端关节肌群、吞咽相关肌群等肌肉无力，严重者甚至是发热、皮疹、心律失常、心室功能障碍及肺部并发症，严重影响生活质量。研究证据表明除免疫抑制治疗外，非免疫性治疗在改善疾病的骨骼肌力量和耐力方面发挥着关键作用。

通过对相关研究文献数据汇总，IIMs 运动相关评估如下，肌炎损伤指数（myositis damage index，MDI）、炎性肌病的病情活动度评分（myositis disease activity assessment tool，MDAAT）、与运动耐力相关的评估包括心肺运动试验（cardiopulmonary exercise testing，CPET）、6 分钟步行试验，获得峰值摄氧量、梅脱值、距离等指标，反映耐力受损情况；与肌肉质量相关的评估除 MMT 8 以外还包括 1 RM、优势手握力（hand grip strength，HGS），获得相关关节肌肉分级 / 数值，为抗阻处方制订方案；与下肢力量、平衡相关的评估包括 STST、TUG，反映其下肢肌肉质量、平衡能力；与健康状况、生活质量相关的量表包括 SF-36、健康评估问卷残疾指数（health assessment questionnaire disability index，HAQ-DI），反映肌炎是否影响患者生活质量；若已累及肺部问题，肺功能测试、MRC 评分、CAT 评分等与呼吸相关症状的评估与问卷进行补充，反映其呼吸困难情况及是否影响日常生活。

既往研究表明康复治疗能够改善肌肉质量、心肺耐力及相关临床症状，但导致这些效应的分子机制尚未完全清楚，部分文献解释为与炎症和纤维化相关的基因下调及与肌肉组织中有氧代谢相关的基因的上调。目前提出的治疗建议是无疾病进展的情况下提高运动表现且是一种安全有效的措施，即抗阻运动积极调节相应基因来改善肌肉质量，且不会使疾病恶化。其主要作用除提高肌力和耐力以外，还具有抗炎、抗纤维化、代谢作用；次要作用还能降低患者焦虑、抑郁情绪。这是非药物干预的重要作用，既能预防疾病发展，又可提高功能和改善生活质量受损。目前推荐的训练内容包括关键肌肉的力量训练如主动辅助训练、弹力带、沙袋、哑铃等抗阻训练；有氧训练例如步行、踏车等；日常生活动作训练如上下楼梯、床椅转椅等；作业治疗如辅助器具使用、步态训练、健康宣教、居家康复等；如呼吸功能及吞咽功能受损，则应还有呼吸训练如缩唇呼吸、腹式呼吸等、吞咽训练如口颜面训练、摄食训练等，均是 IIMs 涉及的康复治疗。训练应采用 FITT 原则，包括频度（Frequency）、强度（Intensity）、时间（Time）及类型（Type）。若未执行其原则，可能会导致运动强度不足，造成运动治疗效果不佳。既往文献中提出非药物干预中康复治疗的有效性，但在随访结束后效果没有持续。这就提示了患者运动疗法的持续性、进行定期监督和激励的必要性。训练中除监测心率、血氧饱和度以外，还应定期监测血清肌酸激酶，均可作为训练强度的指导，同时判定有无复发。

　　现阶段关于炎性肌病的国际及国内专家共识及指南中均提及康复治疗的重要性，但未详细说明康复评估方法及个性化运动处方。目前炎症性肌病的发病率和诊断率逐年升高，在临床中大量炎性肌病患者存在康复需求，系统康复治疗与免疫抑制治疗相结合，可以显著提高患者的生活质量，减少家庭及社会的照护及经济负担。本病例的意义在于强调 IIMs 在病情稳定后需尽早完善康复功能评估，根据评估结果开展全面、系统的康复治疗，同时在整个康复治疗的过程中要强调康复方案的个体化，根据患者病情的进展与波动及时进行方案调整及匹配，运动强度循序渐进、在康复过程中注意观察患者的心理变化，激发患者训练的积极性及主观能动性，以期取得更好的康复效果，改善患者的生活质量，使其尽可能及尽早地回归家庭、回归社会。

四、病例相关问题及分析

　　1. 综合康复在 IMNM 中起到什么作用？

　　在 IMNM 中，其临床表现为急性或亚急性起病，数周至数月出现四肢近端肌无力，数年逐渐发展为肌无力，可伴有全身症状例如乏力、食欲缺乏、体重下降等。在临床症状中，最常见的表现为骨骼肌症状，尤其是四肢近端对称性肌无力，以下肢肌无力为主；部分患者累及中轴肌群，表现为颈屈肌无力例如平卧时抬头困难。在病程较长／较重的患者中，可出现肌肉萎缩。同时，患者还可能出现吞咽问题、呼吸问题、营养问题及心理情绪障碍等。在临床中，目前以药物治疗为主，常用的药物包括糖皮质激素、免疫抑制剂、静脉免疫球蛋白注射、靶向治疗等药物治疗。但药物治疗以缓解患者症状为主，对患者的功能、日常生活、社会参与及心理关注较少。综合康复治疗不仅可以缓解患者的症状，还能从功能层面全面改善患者的运动、呼吸、吞咽、营养、心理等各个方面，提高患者的日常生活活动能力及社会参与能力，符合生物－医学－心理－社会的医学模式，是全面有效的辅助治疗手段，具有较大的社会效益和经济效益。

　　2. IMNM 综合康复治疗中的注意事项有哪些？

　　如前所述，IMNM 存在临床症状的波动性及进展性，因此，在综合康复治疗的过程中，安全性极为重要，除了必需的生命体征及患者的主观症状监测，我们康复治疗团队要学会读懂患者的辅助检查、基本用药，并保持与临床专科医师的沟通。同时，在整个训练过程中，采用 FITT 原则，包括频度、强度、时间及类型，制订个性化、有针对性的、循序渐进的康复方案，以期取得最佳的康复效果。此外，院内康复只是 IMNM 综合康复治疗的开始，家庭康复才是维持康复效果、使康复效果最大化的重要组成部分，我们康复团队需要在患者出院前制订行之有效、依从性好、执行力强的家庭康复训练方案，与患者及家属保持联系，根据患者的症状及家庭具体情况及时调整康复方案并给予及时的反馈和鼓励，在患者病情进展及波动时要提醒患者及时专科就诊。如有条件，还应进行家访，了解患者家庭的具体情况，必要时可指导患者进行家庭环境改造，保证患者居家康复治疗及日常生活的安全性；最后，在居家康复治疗中要注意患者及家属的情绪状况，及时进行心理疏导；这样，才能使整个康复治疗形成闭环，取得更好的效果。

五、病例点评

IMNM 是 2004 年欧洲神经肌肉疾病中心提出的一类特发性炎性肌病，根据其独特的临床表现＋病理标准，与多发性肌炎、皮肌炎、包涵体肌炎和非特异性肌炎组成特发性炎症性肌病。IMNM 又包括坏死性自身免疫性肌病和获得性坏死性肌病，其病因主要有遗传因素、环境因素、免疫异常、非免疫机制等。IMNM 的发病机制尚未明确，考虑与特异的自身抗体有关，抗 SRP 和抗 HMGCR 抗体体外阻止成肌细胞融合，减少肌管生成，抗 SRP 和抗 HMGCR 抗体增加 ROS 和线粒体超氧化物歧化酶产生，从而导致本病，抗 SRP 和抗 HMGCR 抗体阳性患者肌活检肌细胞萎缩因子显著升高。IMNM 患者常见于成年人，以女性多见，亦可见于儿童，主要表现为亚急性起病的近端肌无力，下肢无力大于上肢无力；颈部肌无力和吞咽困难，表现为头下垂和躯干弯曲（驼背）；部分患者可出现远端肌无力，表现为足背屈肌和指伸肌无力；肌酸激酶持续显著升高（数千至数万），肌无力逐渐进展，病程可数月至十余年，可合并内脏受累如肺间质病变，但一般较轻，也可合并肿瘤。影像学(MRI)检查 IMNM 在不同时期有不同的特点，早期表现为炎症浸润，STIR 序列高信号提示组织水肿，臀大肌和股四头肌后方肌群受累易见，晚期结缔组织增生，T_1 序列提示脂肪替代。

该病例患者诊断明确，躯干肌、四肢肌肉、呼吸肌群及吞咽肌群均受累，存在运动功能障碍、吞咽功能障碍、情绪障碍，日常生活大部分依赖，且患者病情存在进展及波动，功能障碍也随之出现进展及波动。康复团队从肌肉力量、生活质量、呼吸、营养、心理等多维度进行评估，制订适宜的康复计划。康复计划涵盖全面，包括低强度有氧运动、肌力训练、呼吸训练、主动呼吸循环技术及吞咽训练，并在治疗过程中注重心理及认知干预及康复宣教，并制订家庭康复方案，取得了较好的康复效果。

综上，随着临床医学的发展，很多罕见病的病因及诊断将进一步明确并取得长足进展，同时随着临床各个学科对康复的认知提高及 MDT 等多学科合作模式的普遍开展，康复医学也会面临更多的挑战和更大的机遇。该病例展示了综合康复管理在 IMNM 诊疗中的重要作用，为临床实践提供了重要参考。但也如文中所说，现阶段关于炎性肌病的国际及国内专家共识及指南中均提及康复治疗的重要性，但未详细说明康复评估方法及个性化运动处方。因此，在后续的工作中，希望能总结更多的临床经验，为 IMNM 的康复制订规范化的康复临床路径，同时也可以进一步探讨其背后分子生物机制，为临床科研提供更多思路。

（病例提供者：杨天祎　尹　珏　中日友好医院）

（点评专家：江　山　谢欲晓　中日友好医院）

参考文献

[1]Merlonghi G, Antonini G, Garibaldi M. Immune-mediated necrotizing myopathy（IMNM）：A myopathological challenge[J].Autoimmunity reviews, 2022, 21（2）：102993.

[2]Chen BH, Zhu XM, Xie L, et al.Immune-mediated necrotizing myopathy：report of two cases[J].World J Clin Cases, 2023, 11（15）：3552-3559.

[3]Jensen KY, Aagaard P, Schrder HD, et al.High-intensity strength training in patients with idiopathic inflammatory myopathies：a randomised controlled trial protocol[J].BMJ Open, 2021, 11（6）：e043793.

[4]de Oliveira DS, Borges IBP, Marie SKN, et al.Exercise training attenuates skeletal muscle fat infiltration and improves insulin pathway of patients with immune-mediated necrotizing myopathies and dermatomyositis[J].Arch Rheumatol, 2023, 38（2）：189-199.

[5]de Souza JM, de Oliveira DS, Perin LA, et al.Feasibility, safety and efficacy of exercise training in immune-mediated necrotising myopathies：a quasi-experimental

prospective study[J].Clin Exp Rheumatol, 2019, 37 (2): 235-241.

[6]Habers GE, Takken T.Safety and efficacy of exercise training in patients with an idiopathic inflammatory myopathy——a systematic review[J].Rheumatology (Oxford), 2011, 50 (11): 2113-2124.

[7]Baschung Pfister P, de Bruin ED, Tobler-Ammann BC, et al.The relevance of applying exercise training principles when designing therapeutic interventions for patients with inflammatory myopathies: a systematic review[J].Rheumatol Int, 2015, 35 (10): 1641-1654.

[8]Nader GA, Dastmalchi M, Alexanderson H, et al.A longitudinal, integrated, clinical, histological and mRNA profiling study of resistance exercise in myositis[J].Mol Med, 2010, 16 (11-12): 455-464.

[9]Špiritović M, Heřmánková B, Oreská S, et al.The effect of a 24-week training focused on activities of daily living, muscle strengthening, and stability in idiopathic inflammatory myopathies: a monocentric controlled study with follow-up[J].Arthritis Res Ther, 2021, 23 (1): 173.

[10]刘淑芬，陈丽霞.炎症性肌病患者的康复治疗研究进展[J].中国康复医学杂志，2017，32 (06)：720-722.

病例 24　肝移植术后合并多器官功能衰竭脱机拔管困难患者的康复治疗

一、病历摘要

患者男性，48 岁。

主　诉： 发现肝硬化 11 年余，同种异体原位肝移植术后 13 天，脱机困难伴发热 5 天。

现病史： 患者 2010 年无明显诱因突发呕吐鲜血，就诊于我院急诊，行肝内静脉、门静脉 CT 血管造影示：肝硬化，脾大，腹水；肝内静脉走行紊乱、轻度扩张，门静脉系统高压；胃底处金属样高密度影，请结合病史；肝多发小囊肿。急诊予止血、腹腔穿刺腹水引流、红细胞输注等治疗，好转后出院。2021 年 4 月患者因腹水就诊于外院，予利尿等对症支持治疗后，腹水稍好转。2022 年 3 月患者突发意识不清、四肢无力，就诊于我院急诊，考虑电解质紊乱，予补充电解质等对症治疗，症状无明显好转；后患者就诊于外院，予腹腔穿刺腹水引流、补充电解质及白蛋白等对症治疗，症状稍减轻。2022 年 4 月患者再次出现腹水增多，外院行腹部 CT 示：肝硬化，肝内多发小囊肿，脾静脉近端及门静脉起始部血栓形成；脾大，脾包膜下实质多发缺血性改变，腹、盆腔内大量积液；胃底、贲门及直肠黏膜下多发静脉曲张；左侧腹股沟管积液。予利尿、腹水穿刺引流等对症治疗无明显好转。2022 年 5 月 3 日患者就诊于我院，考虑肝硬化、肝衰竭、肝性脑病、腹水、脾大、胃底静脉曲张等诊断。2022 年 5 月 4 日于静吸复合麻醉下行同种异体原位肝移植术，术后带气管插管转入重症监护室。术后患者出现心功能不全，考虑应激性心肌病，给予强心、利尿、抑制交感风暴等治疗，患者病情进一步加重。于 2022 年 5 月 8 日突发心室颤动、血压降低、心率下降，进行性加重至血压测不出，颈动脉搏动消失，行心肺复苏、电复律及肾上腺素推注。治疗后，患者意识恢复，血压回升，心律转为窦性心律。患者病情危重，经多种血管活性药物治疗后血流动力学仍不稳定，经家属同意后，给予静脉 - 动脉体外膜肺氧合（vein-arterial extracorporeal membrane oxygena-tion，VA-ECMO）＋ IABP 治疗。经积极治疗，患者心功能好转，于 2022 年 5 月 13 日成功拔除 IABP 及 ECMO。2022 年 5 月 14 日患者开始出现间断发热，最高体温 38.9 ℃，结合患者长时间呼吸机辅助呼吸，以及多次痰培养结果提示烟曲霉菌，考虑肺部感染，给予万古霉素、头孢他啶及伏立康唑抗感染治疗。2022年5月16日患者尝试脱机拔管后出现呼吸困难、低氧、二氧化碳潴留，考虑呼吸衰竭。现为进一步治疗入院。自发病以来，患者睡眠差、饮食差，偶有意识错乱，近期体重无明显变化。

既往史：自幼携带乙肝病毒，慢性乙型病毒性肝炎、肝硬化病病史10余年。否认高血压、糖尿病史，否认心脏病、脑血管疾病史，否认神经、精神疾病史，否认结核史、疟疾史。2021年行腹股沟疝修补受损。2022年5月4日肝移植术中输"O"型血9000 mL，未见输血反应。无食物或药物过敏史。

体格检查：体温36.7℃，脉搏106次/分，呼吸15次/分，血压132/65 mmHg。发育正常，营养不良，体形消瘦，表情淡漠，被动体位，神志清楚，精神欠佳。全身皮肤黏膜无黄染。双侧瞳孔等大同圆、对光反射正常。咽部黏膜分泌物增多，经口气管插管状态，呼吸机辅助呼吸，参数设置：模式：压力控制（PC：12 mmHg；PEEP：5 mmHg；呼吸频率：15次/分；FiO_2 40%）。双肺呼吸音粗，两肺可闻及散在湿性啰音。心率106次/分，心律齐，各瓣膜听诊区未闻及杂音。腹软，可见手术切口，无菌敷料覆盖，无渗血渗液，腹带加压包扎，留置盆腔、腹腔、肝下、T管等引流管共5根，各引流管通畅，T管夹闭状态。四肢无畸形，无水肿。

康复评估：RASS评分0分；S5Q评分4分；重症监护疼痛观察工具(critical-care pain observation tool, CPOT)评分0分。压力控制模式下吸气潮气量（VTi）350~400 mL；膈肌厚度及活动度未获；主动咳嗽能力分级2级；痰量较多（白色黏痰）。双下肢围度测量：右侧（髌上10 cm）32.5 cm、（髌下10 cm）22.5 cm；左侧（髌上10 cm）32 cm、（髌下10 cm）22.5 cm。徒手肌力检查（MRC）：左侧17分，右侧18分（具体见病例24表1）；握力：右手6.7 kg、左手5.3 kg。关节被动活动度及肌张力均正常。双侧肢体针刺觉、轻触觉、振动觉对称无减退、关节位置觉正常。双侧肱二、三头肌腱反射正常，双侧膝、跟腱反射正常，双侧Babinski征阴性。平衡及步行功能未获。

病例24表1 徒手肌力检查

肌群	肌力（级）	
	左侧	右侧
肩外展	3	3

续表

肌群	肌力（级）	
	左侧	右侧
屈肘	3	3
伸腕	3	3
屈髋	3-	3-
伸膝	3	3
踝背屈	2	3

辅助检查：

腹部（上腹＋下腹）＋盆腔 CT 增强扫描（含平扫）（2022 年 4 月 11 日，外院）：①肝硬化，肝内多发小囊肿，脾静脉近端及门静脉起始部血栓形成；②脾大，脾包膜下实质多发缺血性改变，腹、盆腔内大量积液；③胃底、贲门及直肠黏膜下多发静脉曲张；④左侧腹股沟管积液。

血常规（2022 年 5 月 3 日）：白细胞计数 8.12×10^9/L，中性粒细胞百分比 87%↑，血红蛋白 95 g/L↓，血小板计数 51×10^9/L↓。快速 C-反应蛋白 59.82 mg/L↑。血生化：丙氨酸氨基转移酶 14 U/L，天冬氨酸氨基转移酶 36 U/L，白蛋白定量 28.1 g/L↓，总胆红素 33.13μmol/L↑，直接胆红素 18.71μmol/L↑，肌酐 70μmol/L。凝血六项：凝血酶原时间 17.9 秒↑，纤维蛋白原定量测定 3.61 g/L，活化部分凝血活酶时间 51.6 秒↑，D-二聚体 8.48 mg/L↑。

疾病诊断：①肝硬化，肝移植术后，慢性乙型病毒性肝炎，肝衰竭，肝性脑病，腹水，脾大，胃底静脉曲张，脾静脉血栓，低蛋白血症，凝血功能异常，血小板减低，中度贫血；②应激性心肌病，急性心力衰竭，心包积液，静脉-动脉体外膜肺氧合辅助，IABP 辅助；③肺部感染，呼吸衰竭，双侧胸腔积液；④急性肾损伤；⑤电解质代谢紊乱：低钾血症，高钠血症；⑥营养不良；⑦免疫低下；⑧压疮。

功能诊断：①运动功能障碍；②心肺功能障碍；③日常生活活动能力受限；④社会参与能力受限。

二、诊疗经过

1. 内科治疗方面 ①抗排异方面：予他克莫司及 FK506 治疗，根据血药浓度及转氨酶等指标调整药物剂量；②感染方面：患者出现间断发热，化验提示白细胞计数、C- 反应蛋白、降钙素原等炎症指标升高，痰培养结果烟黄曲霉菌，予利奈唑胺、哌拉西林他唑巴坦、伏立康唑、万古霉素及两性霉素 B 抗感染治疗，后间断复查胸部 CT 及痰病原学等化验检查，根据结果调整抗感染治疗方案；期间患者出现胸腔积液，予胸腔穿刺闭式引流；③循环方面：给予动脉血压监测，血管活性药物持续泵入升压治疗；④肾脏方面：患者入院后出现肾功能进行性恶化，予停用可能导致肾损伤药物，间断行连续性静脉 - 静脉血液滤过（continuous venous-venous hemofiltration，CVVH）超滤治疗；⑤消化方面：患者住院期间出现间断腹泻，予甲硝唑及万古霉素鼻饲抗感染、胆汁加温回输、加强肠道益生菌摄入等治疗；⑥营养方面：入院后予能全力肠内营养灌注支持，后因患者出现腹泻，改为肠外营养支持，腹泻缓解之后逐渐过渡为肠内营养；⑦其他方面：间断予输血、补充白蛋白、维持水、电解质、酸碱平衡等治疗。

2. 根据患者体能状态及功能障碍情况对其进行康复评估，具体评估内容主要包括两大方面，首先是基础情况的评估，如生命体征、呼吸方式及支持参数、意识状态等。其次是功能相关评估，包括认知功能、运动功能、吞咽功能、咳嗽能力、功能水平（Berg 平衡量表、步行功能分级）。根据评定结果，设定康复目标：近期康复目标是提高呼吸肌肌力和耐力，增强四肢及躯干肌肉力量，改善坐位和站位平衡功能，尽快转出 ICU。远期目标是通过康复团队的合作帮助患者脱离呼吸机，提高日常生活活动能力，回归家庭和社会。

针对患者呼吸功能差的问题：康复治疗师给予相关治疗。①体位调整：患者由仰卧位调整为坐位，从而降低仰卧位时脏器对膈肌产生的阻力，促进肺的底叶和背叶的活动；患者坐位时双肩关节略外展，前臂旋后，进一步促进胸廓的活动；②经与主管医生和呼吸治疗师沟通并在患者耐受的情况下，患者康复治疗时间内呼吸机支持方式由压力控制通气改为压力支持通气，在此前提下给予患者膈肌电刺激治疗；③呼吸模式调整：主要包括缩唇呼吸和深呼吸，由于患者腹部管路的影响，患者在腹式呼吸时会引起明显的疼痛，因此在此阶段腹式呼吸的方式不做重点强调；④胸廓借助手法：除上胸廓和下胸廓的借助手法外还对相关呼吸肌群给予放松，如肋间肌、斜角肌等；⑤引导或辅助患者进行通气活动策略相关训练。

针对患者咳嗽能力弱的问题：①体位引流。根据痰液所在位置为患者调整适合体位，从而促进痰液排出；②咳嗽能力训练。主要采取气道廓清相关技术促进患者痰液排出。需要注意的是咳嗽训练多在雾化后进行，若患者咳嗽时伤口或引流管部位出现疼痛，可嘱患者在咳嗽时对疼痛部位进行加压，从而降低张力。

针对患者肌力弱及活动受限等问题：①四肢及躯干肌肉力量训练；②床上翻身及移动训练；③辅助下翻身－坐起训练；④床边坐位平衡训练；⑤站立训练；⑥康复踏车。治疗师在对患者进行训练的过程中需要保护好患者的相关管路，不可造成管路抻拽或脱落的情况发生。

针对患者精神差、情绪不佳的问题：①康复时给予患者心理疏导，根据患者关注的问题给予详细的解答，避免由于对疾病的错误认识而导致焦虑情绪；②考虑到患者为大学经济学老师这一因素，训练中适当提及相关方面的新闻热点，促进沟通；③音乐治疗，选取患者感兴趣的音乐或视频进行播放；④增加家属陪护时间和频次。除此以外为了给患者提供更好的康复效果，还增加了如下方法：①家属宣教，鼓励患者家属在探视时间保持乐观的情绪，给予患者精神支持；告知家属每天康复训练内容，并在探视时间给予患者适量锻炼；②与 ICU 相关医护人员为患者建立 24 小时康复管理，责任护士鼓励并督促患者根据治疗师制定的康复计划表按时、按量完成康复作业。

患者 ICU 康复期间，定期接受相关康复评估，经过一阶段治疗后患者可间断脱机，单次最长脱机时间为 14 小时。四肢肌肉力量较前增加，MRC 评分 32 分，咳嗽能力较前增强；坐位平衡分级 2 级，立位平衡分级 1 级，功能水平较前提高。

三、病例特点及讨论

患者中年男性，自幼携带乙肝病毒，慢性乙型病毒性肝炎、肝硬化病史 10 余年，同种异体原位肝移植术后早期 ICU 治疗阶段，曾行 VA-ECMO ＋ IABP 治疗。现因肺部感染、呼吸衰竭，呼吸机脱离困难，生命体征平稳，神志清楚，情绪低落，肌力减退，咳嗽能力弱，咽部黏膜分泌物较多，留置 5 根引流管。病例讨论问题如下：

1. 机械通气患者如何进行呼吸功能训练？

该患者 S5Q ≥ 3 分，压力控制模式情况下行①、②、④、⑤、⑦训练方法。经与主管医生和呼吸治疗师沟通后，在患者可耐受情况下康复训练时将呼吸机支持方式调整为 PSV 模式,并进行如下训练:①体位调整。患者由仰卧位调整为坐位,角度以患者可耐受为宜,考虑到此患者目前正在使用血管升压类药物,初次坐起时角度不宜过大,关注生命体征变化,预防体位性低血压。坐位时为了更好地调动腹式呼吸尽量避免骨盆前倾;②呼吸模式调整。引导患者进行腹式呼吸,若腹式呼吸时引流管部位伤口疼痛则不过度强调这一方法,因为疼痛可造成患者呼吸频率增快从而潮气量降低、氧合指数下降。教患者进行缩唇呼吸和深呼吸训练,虽然缩唇呼吸不会对气管切开患者的压力变化有影响,但这种任务导向性训练可帮助患者获得更多的潮气量;③胸廓借助手法。上胸廓及下胸廓交替进行,也可采用神经肌肉本体促进技术(proprioceptive neuromuscular facilitation, PNF)相关方法;④相关呼吸肌群放松手法。主要针对肋间肌、斜角肌和胸锁乳突肌等进行放松;⑤通气活动策略。可嘱患者躯干伸展活动配合吸气、躯干屈曲活动配合呼气;肩屈曲,外展,和(或)外旋活动配合吸气、肩后伸,内收,和(或)内旋活动配合呼气;⑥电刺激。利用体外膈肌起搏器对膈神经进行电刺激,从而提高膈肌的厚度和移动度;⑦肢体运动。引导患者进行肢体训练,训练过程中强调与呼吸相配合。研究表明,运动一定程度上可以促进全身炎症反应的恢复、运动状态能增加微小支气管的通气量和黏膜的剪切力等;⑧体位转移及离床运动。随着患者运动水平的提升,尽早带患者进行床边运动,离床运动不仅可以提高患者的功能活动水平,还有研究指出站立位时膈肌纤维缩短的位置会反射性地促进神经中枢驱动呼吸。

2. 针对精神较差、情绪低落的 ICU 患者如何提高康复训练的积极性?

针对这些问题康复过程中给予综合管理。有研究证实 ICU 转出患者会出现生理、认知和心理方面的障碍,这些功能障碍统称为"ICU 后综合征"。为了防止这一情况,ABCDEFGH 集束化镇痛镇静管理措施十分重要。其中 D(delirium assessment)、E(early mobility)、F(family and follow-up referrals)、G(good communication)、H(handouts materials)均与康复密切相关,在康复过程中我们不仅为患者制订个体化的运动处方,还应在康复过程中让患者家属参与进来,家属除了给予患者精神支持外还应参与到康复环节,学习及督促患者进行康复锻炼。为了解决气管切开患者语言交流问题,建议采用书面沟通方式或手机打字。除此以外交流过程中多涉及患者感兴趣的话题,调动患者情绪,使其积极投入到训练中。训练结束后为患者提供纸质版的训练方案，除文字描述外还包括图片展示，帮助患者记忆训练内容。并联合医生和护士对患者进行24小时康复管理。

四、病例相关问题及分析

1. 肝移植术后早期重症监护室内康复治疗方案重点　由于患者术后通常需要留置腹腔引流管、中心静脉导管、动脉穿刺管、导尿管和鼻饲管等管路，部分患者可能需要长时间的气管插管机械通气，因此卧床休息是ICU内患者的常见处方。但是由于长期卧床会导致肌肉萎缩、支气管引流减少和肺扩张减少，因此术后患者在ICU内的物理治疗旨在避免失用综合征，提供呼吸支持，预防术后肺部并发症并恢复功能独立性。术后肺部并发症在接受开腹手术的患者中很常见。由于麻醉和相对较长的手术持续时间，肺部纤毛活动减少，可能导致呼吸功能障碍和支气管分泌物增加。上腹部大面积手术切口引起的术后疼痛会抑制腹部肌肉的收缩，从而对咳嗽产生负面影响；同时疼痛也可能抑制患者的身体活动。因此，实施有效的镇痛治疗以克服术后疼痛并通过促进咳嗽机制和活动来加强气道及肺泡内分泌物的清除十分重要。膈肌功能障碍是呼吸道并发症发展的另一个重要因素，该并发症由切口引起的疼痛和膈神经刺激或麻痹引起。

肝移植术后早期物理治疗，包括呼吸康复和早期肢体活动训练，在患者生命体征稳定后的第1天开始，并持续到患者出院。呼吸康复治疗主要包括肺扩张和膈肌呼吸练习、强迫呼气技术和咳嗽技术，以及激励性肺活量测定。旨在提高气道分泌物清除率，增加肺扩张，恢复呼吸功能，并预防术后肺部并发症，在患者依从性较高的情况下，能够帮助患者尽快拔管。手术后的活动应尽早开始，应根据患者的心脏和呼吸储备及血红蛋白水平制订训练计划。通常可按照以下步骤逐步进行，以提高患者耐受性：仰卧位四肢锻炼、床上靠坐、床边坐位、站立、预备性步行锻炼和步行。在床上和床边坐姿进行的主动辅助或主动肢体锻炼，应在ICU监护下进行。下肢运动不应通过增加腹部张力而引起腹痛。因此，髋关节运动，尤其是屈曲，应该在有限的角度下进行。在所有活动中，避免腹部紧张是提高患者依从性的必要条件，手术区域应保持腹带包扎，将引流管、导尿管、鼻饲管妥善固定在患者身上，如有必要，可延长氧气管和导管线路。

机械通气时可通过镇静镇痛和减少自发通气引发的生理压力来改善肝移植术后患者预后；然而，早期拔管可减少ICU住院时间和加快患者康复。研究表明，早期拔管、积极的呼吸康复治疗和早期活动可以缩短 ICU 住院时间、预防肝移植后败血症并发症、降低死亡率。同样，在另一项研究中强调了肝移植术后 ICU 康复治疗的必要性，可以预防由于代谢和营养缺陷、术后体位固定导致的外周神经病变和呼吸系统并发症引起的失用。在肝移植术后开始康复治疗的时间选择方面，研究认为与肝移植术前的主要诊断之间存在显著相关性，急性肝衰竭患者可较早地开始术后康复，同时患者的站立能力也与术后早期康复开始时间相关。

肝移植术后早期，血流动力学不稳定十分常见，有充分证据表明，终末期肝病的特点是高动力循环，导致静息心率升高、心输出量增加和全身血管阻力降低。因此，建议在 ICU 的物理治疗干预期间持续监测生命体征，特别是动脉压、心率、呼吸频率和外周血氧饱和度，以观察出现任何不良反应时的生理反应。

2. ICU 后综合征患者的综合管理 患者由于危急重症在 ICU 住院前可能出现认知功能下降、创伤后应激障碍和抑郁；一项呼吸衰竭危重症患者多中心队列研究表明，4 例重症监护室患者中有 1 例在患危重症 12 个月后出现认知障碍，其严重程度与轻度阿尔茨海默病和中度创伤性脑损伤患者相似。与重症监护室相关的认知障碍的最大风险因素是谵妄。ICU 生存率已成为最受关注的问题之一，优化患者的康复预后是医疗服务提供者、家庭和研究人员的重要目标。2013 年，美国重症监护医学院与重症监护医学会和美国卫生系统药剂师协会合作，更新了《重症监护室成年患者疼痛、激动和谵妄管理临床实践指南》（ICU PAD 指南），为临床医生更好地管理危重患者提供建议。ABCDEF 集束化综合管理包括：评估、预防和管理疼痛（A），自主觉醒试验（SAT）和自主呼吸试验（SBT）（B），镇痛和镇静的选择（C），谵妄：评估、防止和管理（D），早期活动和锻炼（E），以及家庭参与和赋权（F）。

疼痛评估是实施疼痛干预的第一步，患者使用 1～10 数字评定量表（NRS）自我报告疼痛被认为是黄金标准，许多重症监护协会强烈建议使用。在没有患者自我报告的情况下，可观察的行为和生理指标成为评估疼痛的重要指标。行为疼痛量表（behavioral pain sacale，BPS）和 CPOT 是无法交流的 ICU 患者最有效、最可靠的行为疼痛量表；BPS 评分 5 分或更高被认为反映了不可接受的疼痛；CPOT ≥ 3 分表示明显疼痛。BPS 和 CPOT 都为疼痛药物干预的选择及其有效性评估提供了指导。根据 ICU PAD 指南，疼痛药物应在出现严重疼痛（即 NRS 评分＞

4 分、BPS 评分＞5 分或 CPOT 评分＞3 分）的情况下，以及在进行疼痛侵入性手术之前进行常规给药。肠外阿片类药物是治疗危重患者非神经性疼痛的一线药物。随着时间的推移，所有阿片类药物都有可能诱导耐受，从而需要增加剂量以达到相同的镇痛效果。为了治疗 ICU 患者的神经性疼痛，除了阿片类药物外，加巴喷丁或卡马西平还应在肠道内给药。非阿片类镇痛药，如对乙酰氨基酚、非甾体抗炎药或氯胺酮，应作为辅助止痛药，以减少阿片类药物需求和阿片类相关不良反应。ICU 患者使用区域镇痛仅限于在特定的外科患者和创伤性肋骨骨折患者中使用硬膜外镇痛。在 ICU 中管理疼痛时，非药物方法通常是有效的和安全的（例如，固定、体位管理及物理因子治疗）。

SAT 可以缩短机械通气的持续时间和 ICU 的住院时间。《2013 年 ICU PAD 指南》强调了尽量减少镇静剂的使用并保持患者轻度镇静的重要性，建议使用每日镇静中断策略（即 SAT），或通过连续滴定镇静剂来保持轻度镇静（即靶向镇静策略）。深度镇静与重症监护室结果恶化之间存在相关性。ICU 住院前 48 小时的深度镇静与拔管时间延迟、气管切开率、住院风险增加和长期死亡预后有关。早期深度镇静是一个可改变的风险因素，在 ICU 治疗的早期阶段，实施轻度镇静是可行的，也是可重复的。每日 SBT 已被证明是有效的，许多随机试验支持使用 SBT 作为缩短机械通气时间，尽早脱机拔管的方法。

2013 年 PAD 指南强调了有针对性的提供精神活性药物的必要性，以避免过度镇静，促进早期拔管。通过使用镇静评估量表可帮助医疗团队商定目标镇静水平，指南建议使用 RASS 评分和 SAS 评分。RASS 评分的一个独特特征是它依赖于言语刺激后眼神交流的持续时间，单次评估只需不到 20 秒的时间，评估者仅需要接受少量简单培训，在多种类型的医疗保健机构中表现出高度的可靠性，尤其是 ICU 患者。为了最大限度地提高患者的疗效，必须谨慎选择镇静剂和镇痛药物，并考虑药物剂量、滴定和停药。

PAD 指南中的另一重要要素是谵妄的监测和管理。谵妄是一种注意力和意识障碍，在短时间内发展，从数小时到数天，并随着时间的推移而波动。超过 80% 的患者在住院期间出现谵妄，大多数病例发生在重症监护室，平均发病时间在第 2～3 天。已经开发并验证了几种方法来诊断 ICU 患者的谵妄，但 CAM-ICU 和重症监护谵妄筛查量表（intensive care delirium screening checklist, ICDSC）是最常用的工具。谵妄可根据精神运动行为分为两个亚型：高活动性谵妄（CAM 阳性，RASS 阳性范围）与更好的总体预后相关，其特征是激动、不安和情绪不稳定；低活动性谵妄（CAM 阳性、RASS 阴性范围）非常常见，长期来看往往更有害，其特征为反应性下降、戒断和冷漠。已确定了许多谵妄的危险因素，包括先前存在的认知障碍、高龄、使用精神活性药物、机械通气、未经治疗的疼痛，以及各种疾病，如心力衰竭、血压异常、贫血、睡眠不足和败血症。PAD 指南中强烈建议促进睡眠健康，防止睡眠中断，这是减少 ICU 谵妄发生率和持续时间并改善功能结果的策略。抗精神病药物，尤其是氟哌啶醇，通常用于治疗危重患者的谵妄。然而，缺乏证据表明抗精神病药物在该患者群体中的安全性和有效性，2013 年 PAD 指南中没有关于使用任何特定药物的具体建议。

早期活动是 ABCDEF 的重要组成部分，也是减少谵妄天数的干预措施。患者自 ICU 出院时可减少 18% 的体重，这一过程在卧床的前 2 ～ 3 周发展迅速。危重患者身体功能障碍的后果可能是深远而长期的，即使在 ICU 出院 1 年和 5 年后也可观察到功能状态的显著下降。ICU 获得性虚弱是由许多不同的病理生理机制引起的，据报道，其发生率在 25% ～ 100%，由 MRC 量表进行评估，评分＜ 48 分是 ICU 获得性虚弱的诊断标准之一，后续还需进行神经电生理学检查和（或）肌肉活组织检查进一步评估。早期活动可以在不增加常规 ICU 人员和并发症风险（＜ 1%）的情况下进行，医师、护理人员和物理治疗师的密切合作和协调是有效和安全策略的基础。对危重患者康复的关注应从重症监护室开始，一直到居家康复。这一点尤为重要，因为疾病负担不仅影响患者，也影响患者的家人或其他护理人员。

ABCDE 集束式综合管理已经发展到包括家庭参与，因为如果不考虑家庭的意愿、担忧、问题和参与，ICU 治疗计划就不完整。通过这种合作关系，可以确定患者的偏好，减轻家庭的焦虑。通过常规的 ICU 家庭会议，更多地关注与家庭成员的沟通，可以缩短患者在 ICU 的住院时间。在过去的几十年里，伦理和姑息治疗咨询已被引入医学实践，以确保决策过程具有包容性、教育性并且尊重文化价值观。除了交流之外，还鼓励家庭参与创伤医疗事件和程序，如心肺复苏的决策。

五、病例点评

肝移植是治疗终末期肝病和急性肝衰竭患者的治疗方法，可改善肝功能和生存率。近年来，与健康相关的生活质量已被公认为与手术成功有关，并已成为移植后及疾病过程中的一个重要评估参数。康复方法可以帮助肝病患者和移植受者通过增加肌肉力量、防止过度疲劳、增强有氧能力和提高体力活动水平来提高生活质量。根据这一目的，在疾病过程的任何阶段，需要根据患者的需求由康复领域专业人员构建具体物理治疗干预措施。肝病患者和肝移植受者的物理治疗主要可分为三个阶段：术前物理治疗、术后早期物理治疗和术后晚期物理治疗。

该病例主要探讨了肝移植术后早期ICU内患者的康复评估与治疗方案，重点强调了呼吸系统相关问题是影响肝移植患者术后转入ICU或者滞留ICU的常见原因之一。该病例提示，在物理治疗的任何时期都应先对康复过程的适应证和禁忌证进行评估：任何移植器官急性排异反应、急性出血、电解质紊乱、生命体征不稳定、严重神经并发症和严重心血管并发症的迹象都可能进一步影响特定技术和锻炼的实施。在制订康复方案之前，应进行阶段性的专业评估，包括对肌肉力量和耐力、有氧能力、身体活动水平、日常生活活动的独立性和健康相关的生活质量的评估，以及神经、代谢或肌肉骨骼并发症、疼痛和疲劳程度、吸烟和饮酒习惯。同时，该病例提示，我们在临床实践中，应结合肝移植术后早期患者特点制订帮助患者尽快撤离呼吸机的康复治疗方案，包括体位调整、呼吸模式调整、胸廓借助手法、相关呼吸肌群放松手法、通气活动策略、肢体运动、体位转移及离床运动、电刺激等。

ICU后综合征患者表现包括认知功能下降、创伤后应激障碍和焦虑、抑郁等，其认知障碍严重程度与轻度阿尔茨海默病和中度创伤性脑损伤患者相似，对患者和护理人员产生了重大影响。该病例提出了ICU患者集束式综合管理的概念，通过综合管理预防和改善ICU患者脑功能障碍相关不良影响，体现了全程康复理念，使ICU内患者能够在危重症早期与家人和医疗保健提供者一起安全地参与更高级别的身体和认知活动。

综上，该病例展示了综合康复管理在肝移植术后早期患者中的重要作用，为临床实践提供了重要参考。希望后续能总结更多的临床经验，形成系统化、规范化的管理流程，同时进一步探讨其背后分子生物机制，为临床科研提供更多思路。

（病例提供者：郑鑫鑫　刘旭妍　中日友好医院）

（点评专家：江　山　中日友好医院）

参考文献

[1]Marra A, Ely EW, Pandharipande PP, et al.The ABCDEF bundle in critical care[J].Crit Care Clin, 2017, 33 (2): 225-243.

[2]Pasquina WP, Tramer MR, Grainer J, et al.Respiratory physiotherapy to prevent pulmonary complications after abdominal surgery[J].Chest, 2006, 130 (6): 1887-1899.

[3]Mandell MS, Lezotte D, Kam I, et al.Reduced use of intensive care after liver transplantation: influence of early extubation[J].Liver Transpl, 2002, 8 (8): 676-681.

[4]Faenza S, Bernardi E, Cuppini F, et al.Intensive care complications in liver and multivisceral transplantation[J].Transplantation Proceedings, 2005, 37 (6): 2618-2621.

[5]Pandharipande PP, Girard TD, Jackson JC, et al.Long-term cognitive impairment after critical illness[J].N Engl J Med, 2013, 369 (14): 1306-1316.

[6]Chanques G, Jaber S, Barbotte E, et al.Impact of systematic evaluation of pain and agitation in an intensive care unit[J].Crit Care Med, 2006, 34 (6): 1691-1699.

[7]Payen JF, Bosson JL, Chanques G, et al.Pain assessment is associated with decreased duration of mechanical ventilation in the intensive care unit: a post Hoc analysis of the DOLOREA study[J].Anesthesiology, 2009, 111 (6): 1308-1316.

[8]Shehabi Y, Bellomo R, Reade MC, et al.Early intensive care sedation predicts long-term mortality in ventilated critically ill patients[J].Am J Respir Crit Care Med, 2012, 186 (8): 724-731.

[9]Tanaka LM, Azevedo LC, Park M, et al.Early sedation and clinical outcomes of mechanically ventilated patients: a prospective multicenter cohort study[J].Crit Care, 2014, 18 (4): R156.

[10]Pandharipande P, Banerjee A, McGrane S, et al.Liberation and animation for ventilated ICU patients: the ABCDE bundle for the back-end of critical care[J].Crit Care, 2010, 14 (3): 157.

[11]Ely EW, Baker AM, Dunagan DP, et al.Effect on the duration of mechanical ventilation of identifying patients capable of breathing spontaneously[J].N

Engl J Med, 1996, 335 (25): 1864-1869.

[12]Ely EW, Truman B, Shintani A, et al.Monitoring sedation status over time in ICU patients:reliability and validity of the richmond agitation-sedation scale(RASS) [J].JAMA, 2003, 289 (22): 2983-2991.

[13]Morris PE.Moving our critically ill patients: mobility barriers and benefits[J]. Crit Care Clin, 2007, 23 (1): 1-20.

病例 25　直肠癌围术期加速外科康复案例

一、病历摘要

患者男性，53 岁。

主　诉：排便习惯改变 1 年，发现直肠肿物 7 个月余，术后 1 天。

现病史：患者 1 年前（2022 年 10 月）无明显诱因出现排便困难，2 天 1 次，后症状逐渐加重，3 ~ 4 天 1 次，多为黄色软便，偶伴少量鲜血，伴下腹痛，多于排便前出现，疼痛程度可忍受，便后缓解；夜间间断发热，体温 37.5 ~ 38.5 ℃，频率 2 ~ 3 天 / 次。无肛门疼痛感，无恶心、呕吐，无胸闷、心悸等。7 个月前（2023 年 1 月底）于我院门诊就诊，行肠镜检查显示距肛门口 15 cm 可见隆起性病变，肠腔狭窄，诊断：结肠肿物。病理：（距肛门口 15 cm）腺癌。于 2023 年 2 月 11 日予奥沙利铂 200 mg ＋氟尿嘧啶 0.75 g ＋亚叶酸钙 0.1 g 化疗联合帕博利珠单抗 200 mg 免疫治疗，患者治疗后出现发热伴畏寒、寒战，体温最高 39.9 ℃，哌拉西林钠他唑巴坦钠抗感染治疗后症状缓解出院。患者后因腹痛再次入我院消化科住院，2023 年 3 月 1 日腹盆腔 CT：直肠上段 - 乙状结肠肠壁增厚，考虑肿瘤性病变，与周围肠管分界不清，邻近系膜及腹膜后多发淋巴结，考虑转移可能。考虑患者腹腔感染、脓毒性休克，予万古霉素＋亚胺培南西司他丁钠抗感染及大量补液治疗、临时输注血浆，经治疗后生命体征逐步平稳。患者于 2023 年 3 月 27 日入心脏科，多次化验心肌梗死四项提示存在心肌损伤，考虑免疫抑制剂所致心肌炎可能性大，予对症支持治疗。并于 2023 年 3 月 28 日行双腔永久性起搏器植入术，此后多次化疗及靶向治疗。2023 年 10 月 24 日行腹腔镜下直肠癌根治术。

既往史：患者 2019 年确诊 2 型糖尿病，曾规律使用德谷胰岛素治疗，现停药。2023 年 6 月诊断"重度骨质疏松、反流性食管炎、消化道出血、贫血、甲状腺肿物、心功能不全、药物性肝损害"。

个人史、婚育史、家族史：无特殊。

体格检查：生命体征平稳。心肺查体未见明显异常。腹平坦，无腹壁静脉曲张，腹式呼吸存在，未见明确肠型及蠕动波；腹尚软，全腹未扪及包块，未及压痛点，无反跳痛、肌紧张；肝脏未触及，Murphy 征阴性；肝区无叩击痛；脾脏不大；叩诊鼓音，移动性浊音阴性；肠鸣音 4 ~ 5 次 / 分，未及气过水声。

辅助检查：

肠镜：直乙交界癌化疗后改变。

PET-CT：①乙状结肠局部软组织肿物，葡萄糖高代谢，考虑恶性病变，伴周围及腹膜后淋巴结转移。升结肠、横结肠、降结肠节段性代谢增高，考虑炎性或非特异性摄取可能；②右侧肾上腺内侧支代谢增高结节，腺瘤与转移待鉴别；③右侧髂骨局部代谢增高，骨转移不除外。

胸、腹、盆 CT 增强：直肠和乙状结肠交界处恶性肿瘤病变，系膜内淋巴结肿大，粘连直肠上动脉和静脉，阑尾增粗，与阑尾盲端分界不清。

基因检测结果：*KRAS* 基因检测到外显子 2 上的突变。*NRAS* 基因未检测到外显子 2、3、4 上的突变。*PIK3CA* 基因外显子 20 未检测到突变。*BRAF* 基因未检测到 V600E 突变。按照美国国家癌症研究所（national cancer institute, NCI）对肿瘤微卫星不稳定性（microsatellite instability, MSI）的评判标准，该肿瘤组织为微卫星高度不稳定（MSI-H）型。考虑直肠腺癌诊断明确，周围及腹膜后淋巴结转移，肾上腺转移可能。

疾病诊断：①直肠恶性肿瘤；②心肌炎；③贫血；④具有心脏起搏器状态；⑤2 型糖尿病；⑥甲状腺囊肿；⑦重度骨质疏松；⑧睡眠障碍。

功能诊断：①运动功能障碍；②呼吸功能障碍；③日常生活活动能力受限；④社会参与能力受限。

二、诊疗经过

第一阶段（2023 年 5 月 23 日至 2023 年 6 月 7 日）：患者主诉浑身无力，脚踩棉花感，精神差，睡眠差。康复评定：神志清楚，四肢肌肉萎缩。BMI 13.8，握力：左 11.5 kg、右 12.2 kg，Barthel 指数评分 40 分，嗓音障碍，咳痰力弱，四肢肌张力正常，MMT：躯干肌肉 3- 级、四肢近端肌力 3+ 级、四肢远端 4- 级。

本阶段康复目标：增加离床时间，维持关节活动和运动功能，增强呼吸肌的力量，预防并发症。训练内容包括：日常生活活动能力训练（训练进食、如厕和穿衣等生活能力）、运动能力训练（站立或坐位平衡，以及步行训练等）、主被动肢体运动训练、床上翻身训练、坐起训练及坐位维持训练。增加呼吸肌肌力及咳嗽能力训练，鼓励患者每天 3 次擦脸，多次漱口，参与清理痰液及所用纸巾等活动，康复踏车从被动 15 分钟到主动 0 阻力 30 分钟，康复踏车 2 次 / 日，前 4 次主动时间 5 分钟，被动时间 16 分钟，之后主动时间逐渐增加，直到一周后完全主动踏车，踏车时间延长至 30 分钟，后一周给予阻力 1～2，时间为 30 分钟，其余康复项目均 1 次 / 日。在训练过程中监测生命体征，包括血压、血氧、心率及呼吸频率，此外增加床上家庭作业，包括踝泵 500 次 / 日、仰卧位拉弹力绷带 200 次 / 日。14 天后，BMI 14.1，Barthel 指数评分 60 分，嗓音障碍有改善，四肢肌张力正常，MMT：躯干肌肉 3+ 级，四肢近端肌力 4+ 级，四肢远端 4- 级，可以在助行器辅助下行走 100 米；坐位平衡分级可达 2 级（可床边端坐位），立位平衡分级 1 级，存在有效咳痰。

第二阶段（2023 年 6 月 8 日至 2023 年 6 月 21 日）：患者本次住院目的是相关内科并发症治疗，患者一般状况差，日常生活部分依赖。

本阶段康复目标：增加肌力，改善日常生活活动能力及心肺功能，提高坐、立位平衡等。训练内容包括：床边坐起训练，坐位够物，扶着物品原地踏步 100 下 / 次，扶着物品提踵 10 次 / 组，5 组 / 日；呼吸训练，坐位康复踏车 2 次 / 日，阻力每 3 天增加一次；力量训练包括 7 项阻力肌肉练习：肱二头肌抗阻训练、站立式俯卧撑、单腿臀桥、坐位拉弹力带，每个动作 10 次，循环 2 组，重量递增调整。在训练过程中提醒患者用力时避免憋气，及时监测静息时、运动时及运动一个单元后生命体征。坐位踏车的训练包括前 5 分钟热身，中间 20 分钟负荷骑行，要求心率在最大心率的 60%～80%，最后 5 分钟的冷身运动。此阶段康复训练结束后，患者 Barthel 指数评分可以达到 95 分，除洗澡需要部分借助，其他均可独立完成。

第三阶段（2023 年 6 月 25 日至 2023 年 7 月 7 日）：患者本次住院目的是手术，由于前期免疫治疗，患者一般状况差，经主管医生评估暂无手术条件，建议患者继续康复治疗。

本阶段康复目标：提高日常生活活动能力，增加肌力、改善心肺功能，提高体耐力。制订居家康复方案，指导患者血压计和指脉氧夹的使用。居家康复以有氧运动为主，抗阻运动为辅，建议患者以走路作为主要运动形式，配合抗阻训练，包括用弹力带等器材完成四肢活动，臀桥、卷腹等核心肌群训练，扩大日常生活活动的能力，完成清理房间、做饭等家务活动。测试了 6 分钟步行试验，确定为 4～5 MET，指导患者在这个代谢当量能完成的有氧活动的强度。此阶段康复训练结束后，患者 Barthel 指数评分达到 100 分，BMI 14.8，握力：左 14 kg、右 15.6 kg。

第四阶段（2023 年 10 月 11 日至 2023 年 11 月 7 日）：本阶段患者拟行手术治疗。

本阶段康复目标：减少围术期并发症。患者 2023 年 10 月 11 日我科就诊评估：居家康复完成情况良好，BMI 18.2，握力：左 18 kg、右 21 kg，6 分钟步行试验确定代谢当量为 5～6 MET，指导患者进行术前居家康复，制订有氧活动方案，坐位康复踏车阻力可达到 8。

患者于 2023 年 10 月 23 日入院，拟第 2 天行直肠癌根治术治疗，执行 ERAS 路径，为患者做术前指导，包括教会患者术后避免疼痛的翻身，尽量少使用腹肌的排痰、保护性咳嗽、踝泵训练等。告知患者术后康复流程。术后第 1 天开始进行术后康复训练，主要内容是离床走 50 米 / 次，床边端坐位 30 分钟 / 次，2～3 次 / 日；术后第 2 天离床走 150 米 / 次，床边坐位每次 50 分钟以上，3～4 次 / 日；术后第 3 天坐位手摇车每次 20 分钟，0 阻力，2 次 / 日；术后第 4 天到出院前术后第 9 天，日常活动能独立完成，增加手摇车时间至 30 分钟，阻力每天增加 1，直至出院。患者出院前 BMI 18；6 分钟步行试验，确定代谢当量为 5～6 MET；握力：左 28 kg，右 30 kg。Barthel 指数评分 100 分。出院后遵上述原则予居家康复方案指导。

三、病例特点及讨论

该病例为一例直肠癌围术期康复案例，患者经历长达 1 年的免疫治疗及化疗，反复出现腹腔感染及肺部感染，出现脓毒性休克及心肌炎等并发症并植入永久性起搏器，根据患者情况循序渐进制订个性化治疗方案，并对患者进行围术期康复。问题点如下：①营养不良。通过对患者进行康复评估，患者所患长期消耗性疾病导致其处于消瘦状态，肌容积下降。除营养科指定饮食方案外，为患者制订个性化的运动治疗计划，逐渐改善患者一般情况和 BMI，从而为患者争取了手术机会，改善预后；②心肺功能及体耐力差。该患者多次化验提示存在心肌损伤，考虑免疫抑制剂所致心肌炎可能性大，予对症支持治疗，并行双腔永久性起搏器植入术，此外患者因原发病长期活动量少，体耐力差。通过呼吸训练及有氧训练等提高咳嗽排痰能力，改善心肺功能，提高体耐力。训练过程中密切监测生命体征及自觉疲劳程度；③心理因素。肿瘤患者可能处于焦虑、抑郁、恐惧情绪状态，这种情绪可能来源于疾病本身或手术治疗。训练前使患者及家属充分了解自己在 ERAS 路径中的重要作用，以提高主观能动性，更好地配合项目实施，增加康复动力。肠癌围术期认知行为疗法介入对患者依从性及康复效果的实现非常重要。

四、病例相关问题及分析

1. 加速外科康复　结直肠肿瘤是威胁我国居民生命健康的首要恶性疾病之一，据国外相关报告显示，全球结肠癌的发病率排在第 2 位，目前手术仍是结直肠肿瘤最主要的治疗方法，癌症手术给患者的功能状态和生活质量带来了巨大的负担，如何提高患者围术期的康复进程一直是 ERAS 关注的重点内容。长期卧床不仅增加下肢静脉血栓形成的风险，还会产生其他不良影响，如胰岛素抵抗、肌蛋白丢失、肺功能损害及组织氧合不全等。体重的减少加上肌肉中葡萄糖摄取和储存的减少可导致肌肉功能下降。这些因素共同作用从而损害机体的活动能力。此外，非胰岛素敏感细胞增加葡萄糖摄取。这种变化可能导致一些术后并发症，如感染和心血管问题。术后早期活动有助于减少肺部并发症及胰岛素抵抗，预防心血管事件发生，促进器官功能恢复。从而减轻手术压力，改善成本效益，缩短住院时间（length of stay，LOS）和减少并发症。

有研究显示，手术患者应于术前 4～6 周开始康复训练，为了提高术后早期活动的依从性，术前应进行患者宣教。麻醉复苏后，即可卧床进行康复训练，做好下床适应性准备。康复训练应延伸至术后日常生活中。影响早期活动与康复训练的因素有：日常生活习惯、疼痛、营养状况、留置管道、并存疾病等。研究结果显示，围术期体力活动减少是导致术后不良预后的独立危险因素，术前配合临床的营养纠正、贫血纠正等，给患者制订个性化的康复方案，减少术后风险，增加肌肉量。术后 1～3 天早期下床活动与 ERAS 成功与否明显相关。应积极鼓励患者从术后第 1 天开始下床活动并完成每日制定的活动目标，如术后第 1 天下床活动 1～2 小时，至出院时每天下床活动 4～6 小时。术后结合多种镇痛方法和提前镇痛是促进患者早期下床活动及 ERAS 顺利开展的重要保障。

已有研究表明，成功实施 ERAS 的关键是建立一个多学科团队，尽早进行患者教育，并将术后病房改造成一个对患者友好的康复中心。术前的康复宣教及康复策略也被称为预康复（prehabilitation），对 ERAS 流程的顺利实施很重要。术前身体健康状况与围术期预后之间的关系决定了术前康复的必要性。达到减少术后并发症、缩短住院时间、增加康复计划的依从性，允许早期恢复和出院的目的。通常规定，预康复开始时间须早于手术时间 7 天以上，并持续至少 7 天。

　　结直肠肿瘤患者往往会发生肠梗阻、肠道出血、排稀便等症状，这些症状会让患者出现营养不良、肌肉减少症及活动无耐力等并发症。身体功能下降可以通过肌肉减少、营养不良和（或）心肺功能下降来证明。肌少症的特征是肌肉力量下降，肌肉数量或质量下降，伴有或不伴有运动能力下降。它可以通过自我报告问卷（例如,简易五项评分问卷）进行筛选,并通过力量测试（例如握力或 TUG 测试）和肌肉量测量（例如，计算机断层扫描、生物电阻抗）相结合进行确认。在老年癌症患者中，肌少症的患病率可在 18.5% ～ 83%。此外，大多数直肠癌患者在接受放化疗后骨骼肌质量下降，也会增加手术前肌肉减少的患病率。长期肌肉减少及身体功能退化最终会导致衰弱，即各系统功能衰退，此外结直肠癌术后肠功能障碍是常见的。盆底康复（pelvicfloor rehabilitation，PFR）可以改善手术后的功能结局。

　　此外，需强调以患者为中心的诊疗理念，在手术前向患者提供明确的信息，减少焦虑，促进术后恢复和疼痛控制，缓解患者围术期各种应激反应，患者焦虑、恐惧情绪，使患者及家属充分了解自己在 ERAS 路径中的重要作用，以更好地配合项目实施。可以通过认知行为疗法减少术前精神痛苦和焦虑，减少术后并发症、住院时间、急性和慢性疼痛等。

　　2. 癌症术后康复策略

　　（1）康复训练：包括有氧训练或抗阻训练，或两者兼而有之。有氧训练包括高强度间歇训练和（或）中等强度耐力训练。考虑到需要在短时间内取得效果，高强度间歇训练通常是首选。平均而言，锻炼计划每周平均进行 3.5 次。每次有氧运动包括 10 ～ 15 分钟的热身，然后 30 分钟训练，心率目标范围较广，相比之下，抗阻训练可能只有 10 ～ 20 分钟。常见的抗阻训练包括阻力带和自由重量训练，参与者可以进行一个或多个肌肉群重复训练，目标是达到预定的感知等级（如 Borg 所述）。有氧训练目标是提高最大摄氧量，抗阻训练目标是增加肌肉质量。因此，抗阻训练是解决肌少症的关键。在实施方面，可采用两种主要策略：以个人为中心的策略和以家庭为中心的策略。以个人为中心的策略可以提高目标效能感，以家庭为基础的策略可以更便宜，更适应患者的日程安排，可以两者结合。

　　（2）心理干预:在初步评估期间，与患者进行讨论可以帮助确定社会支持系统、情绪管理和对优势的认识等。具体的心理干预包括减少焦虑的技巧，如深呼吸练习（不要与吸气肌训练混淆）、冥想、瑜伽、引导意象和渐进式肌肉放松。研究表明，心理康复对患者报告的结果有积极影响。

（3）呼吸功能：吸气肌训练是最常见的干预措施。吸气肌训练包括一系列吸气练习，吸气阻力逐渐增加。根据患者的情况进行个体化治疗。其他呼吸训练方法包括抿嘴呼吸法和腹式呼吸法。

癌症手术给患者的功能和生活质量带来了巨大的负担。接受癌症手术的成年人可以从有效的康复计划中受益。康复治疗已经证明可以降低术后并发症风险，改善患者预后，缩短住院时间，从而改善成本效益。所以需尽早建立一个多学科团队，进一步提高患者围术期的康复介入比例，提高康复进程，从而成功实施 ERAS。

五、病例点评

该病例为一例直肠癌围术期康复案例，患者病程长，合并症多，病情危重，体现了不同临床场景下根据患者的疾病严重程度、功能障碍程度、对康复治疗的耐受及接受情况开展循序渐进的围术期康复治疗，根据康复评估结果调整治疗方案。

ERAS 非常强调团队合作的重要性，该患者在术前及围术期均受益于多学科诊疗团队的合作，且康复介入贯穿始终，最终获得手术机会，提高了预期寿命和生活质量。

（病例提供者：张　羽　李明真　中日友好医院）

（点评专家：江　山　中日友好医院）

参考文献

[1]Ban KA, Berian JR, Ko CY. Does implementation of enhanced recovery after surgery (ERAS) protocols in colorectal surgery improve patient outcomes[J]？Clin Colon Rectal Surg, 2019, 32 (2)：109-113.

[2]Pedziwiatr M, Wierdak M, Nowakowski M, et al. Cost minimization analysis of laparoscopic surgery for colorectal cancer within the enhanced recovery after surgery (ERAS) protocol：a single-centre, case-matched study[J]. Videosurg Other Miniinvasive Tech, 2016, 11 (1)：14-21.

[3]Simpson JC, Bao X, Agarwala A.Pain management in enhanced recovery after surgery (ERAS) protocols[J].Clin Colon Rectal Surg, 2019, 32 (2)：121-128.

[4]Ljungqvist O, Scott M, KC F.Enhanced recovery after surgery：a review[J].JAMA Surg, 2017, 152 (3)：292-298.

[5]Turaga AH.Enhanced recovery after surgery (ERAS) protocols for improving outcomes for patients undergoing major colorectal surgery[J].Cureus, 2023, 15 (7)：e41755.

[6]Engel D, Testa GD, McIsaac DI, et al.Reporting quality of randomized controlled trials in prehabilitation：A scoping review[J].Perioper Med, 2023, 12 (1)：48.

[7]Sun Q, Jiang X, Qin R, et al.Sarcopenia among older patients with cancer：A scoping review of the literature[J].J Geriatr Oncol, 2022, 13 (7)：924-934.

[8]中华医学会外科学分会, 中华医学会麻醉学分会.中国加速康复外科临床实践指南（2021版）[J].中国实用外科杂志, 2021, 41 (9)：961-992.

[9]Chan KYC, Suen M, Coulson S, et al.Efficacy of pelvic floor rehabilitation for bowel dysfunction after anterior resection for colorectal cancer：a systematic review[J].Support Care Cancer, 2021, 29 (4)：1795-1809.

[10]Weston M, Weston KL, Prentis JM, et al.High-intensity interval training (HIT) for effective and time-efficient pre-surgical exercise interventions[J].Perioper Med, 2016, 5 (1)：2.

[11]Bausys A, Luksta M, Anglickiene G, et al.Effect of home-based prehabilitation on postoperative complications after surgery for gastric cancer：Randomized clinical trial[J].Br J Surg, 2023, 110 (12)：1800-1807.

[12]Jandu AK, Nitayamekin A, Stevenson J, et al.Post-cancer treatment reflections by patients concerning the provisions and support required for a prehabilitation programme[J].World J.Surg, 2023, 47 (11)：2724-2732.

[13]Tsimopoulou I, Pasquali S, Howard R, et al.Psychological prehabilitation before cancer surgery：A systematic review[J].Ann Surg Oncol, 2015, 22 (13)：4117-4123.

[14]Pu CY, Batarseh H, Zafron ML, et al.Effects of preoperative breathing exercise on postoperative outcomes for patients with lung cancer undergoing curative intent lung resection：A meta-analysis[J].Arch Phys Med Rehabil, 2021, 102 (12)：2416-2427. e4.

病例 26　终末期心力衰竭合并多脏器衰竭的心脏移植术后康复

一、病历摘要

患者男性，52 岁。

主　诉：反复胸闷 12 年，发热半个月。

现病史：患者于 12 年前因胸闷，在当地医院就诊，考虑"心包积液"（具体不详），后病情进一步加重，诊断为扩张性心肌病、心力衰竭、心房颤动、大量心包积液。多次住院，予以安装心脏起搏器、心包穿刺等治疗，患者病情进一步加重。20 余天前在当地医院就诊，治疗过程中出现发热，最高体温 38.7 ℃，开始以夜间凌晨发热为主，可自行退热，后出现持续发热，在当地医院予抗感染治疗无效（莫西沙星、头孢哌酮舒巴坦、美罗培南），建议心脏移植，遂于 2021 年 2 月 22 日转至我院急诊科。2021 年 2 月 23 日因呼吸衰竭、肺部感染、心力衰竭、肾功能不全，转入 ICU 行连续性静脉血液透析治疗，病情改善后于 2021 年 2 月 27 日转入心内科治疗。2021 年 2 月 28 日患者出现病情恶化，大量血便、血红蛋白下降，给予止血、输血对症处理后，复查患者血红蛋白不升、血肌酐升高、电解质紊乱，患者精神欠佳，下肢肿胀，言语不清，出现血便。2021 年 3 月 1 日再次转入 ICU，因肌酐持续增高，再次行血液净化治疗。经全院大会诊，考虑该患者处于终末期心力衰竭合并肝肾衰竭，内科治疗效果差，符合心脏移植手术指征。2021 年 3 月 9 日经国家"人体器官分配与共享计算机系统"匹配到合适供心，2021 年 3 月 10 日在全身麻醉＋体外循环下行"心脏移植术"。手术顺利，术后安返心外科重症监护室，并行无创呼吸机辅助呼吸等临床综合治疗，并经院内专家组讨论，建议早期康复干预。

既往史：否认高血压、冠心病、糖尿病等病史。无吸烟、饮酒史。否认家族遗传病史及肿瘤病史。

体格检查与康复评定：

生命体征：心率 110 次 / 分，血压 110/62 mmHg，体温 37 ℃，血氧饱和度 99%。

神经系统：RASS 评分 0 分，神志清楚，意识良好平静状态，全面无反应性量表（full outline of unresponsiveness scale，FOUR）评分 8 分。

呼吸系统：呼吸机辅助呼吸，36 次 / 分，呼吸浅快，呼吸节律不规律，胸廓活动度 2.2 cm，双侧活动度不对称。双肺呼吸音稍粗，未闻及干、湿性啰音。

四肢围度：上臂围：左侧 20 cm，右侧 22 cm；大腿围：左侧 31 cm，右侧 31.5 cm；小腿围：左侧 23.5 cm，右侧 24.5 cm。

肌力评定：肩外展肌群：左侧 2 级，右侧 2 级；肘屈曲肌群：左侧 2 级，右侧 2+ 级；腕背伸肌群：左侧 2 级，右侧 3- 级；髋屈曲肌群：左侧 2+ 级，右侧 2- 级；膝伸展肌群：左侧 2- 级，右侧 3- 级；踝背伸肌群：左侧 2 级，右侧 2 级。上述 6 组肌群肌力相加 MRC 评分 26 分，提示存在 ICU 获得性肌无力。

肌张力评定：四肢肌群改良 Ashworth 痉挛量表分级 0 级，提示肌张力无异常增高。

ADL 评定：日常生活活动能力改良 Barthel 指数评分 10 分。

辅助检查：

X 线检查：术前 X 线：显示心脏起搏器植入术后，全心增大（病例 26 图 1）。术后 X 线：右心增大（病例 26 图 2）。

心电图检查：术前心电图：窦性心律，左前分支阻滞，前壁异常 Q 波（病例 26 图 3）。术后心电图：窦性心动过速（病例 26 图 4）。

心脏超声检查：术前心脏超声：左室收缩功能降低，二尖瓣反流（轻度偏多），肺动脉高压（中度）伴三尖瓣反流（中度）（病例 26 图 5）。术后心脏超声：右室壁运动改善，轻度肺动脉高压伴轻度三尖瓣反流（病例 26 图 6）。

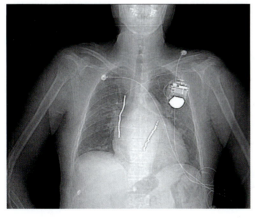

病例 26 图 1　术前 X 线

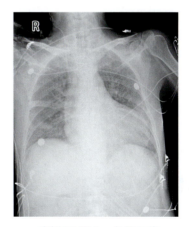

病例 26 图 2　术后 X 线

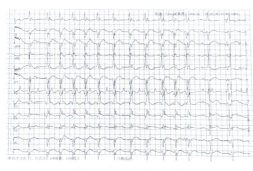
病例 26 图 3　术前心电图

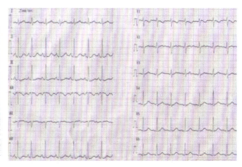
病例 26 图 4　术后心电图

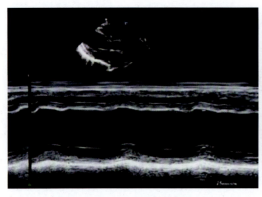
病例 26 图 5　术前心脏超声

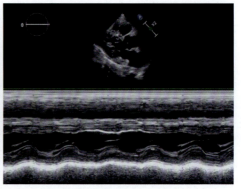
病例 26 图 6　术后心脏超声

疾病诊断：①心脏移植术后；②终末期心力衰竭；③呼吸衰竭；④肝衰竭；⑤肾衰竭；⑥消化道出血；⑦电解质紊乱；⑧扩张型心肌病；⑨肺动脉高压；⑩心脏起搏器植入术后；⑪心包积液；⑫肺炎。

功能诊断：①心肺功能障碍；②胃肠功能障碍；③运动功能障碍；④日常生活严重依赖。

二、诊疗经过

患者术后进行常规药物治疗的同时，在生命体征稳定状态下，安排康复评估，发现患者主要存在的问题包括心肺功能障碍、自主呼吸能力差，脱机困难，胃肠功能障碍，腹胀严重，并伴有呕吐、长期卧床、肌无力、日常生活严重依赖。整体康复目标分为中短期（术后1周、2周、4周）和长期，术后1周目标侧重于帮助患者脱离呼吸机，维持四肢活动能力；术后2周目标为提高自主咳痰能力，改善胃肠功能，ADL达到中等依赖水平，可完成自主进食、清洁、修饰等相关活动；

术后 4 周目标为提高四肢肌肉力量，可完成四肢的抗阻训练，提高体位转移能力，完成床边站立，ADL 达到较小依赖水平。长期目标为生活自理。治疗方案包括物理治疗（体位适应性训练；肺康复；躯干及肢体运动训练；胃肠功能康复治疗）、作业治疗、心理干预、营养干预、家庭康复治疗。康复前后的评估显示，患者 1 周后成功脱离呼吸机，自主呼吸频率 21 次 / 分，呼吸节律规律，胸廓活动度 2.6 cm，双侧活动度对称，可自主咳痰；4 周后 6 组肌群肌力相加 MRC 总分 37 分，日常生活活动能力改良 Barthel 指数评分 35 分，达到出院标准，顺利出院。3 个月和 6 个月随访，患者四肢围度和肌力都已接近正常水平；6 分钟步行试验由出院时的坐轮椅，到 6 个月时的独立步行；日常生活活动能力自理。

三、病例特点及讨论

该病例心脏移植术后，术后出现心肺功能障碍、胃肠功能障碍、肢体运动功能障碍等并发症。为达到更好的转归效果，在术后一周，院内专家组讨论，建议早期康复干预。结合患者术后并发症，主要围绕以下几个方面进行早期康复干预：①术后肺功能康复。有研究表明 12 ～ 18 小时的机械通气就会造成膈肌纤维萎缩，18 小时以上可能会导致膈肌无力（膈肌纤维萎缩 50% 以上），进而出现脱机困难，ICU 住院时间长和死亡率增加等不良事件。本病例患者病情危重，呼吸机辅助呼吸 1 周，膈肌肌力严重下降，术后为呼吸效率较低的胸式呼吸模式。康复介入后，首先帮助患者建立正确的腹式呼吸模式，提高呼吸效率。经手法辅助呼吸、呼吸肌力训练和咳嗽训练等方法有效地改善了患者肺通气，同时辅助咳出痰液，清除气道分泌物，患者自觉呼吸轻松。第 2 周，患者可自主咳出黏稠痰液，降低了肺部感染的风险。4 周后，患者呼吸效能提高，呼吸频率由 36 次 / 分降至 21 次 / 分，胸廓活动度明显增加；②术后胃肠功能康复。肠胃功能障碍是心血管外科术后一种常见的并发症，发生率为 15.4%。本病例患者由于长期卧床，微循环紊乱，术后出现了腹胀、呕吐等胃肠道反应。经腹部按摩、红光联合针刺疗法，促进肠道运动，减轻肠道炎症反应。干预 1 周后患者腹胀明显改善，排便正常；③术后肢体运动功能康复。长期卧床和制动等因素导致 65% 以上的 ICU 患者出现严重肌萎缩，肌肉体积每天至少减少 1.6%，且以下肢为重，其后遗症可能持续数月甚至数年。早期的运动康复介入可以有效地减缓肌肉萎缩的程度。本病例患者术后处于左侧股动脉放置球囊反搏状态，无法完成较大幅度的肢体活动，采用等长收缩训练法行四肢肌力训练。2周后脱离球囊反搏辅助，使用床上踏车及抗阻训练，首次踏车训练时，患者只能完成被动2分钟，10 r/min的训练量。随着患者肌力的增强，出院时患者可完成主动踩踏2分钟训练量，强度为50%～60% 1 RM。同时结合了PNF训练法中"重复收缩"和"慢逆转"的训练模式，以达到促进最大的肌力训练效果，与相关研究一致。干预后第4周，采取改良坐位八段锦指导患者训练，提高了患者的心肺耐力和躯干平衡。通过康复治疗，患者出院时四肢肌力达到3级以上，且能完成独立的床边站立；④术后早期作业疗法。1986年Affleck等人首次提出了作业治疗可以缩短ICU患者卧床时间，降低ICU并发症对患者的负面影响。目前ICU中的早期作业治疗大部分（81%）只涉及身体功能康复，忽略了日常生活活动能力和社会功能。针对本病例术后日常生活活动能力完全依赖的状况，除了关注患者的身体功能外，还进行了自我清洁、床边进食、沟通和文体治疗等方面干预。出院时该患者可独立穿衣、进食、洗漱、两便自理等；⑤术后早期心理干预。采用动机访谈（motivational interview, MI）的方式，以开放式的问题与患者建立话题，营造良好氛围。患者每天对自己说10句鼓励性话语，建立康复的信心提高患者自我效能。音乐疗法和睡眠管理措施帮助患者改善焦虑情绪，放松身心；⑥营养支持。入院初期以肠外营养为主，术后2周为少油、少盐的糊状食物经口进食，每餐的配比为蛋白质20%、脂肪25%、碳水化合物55%，同时在患者进行肌力训练后的30分钟内补充乳清蛋白。

四、病例相关问题及分析

根据以上病例资料，我们总结了关于心脏移植术后康复的具有代表性的几方面问题进行讨论，希望有助于提高对类似病例的诊治水平和服务质量。

1. 心脏移植早期重症心肺康复开始和终止的参考标准是什么？

开始和终止标准能够有效地保证治疗过程的安全性，参考值结合澳大利亚新南威尔士临床革新机构标准，并结合我院情况拟定的临床筛查指标。

（1）开始标准

1）心血管系统：收缩压90～180 mmHg；平均动脉压65～110 mmHg；心率40～120次/分；没有新发的心律失常和心肌缺血。

2）呼吸系统：吸入氧饱和浓度＜60%；血氧饱和度＞90%；呼吸频率＜40次/分；没有呼吸机人机对抗；没有不安全的气道隐患。

3）神经系统：RASS 评分 -2 ～ +2 分。

（2）终止标准

1）心血管系统：收缩压＜ 90 mmHg 或＞ 180 mmHg。平均动脉压＜ 65 mmHg 或＞ 110 mmHg，或基线变化超过 20%。心率＜ 40 次 / 分或＞ 120 次 / 分。有新发的心律失常和心肌缺血。

2）呼吸系统：血氧饱和度＜ 90% 或降低较基线值变化超过 4%；呼吸频率＞ 40 次 / 分；出现呼吸机人机对抗；有不安全的气道隐患。

3）神经系统：意识状态变差烦躁不安。

2. 心脏移植术后早期康复体位适应性训练方法有哪些？

（1）脱离心肺辅助设备和机械通气前：抬高床头 15°，保持肢体功能位（病例 26 图 7）。

（2）脱离心肺辅助设备和机械通气早期：从抬高床头 30° 开始，每 2 小时将床头抬高靠坐，靠坐角度逐渐由 30°、45°、60°、90° 递增，15 ～ 30 分钟 / 次（病例 26 图 8）；每 2 小时 45° 侧卧，预防压疮。

（3）床边坐站训练，15 ～ 30 分钟 / 次，3 次 / 日（病例 26 图 9）。

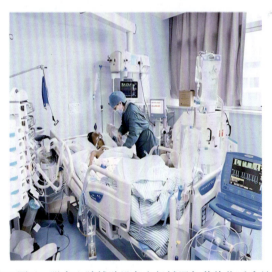

病例 26 图 7　脱离心肺辅助设备和机械通气前体位适应性训练

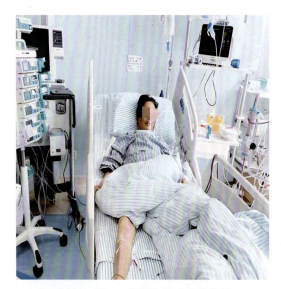

病例 26 图 8　早期体位适应性训练

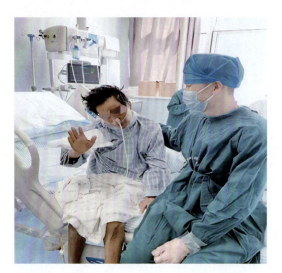

病例 26 图 9　床边坐站训练

3．心脏移植术后早期肺康复方案有哪些？

（1）脱离机械通气前

1）帮助患者调整至扩大胸廓体积的体位（仰卧，肩外展，屈肘位）。

2）呼吸机设置为同步间歇指令通气（synchronized intermittent mandatory ventilation，SIMV）模式，治疗师指导患者吸气辅助训练：在患者呼气时进行呼气辅助，20 分钟 / 次，2 次 / 日。文献报道，心脏移植康复期平均机械通气时间中位数是 129 小时，应在 MDT 模式下尽可能保证患者在 129 小时内脱离机械通气。

（2）术后 1 周康复

1）腹式呼吸联合缩唇呼吸：患者采取仰卧位，采用鼻吸口呼法，通过口令有规律的引导患者控制呼／吸比，逐渐由 1∶1 过渡到 1∶2、1∶3，20 分钟／次，2 次／日。

2）OPEP：运用 OPEP 装置进行呼吸训练，30 秒／次，5 次／日。

3）叩背排痰：通过叩背、叩击和振动帮助分泌物排出，30 秒／次，5 次／日。

（3）术后 2 周康复

1）呼吸肌训练：患者采取 90° 床上靠坐位，进行吹气训练。用腹式呼吸进行深缓吸气，在吸气后用力吹气球，6～10 次／小时。

2）振动排痰：使用振动排痰仪器，振动频率为患者伤口无疼痛感为宜，10 分钟／次，2 次／日。

3）自主咳痰训练：患者处于坐位或身体前倾位，双手交叉抱于胸前，对伤口进行保护，引导患者进行腹式呼吸，强调深吸气，在短暂憋气后，发出"K"声来诱导咳嗽，30 秒／次，5 次／日。

（4）早期肺康复：心脏移植患者往往在术前就存在严重的心肺功能障碍，甚至会出现呼吸衰竭、肺部感染的现象。因此，术后早期的肺康复是该阶段康复治疗的重点和难点所在。治疗师需要进行评估，根据患者呼吸模式的转归，配合临床医生调整呼吸机模式，辅助脱机。脱机后，患者会出现异常呼吸模式，导致呼吸模式的异常原因可能是呼吸肌协同能力不足及呼吸肌肌力较弱。治疗师需要通过呼吸训练，促进患者呼吸肌协同模式建立，提高呼吸肌肌力。此外，通过排痰技术，帮助患者排出痰液，廓清气道，可以有效降低术后肺部感染发生率。

4. 心脏移植术后早期胃肠康复方案有哪些？

（1）腹部按摩：用掌心按压于患者腹部，进行顺时针或逆时针方向连续旋转按摩。

（2）红光治疗仪照射：2 次／日，10 分钟／次（病例 26 图 10）。

（3）针刺治疗：取双侧内关穴、足三里穴、上巨虚穴，针刺得气后电针仪连接同侧足三里、上巨虚穴。使用频率为 15 Hz 的连续波，强度以患者耐受为限，1 次／日，30 分钟／次（病例 26 图 11）。

　　机械通气、组织低灌注、微循环紊乱等综合因素导致术后腹胀、便秘、恶心等临床不适的胃肠道并发症。长期血液透析、免疫抑制药物（他克莫司）和强效镇痛药物的使用，会进一步加重胃肠功能紊乱。严重的腹胀会导致膈肌上移，从而影响呼吸频率。另外，胃肠功能紊乱影响了营养的输入，阻碍了功能恢复进程，加重了消极情绪，临床康复治疗中应当格外重视。

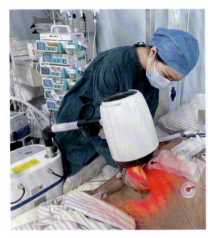 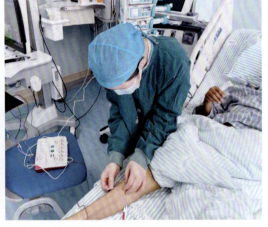

病例 26 图 10　红光治疗仪照射　　　　　　病例 26 图 11　针刺治疗

　　5. 心脏移植术后运动康复方案有哪些？

　　（1）术后 1 周康复：康复治疗师帮助患者进行床上四肢被动活动训练；按照"Tens"训练法对患者上肢屈肌和下肢伸肌进行等长肌力训练，10 个 / 组，3 组 / 次，2 次 / 日。

　　（2）术后 2 周康复

　　1）主动助力运动：治疗师引导患者进行四肢主动助力运动，并且要求患者在进行四肢运动训练时配合呼吸，10 个 / 组，3 组 / 次，2 次 / 日。

　　2）床上踏车：被动模式，10 r/min，3 分钟 / 次，2 次 / 日。

　　（3）术后 4 周康复

　　1）使用 PNF "重复收缩"和"慢逆转"模式：目的是以最小的训练量取得最大的肌力训练效果，10 个 / 组，3 组 / 次，2 次 / 日。

　　2）桥式运动强化核心肌群：6 次 / 组，3 组 / 次，2 次 / 日。

　　3）床边坐位八段锦训练：伴随着音乐完成八段锦练习，5 分钟 / 次，2 次 / 日。

　　早期运动康复可以有效地改善术后的 ICU 获得性肌无力发生，防止血栓的发生。康复的策略是强度递增，过程中要避免 Valsalva 动作的出现。胸骨愈合的保护在心脏术后是非常重要的，在整个活动的过程中遵循应"桶状原则"（病例 26 图 12）。值得一提的是，需要认识到去神经心脏的变时性功能不全和心率反应延迟，导致心率反映强度不够。因此单纯的心率改变不能很好地反映运动强度，建议结合 Borg 感知劳累等级或修改后的 Borg 量表，维持在 12 ～ 14 分钟，且做运动康复开始和结束阶段需要充足（10 分钟左右）的热身和冷却时间。

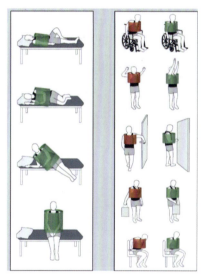

病例 26 图 12　"桶状原则"示意图

　　6．心脏移植术后居家康复及随访内容有哪些？

　　患者出院后，治疗师通过自媒体方式对患者进行了家庭心脏康复指导。要求患者在日常生活中双侧举重不超过 10 磅（约 4.5 kg）；双边无过头活动；双边运动限制；不开车；双侧肩关节主动前屈和外展不大于 90°，保证胸骨的良好愈合。

五、病例点评

　　心脏移植是挽救和延长终末期心脏病患者寿命的最终手段。随着现代外科技术的完善、免疫抑制疗法的应用、同种异体移植免疫环境的改善，心脏移植患者生存率有所提高。但由于心脏移植患者术前缺乏活动、供体 / 受体体表差异、心脏去神经、免疫抑制疗法等因素，导致患者在术后仍会出现身体功能减退、肌肉萎缩和最大摄氧能力降低等临床问题。早期康复不仅可以提高患者肌力、肺功能和运动能力，还能降低移植术后心血管不良事件的发生率。开展跨学科的团队合作，在心脏移植患者中开展早期康复训练，能够有效地促进患者功能恢复，提高患者的日常生活活动能力和生活质量。

  心脏移植术后涉及多器官的功能障碍，包括心肺功能、运动功能、胃肠功能、营养状况和心理问题等，其康复也是一项复杂的工程，涉及物理治疗、作业治疗、风险管理、生活方式宣教、行为改变、营养支持、心理支持，以及对心血管疾病风险的把控等。该病例针对上述问题，开展早期全面的康复治疗：通过肺康复帮助患者尽早脱机，重建腹式呼吸模式，提高呼吸肌肌力，有效地降低了肺部感染的发生率；通过腹部按摩、红光治疗、针刺治疗，促进胃肠蠕动，辅助排便，促进肠内营养物质的摄取，加快了康复进程；通过肢体主被动活动、肌力训练，提高了患者运动能力，较好地促进日常生活活动能力的恢复；通过心理干预，缓解了患者的焦虑情绪，使患者找到重回健康的信心。总体来说，该病例展示了早期全面康复对心脏移植患者的重要性。

（病例提供者：许　鹏　中国科学技术大学附属第一医院）

（点评专家：穆景颂　中国科学技术大学附属第一医院）

参考文献

[1]Schellekens WJM, van Hees HWH, Doorduin J, et al.Strategies to optimize respiratory muscle function in ICU patients[J].Critical Care, 2016, 20 (1)：103.

[2]Berger D, Bloechlinger S, von Haehling S, et al.Dysfunction of respiratory muscles in critically ill patients on the intensive care unit[J].Journal of cachexia, sarcopenia and muscle, 2016, 7 (4)：403-412.

[3]Mendez-Tellez PA, Needham DM.Early physical rehabilitation in the ICU and ventilator liberation[J].Respiratory care, 2017, 57 (10)：1663-1669.

[4]Bissett B, Gosselink R, Van Haren FMP.Respiratory muscle rehabilitation in patients with prolonged mechanical ventilation：a targeted approach[J].Annual Update in Intensive Care and Emergency Medicine, 2020, 24 (1)：103.

[5]Seilitz J, Edström M, Sköldberg M, et al.Early onset of postoperative gastrointestinal dysfunction Is associated with unfavorable outcome in cardiac surgery：a prospective observational study[J].Journal of Intensive Care Medicine, 2020, 36（11）：1264-1271.

[6]刘梦阅，王成伟，文谦，等.电针预防血管外科术后胃肠功能紊乱临床观察［J］.中国针灸, 2016, 36（10）：1041-1044.

[7]Hashem MD, Nelliot A, Needham DM.Early mobilization and rehabilitation in the ICU：moving back to the future[J].Respiratory care, 2016, 61（7）：971-979.

[8]Węgrzynowska-Teodorczyk K, Siennicka A, Josiak K, et al.Evaluation of skeletal muscle function and effects of early rehabilitation during acute heart failure：rationale and study design[J].BioMed research international, 2018, 35（4）：2018-2025.

[9]Schmidt T, Bjarnason-Wehrens B, Predel HG, et al.Exercise after heart transplantation：typical alterations, diagnostics and interventions[J].International Journal of Sports Medicine, 2020, 42（2）：103-111.

[10]Kandel M.Successful rehabilitation of a 22-year-old outpatient after heart transplantation with severe complications[J].physioscience, 2018, 14（01）：34-40.

[11]Adams J, Lotshaw A, Exum E, et al.An alternative approach to prescribing sternal precautions after median sternotomy, "Keep Your Move in the Tube"[C]//Baylor University Medical Center Proceedings[J].Taylor & Francis, 2016, 29（1）：97-100.

[12]Hornikx M, Van Aelst L, Claessen G, et al.Exercise capacity, muscle strength and objectively measured physical activity in patients after heart transplantation[J].Transplant International, 2021, 34（12）：2589-2596.

病例 27　重症急性胰腺炎并发呼吸肌无力、运动障碍的康复

一、病历摘要

患者女性，25 岁。

主　诉：咳痰无力、脱机困难 22 天。

现病史：患者 22 天前因频繁恶心、呕吐（发病前 1 周每日进食油腻食物），为不含血及虫体胃内容物，全腹疼痛，为持续性钝痛，无腰背部放射痛，以剑突下为主，伴腹胀，伴水样便，自觉口干、气促，于当地医院完善相关化验检查（具体不详），诊断为"急性胰腺炎"，未予治疗急来我院。我院急诊化验葡萄糖 23.70 mmol/L，腹部 CT 示"急性胰腺炎，邻近胃肠壁水肿增厚，腹、盆腔积液"，以"重症急性胰腺炎、糖尿病、代谢性酸中毒、高钾血症、休克、急性呼吸窘迫综合征"为诊断收入我院消化内科病房。住院期间给予患者抑酸、抑制胰液分泌、血液灌流联合 CRRT 清除炎症因子并降低血脂、降糖、降压、抗感染、促进排气排便、补液、输血及营养支持等治疗。入院当日患者呼吸困难进行性加重，予气管插管、呼吸机辅助通气治疗至今。入院次日患者腹部膨隆、腹腔积液，给予腹腔穿刺引流。现咳痰无力、脱机困难，遂请康复科会诊协助脱机。患者目前发热，呼吸机辅助通气中，SPN-CPAP 模式，吸入氧浓度 40%，PEEP：6 mbar，压力支持（PS）：8 mbar。肠外营养、留置导尿，发病以来体重稍减轻。

既往史、个人史及家族史：否认冠心病、高血压等其他慢性疾病病史。否认肝炎、结核等传染病病史。否认手术、外伤及输血病史。否认吸烟、饮酒史。否认家族遗传病史及类似疾病史。

体格检查：体温 38.0 ℃，脉搏 140 次 / 分，呼吸 31 次 / 分，血压 148/105 mmHg。双肺呼吸音粗，可闻及痰鸣音。腹部膨隆，双手及双足水肿。

专科查体：可自主睁眼，压眶反射存在，问话可眨眼示意，双侧瞳孔等大，直径约 4 mm，光反射存在。肌力检查：双上肢肌力 1 级，双下肢肌力 2- 级，肌张力低，腱反射未引出，双侧巴氏征阴性。余查体不能配合。

辅助检查：

腹部 CT 平扫示：急性胰腺炎（病例 27 图 1），四肢肌电图示：轴索性周围神经病变（病例 27 图 2），左股骨近端 CT 平扫示：左髋关节骨化性肌炎（病例 27 图 3）。

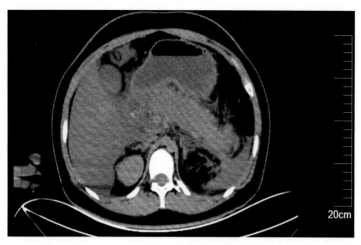

病例 27 图 1 腹部 CT

MNCs				
Nerve	潜伏时	波幅	距离	传导速度
	mS	mV	mm	m/s
正中神经 运动 左				
腕-APB	3.38	2.8 ↓		
肘-腕	7.22	2.1 ↓	210	54.7
正中神经 运动 右				
腕-APB	3.50	2.9 ↓		
肘-腕	7.89	2.3 ↓	235	53.5
腋-肘	9.62	2.9 ↓	110	63.6
胫神经 运动 右				
踝-AH	4.63	1.25 ↓		
腘窝-踝	14.2	1.11 ↓	380	39.7 ↓
腋神经 运动 左				
Erb-三角肌	3.13	2.2 ↓	200	
腋神经 运动 右				
Erb-三角肌	3.00	3.3 ↓	180	
腓总神经 运动 左				
踝-EDB	4.92	0.58 ↓		
腓骨小头-踝	13.4	0.46 ↓	324	38.2 ↓
腓总神经 运动 右				
踝-EDB	--	--		
腓骨小头-踝	--	--	--	--

SNCs				
Nerve	潜伏时	波幅	距离	传导速度
	mS	mV	mm	m/s
正中神经 感觉 左				
指 III-腕	2.06	58.6	120	58.3
正中神经 感觉 右				
指 III-腕	2.26	29.9	125	55.3

腓浅神经 感觉 左				
踝背-小腿外	1.77	11.6	84.0	47.5
腓浅神经 感觉 左				
踝背-小腿外	--	--		
腓肠神经 感觉 右				
小腿中-外踝	1.79	30.0	100	55.9

EMG					平均波幅	平均时限	多相波	IP
	静息				uV	mS		
	插入活动	纤颤	正相	束颤				
右 三角肌	**	**	**	*	638	11.2	28.6	混合相 1.2
左 拇短展肌	***	***	***	—	561	10.7	0	混合相 1.0
右 拇短展肌	***	***	***	*	504	10.4	0	混合相 1.1
左 股四头肌	**	**	**		444	11.1	0	单纯相 1.0
左 胫前肌	***	***	***		396	10.7	0	单纯相 1.0
右 胫前肌	***	***	***	*	625	11.1	27.3	单纯相 1.0
右 腓肠肌	***	***	***		471	11.0	0	不能配合

结果：
1. 右三角肌、双拇短展肌、右股四头肌、双胫前肌、右腓肠肌静息可见较多自发电位（纤颤、正锐波、束颤）发放，轻收缩时 MUAPs 波形大致正常，重收缩呈单纯-混合相。
2. 双正中神经、双腋神经运动神经 CMAP 波幅减低；左腓总神经、右胫神经运动神经传导速度减慢，CMAP 波幅减低；右腓总神经运动神经 CMAP 未引出。
3. 右腓浅神经感觉神经 SNAP 未引出。
4. 余所检感觉神经传导速度及 SNAP 波幅正常。

结论：
周围神经病变（运动神经轴索损害为主）。
请结合临床及相关检查。

病例 27 图 2 四肢肌电图

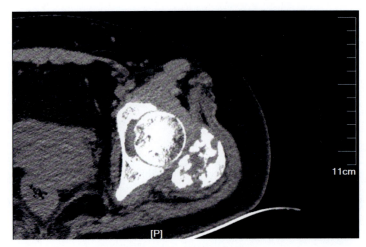

病例 27 图 3　左股骨近端 CT

疾病诊断：①重症急性胰腺炎；②急性呼吸窘迫综合征；③休克；④肺炎；⑤腹腔感染；⑥肠瘘；⑦真菌性泌尿系感染；⑧代谢性酸中毒；⑨高钾血症；⑩营养风险；⑪轴索性周围神经病；⑫ 2 型糖尿病；⑬骨化性肌炎。

功能诊断：①呼吸肌无力；②运动障碍；③左髋关节疼痛；④左髋关节活动受限；⑤日常生活活动能力受限；⑥社会参与能力下降。

二、诊疗经过

1. 消化科及重症监护病房住院期间床旁康复　经过康复评估，发现康复要解决的问题是维持关节活动度、预防肢体失用性肌萎缩、提高膈肌活动度提高脱机成功率。进行康复教育、指导良肢位摆放，给予每日床旁运动疗法＋呼吸训练。13 天后患者脱机成功，但四肢肌力改善不显著，头颅 CT 检查未见明显异常，肌电图检查（病例 27 图 2）提示轴索性周围神经病变，增加高压氧及针灸治疗促进功能的恢复，后患者四肢肌力逐渐提高。

患者病程 4 个月时因原发病加重转至重症监护病房并再次予呼吸机辅助通气治疗，期间先后行气管切开术、胰腺切开引流术，经积极临床治疗病情稳定后，继续予每日床旁运动疗法＋呼吸训练，28 天后患者顺利脱机改为鼻导管吸氧，30 天后脱氧。病程近 7 个月时遵消化科医嘱出院。

2. 康复科住院康复　患者从消化科出院 10 余天后以"四肢活动不利 7 个月余"为主诉收入康复科。

入院时**专科查体**：神志清楚，气管切开，无法发声，听理解能完成三步指令，定向力、记忆力、计算力基本正常。颅神经查体未见异常。悬雍垂居中，双侧软腭上抬对称，双侧咽反射正常。双侧转颈及耸肩有力。双上肢肌力 3 级，双下肢肌力 3- 级。四肢肌张力正常。左髋关节稍肿胀，关节周围压痛阳性，VAS 评分 5 分，左髋关节活动受限，主动活动度检查：屈曲 50°～ 60°，伸展 -50°，内收 0 ～ 5°，外展 0 ～ 15°，内旋 15°～ 25°，外旋 -10°。双侧深浅感觉无异常。双侧肱二头肌反射、肱三头肌反射、膝腱反射、跟腱反射（++），双侧 Hoffmann 征及 Babinski 征阴性。双侧踝阵挛未引出。双侧指鼻试验、跟膝胫试验欠稳准。坐位平衡分级 1 级，立位平衡分级 0 级，Berg 平衡量表评分 1 分，日常生活活动能力改良 Barthel 指数评分 2 分。

患者左髋疼痛伴活动受限，完善 CT 平扫（病例 27 图 3）示骨化性肌炎。

经过详细康复评估，发现本次就诊的主要康复问题包括气管插管拔管困难、四肢运动障碍、左髋关节疼痛伴活动受限、日常生活活动能力下降，短期目标为提高肢体运动功能、呼吸功能、缓解疼痛、提高关节活动度，长期目标则为气管插管拔管、提高日常生活自理能力及社会参与水平。原发病的临床治疗包括营养管理、应用胰岛素控制血糖、口服维生素 B_{12}、口服非甾体抗炎药。康复治疗包括：给予运动疗法、等速肌力训练、神经肌肉电刺激及针灸治疗改善肢体运动功能，作业疗法改善日常生活活动能力，呼吸训练改善呼吸功能，左髋关节高频电疗、直流电镁 / 碘离子导入、冲击波治疗缓解疼痛。经过治疗，四肢肌力较入院时提高、手功能显著改善，金子翼手功能评分由右手 5 分、左手 18 分升至右手 31 分、左手 42 分。左髋疼痛明显缓解、关节活动度受限显著改善。日常生活活动能力改良 Barthel 指数评分由入院时的 2 分升至 33 分，表明患者在日常生活活动能力上的显著进步。后患者选择回当地医院继续康复治疗，近期电话随访结果：左髋疼痛基本缓解，VAS 评分 1 分，左髋活动度受限较出院时改善，助行架下室内步行。

三、病例特点及讨论

该病例有以下几个特点：①胰腺损伤严重、早期合并严重并发症，需接受有创机械通气等高级生命支持，导致长期卧床，该病例先后在消化科和重症监护病房经历了长达近 7 个月的针对原发病及并发症的治疗。该期间患者存在肌肉萎缩、关节挛缩、压疮、下肢深静脉血栓及其他神经肌肉系统并发症的风险。早期规范的康复干预有助于预防上述并发症的发生和促进功能的恢复；②原发病得到控制后的持续性呼吸肌无力和四肢瘫痪：该病例在原发病得到控制后，仍存呼吸肌无力所致的脱机困难、气管插管拔管困难、四肢迟缓性瘫痪，肌电图检查提示轴索性周围性神经病变，考虑为危重症多发性神经病所致，该病例合并全身炎症反应、休克、急性呼吸窘迫等严重并发症，进行了有创机械通气和胰腺手术，存在高血糖和营养风险，这些因素可能导致了 CIP 的发生。早期康复活动和肌肉电刺激有助于预防 CIP，而早期识别和及时康复干预对促进 CIP 患者功能恢复非常重要；③长期瘫痪并发的神经源性骨化性肌炎（neurogenic ossifying myositis，NMO）导致髋关节疼痛及活动受限：NMO 为周围或中枢神经损伤后的一种可致残性并发症，可引起受累关节的疼痛及活动受限，降低患者的康复参与度和生活质量，对患者功能康复产生不利影响。早期康复训练有助于预防骨化性肌炎。该病例因病情危重导致长期卧床 7 个月，虽然给予了康复干预，但因卧床时间太长，最终未能避免骨化性肌炎的出现。

患者脱机困难，床旁膈肌超声检查示膈肌活动度为 0.94 cm，提示患者存在膈肌功能障碍，对此我们采取了床旁呼吸训练，具体内容包括：依据患者镇静状态选择体位引流或咳嗽训练辅助排痰，依据患者腹压情况选择胸式呼吸或胸腹联合呼吸训练，通过逐渐调节腹式呼吸程度增加膈肌活动度、渐进性膈肌刺激增加膈肌兴奋性。经过治疗，患者膈肌厚度和膈肌活动度得到显著改善，最终脱机成功。针对气管插管拔管困难的问题，给予针对性的呼吸训练方案，具体方法包括：气道廓清、吸气肌训练、呼气肌训练、膈肌电刺激治疗，患者最终拔管成功。

针对肢体运动障碍的康复分为 3 个阶段进行：①镇静期间。采取循序渐进的床旁被动训练，主要目的是维持关节活动度、预防肌肉萎缩及下肢深静脉血栓等；②卧床期间。仍采取床旁康复训练，除被动训练外，还进行了助动和主动康复训练。针对四肢轴索性周围神经病变问题，增加了针灸及高压氧治疗。经过治疗，患者肌力得到改善，上肢肌力由 1 级提高至 3 级，下肢肌力由 2- 级提高至 3- 级；③康复科住院期间。给予肌肉电刺激及针灸治疗、运动疗法、等速肌力训练，经过治疗，患者四肢肌力较入院时进一步提高，手功能显著改善。

患者存在左髋关节轻度肿胀、疼痛、关节活动部分受限。CT 检查可见左髋关节周围软组织多发不规则片状钙化影，经骨科会诊考虑骨化性肌炎。给予患者左髋关节直流电镁／碘离子导入、超声波疗法、泥蜡疗、冲击波治疗来缓解疼痛、抑制炎症和异位骨化进展，避免患者左髋被动活动、通过无痛范围内的主动康复训练提高关节活动度。经过治疗，髋部疼痛明显缓解，VAS 评分由 5 分降至 2 分，左髋关节主动活动度明显改善：屈曲 0 ~ 70°，伸展 0°，内收 0 ~ 25°，外展 0 ~ 15°，内旋 10° ~ 25°，外旋 -10°。

四、病例相关问题及分析

根据上述病例资料，我们总结了关于重症急性胰腺炎康复的几个问题进行讨论，希望可以对提高类似病例的诊治水平和服务质量有帮助。

1. 针对重症急性胰腺炎患者，如何进行有效的康复干预促进其功能的恢复？

重症急性胰腺炎是一种病情凶险、并发症复杂、病死率高，需要多学科处理的消化系统疾病。随着其存活率逐渐提高，对其并发症特别是神经肌肉并发症的认识水平也逐渐提高。

重症急性胰腺炎急性期，患者常因并发全身炎症反应综合征、败血症和多器官功能障碍综合征等需要机械通气，可能面临全身性衰弱，导致咳痰费力、脱机困难、肢体瘫痪、肌肉萎缩等。此外，长期卧床还可能导致压疮、关节挛缩、下肢静脉血栓、心肺功能下降等。在重症急性胰腺炎恢复期，如果合并神经肌肉系统并发症（如胰性脑病、脑血管意外、韦尼克脑病、CIP、危重症性肌病、危重症神经肌病等），患者可表现有呼吸肌麻痹、运动功能障碍、感觉功能障碍、语言吞咽功能障碍、认知功能障碍、意识障碍等。

针对急性期重症急性胰腺炎患者，早期康复介入非常关键，干预措施包括康复教育、规范的康复护理、肌肉电刺激、床旁康复训练。需要特别注意的是，患者的一些神经肌肉系统并发症容易被原发病或镇静所致的意识障碍所掩盖，要注意早期识别，以免错过最佳康复干预时机。

针对有神经肌肉系统并发症的恢复期重症急性胰腺炎患者，康复干预是一个包括营养风险的评估及干预、有气管插管者的气道管理、功能障碍的康复治疗、其他并发症的处理在内的综合过程，应遵循以康复评定为基础、早期介入、循序渐进、治疗方案个体化的原则。在治疗前应进行运动功能、言语认知功能、吞咽功能、日常生活活动能力等多个方面的评估。基于康复评估结果，制订个体化康复治疗计划和康复目标。治疗方法包括物理因子治疗、运动疗法、作业疗法、言语认知训练、吞咽训练、呼吸训练、心理支持等，可使用适当的辅助技术和康复设备。康复计划由康复医师、物理治疗师、作业治疗师、言语（吞咽）治疗师、康复护士等以团队协作的形式执行。过程中应定期进行康复评估并根据评估结果调整治疗计划。

2. 重症急性胰腺炎并发危重症多发性神经病的诊疗方法有哪些？

CIP 是一种继发于危重病的多发性轴索性周围神经病变。主要表现为全身性肌肉衰弱，主要影响呼吸肌和肢体，导致呼吸肌无力和四肢对称性瘫痪。在极少数情况下会有面神经麻痹。还可能存在肌肉萎缩、肌腱反射减弱／消失和轻微感觉障碍。文献报道的危重症患者 CIP 发病率从 57%～82% 不等。重症急性胰腺炎后并发 CIP 的病例报道相对少见，其机制尚不清楚，胰腺手术、胰腺损伤（多为胰腺假性囊肿）、SIRS、败血症和 MODS 被认为是可能的诱发因素。此外，有创机械通气、胰岛素抵抗所致的高血糖、营养不良／营养风险和维生素缺乏也可能与神经病变有关。

CIP 不仅会影响患者的近期预后，而且会造成持续的运动感觉障碍，严重病例中多达 32% 的患者会出现持续性四肢麻痹和瘫痪。研究显示，CIP 与危重症患者高死亡率、ICU 和总住院时间增加、脱机困难、需要长期康复有关。

CIP 的诊断主要基于临床症状和电生理检查，其神经电生理主要表现为复合肌肉动作电位（compound muscle action potentia，CMAP）和感觉神经动作电位（sensory nerve action potential，SNAP）的振幅降低，神经传导速度正常或轻度降低，早期可见自发电位发放。CIP 目前仍没有一个被普遍接受的诊断标准，Latronico 等人在 2011 年发表的诊断标准包括：①有危重病；②有对称的肢体迟缓性瘫痪且不能用中枢神经病变解释，或有呼吸肌无力导致的脱机困难且不能用心肺疾病解释；③有或没有感觉障碍；④神经电生理检查发现至少一个肢体有周围神经损害，以运动神经轴索损害为主，或出现脱髓鞘病变或混合性损害，有或没有感觉神经损害。

预防在 CIP 的管理中至关重要，主要预防措施包括：①预防或积极治疗败血症、减少机械通气时间；②神经肌肉阻断药物的给药剂量和持续时间应受到限制，并应避免与皮质类固醇同时给药；③强化胰岛素治疗控制血糖；④营养干预、抗氧化治疗和生长激素的使用；⑤早期康复活动和肌肉电刺激。CIP 的治疗包括：①药物治疗。使用 B 族维生素营养神经；②物理治疗。神经肌肉电刺激、针灸治疗等有助于肌肉功能的恢复；③康复训练。受累肢体的主被动训练及使用必要的康复设备可防止肌肉萎缩，以及关节粘连、增强肌肉力量、提高肢体运动功能，改善患者的预后，提高其日常生活自理能力。

3. 长期瘫痪并发神经源性骨化性肌炎的诊疗方法有哪些？

NMO 是指外周或中枢神经系统损伤后在骨骼系统以外的组织内发生的异位骨化，以髋关节最多见，常发生于神经损伤后 1～10 个月、2～3 个月为发病高峰期，具有一定的自限性。NMO 的发病机制尚不清楚，神经受损后患者长期瘫痪，导致血液循环障碍、神经营养不良，引起支配区域的肌肉或骨组织萎缩、坏死并释放趋化介质，导致骨化性肌炎形成。此外，也有学者推测，护理和康复过程中，不恰当的被动活动引起的反复微小创伤可能会导致软骨内骨化。

NMO 的诊断高度依赖于适当的病史和临床症状，并辅以放射学或组织学诊断。常见临床表现包括局部皮温升高、可触及硬性肿块、压痛阳性、受累关节疼痛伴活动受限。病变早期，X 线多表现正常、CT 可见少量云雾状钙化灶、MRI 见病变区软组织广泛水肿。病变中期，X 线和 CT 均见分层状"蛋壳样"骨化，MRI T_1W、T_2W 见点状稍高或高信号影。病变晚期，X 线和 CT 可见形状不规则的高密度骨性结构，MRI T_1W、T_2W 见等信号影。

长期瘫痪者均应积极预防 NMO 的发生，非甾体抗炎药和适度的康复训练可以一定程度预防 NMO。对有轻度症状或不适合手术干预的患者，可通过口服非甾体抗炎药和物理疗法止痛、抑制炎症、减缓异位骨的形成。应避免受累关节的活动训练，主动训练以不引起疼痛为宜。此外，局部离子电渗疗法（醋酸、镁离子等）也可能有效。对于伴有严重的关节活动受限或血管神经损害的 NMO 病例，手术切除异位骨是唯一有效的选择。

五、病例点评

该病例为重症急性胰腺炎合并多种严重并发症，存在多重康复挑战，进行干预时应综合分析。通过早期康复介入有效地预防了关节挛缩、严重失用性肌萎缩等并发症，并通过呼吸训练协助脱机成功。在疾病恢复期，针对气管插管拔管困难、四肢运动功能下降、左髋关节疼痛伴活动受限，依据全面评估结果制订个体化康复治疗方案，经过治疗缓解拔管成功、肢体运动功能和日常生活活动能力显著提高、左髋疼痛缓解、关节活动度提高。

该病例也提醒我们，在重症急性胰腺炎康复过程中，早期识别并及时干预一些少见的神经肌肉系统并发症的重要性。局部疼痛影响患者的康复参与度，不利于功能恢复，需要规范的管理，应明确引起疼痛的病因并制订针对性处理方案。

总体来说，重症急性胰腺炎的康复干预是一个涉及多方面、需要多学科协作的诊疗过程，需要根据个体化的评估制订个体化康复治疗计划，以实现最大限度地功能恢复。

（病例提供者：赵利娜　中国医科大学附属盛京医院）

（点评专家：张立新　中国医科大学附属盛京医院）

参考文献

[1]Efstratios A, Nikolaos AP, Nikolaos GB, et al. Intensive care unit-related generalized neuromuscular weakness due to critical illness polyneuropathy/myopathy in critically ill patients[J]. J Anesth, 2015, 29 (1)：112-121.

[2]Gross ML, Fowler CJ, Ho R, et al. Peripheral neuropathy complicating pancreatitis and major pancreatic surgery[J]. J Neurol Neurosurg Psychiatry, 1988, 51 (10)：1341-1344.

[3]Hui-Hong Tsai, Ching-Hua Hsieh, Chia-Wei Liou, et al. Encephalopathy and acute axonal sensorimotor polyneuropathy following acute pancreatitis：A case report and review of the literature[J]. Pancreas, 2005, 30 (3)：285-287.

[4]Latronico N, Bolton CF. Critical illness polyneuropathy and myopathy：a major cause of muscle weakness and paralysis[J]. Lancet Neurol, 2011, 10 (10)：931-941.

[5]Schweickert WD, Pohlman MC, Pohlman AS, et al. Early physical and occupational therapy in mechanically ventilated, critically ill patients：a randomised controlled trial[J]. Lancet, 2009, 373 (9678)：1874-1882.

[6]Routsi C, Gerovasili V, Vasileiadis I, et al. Electrical muscle stimulation prevents critical illness polyneuromyopathy：a randomized parallel intervention trial[J]. Crit Care, 2010, 14 (2)：R74.

[7]Van der Schaaf M, Beelen A, de Vos R. Functional outcome in patients with critical illness polyneuropathy[J]. Disabil Rehabil, 2004, 26 (20)：1189-1197.

[8]Kane SL，Dasta JF.Clinical outcomes of critical illness polyneuropathy[J]. Pharmacotherapy，2002，22（3）：373-379.

[9]Baird EO，Kang QK.Prophylaxis of heterotopic ossification-an updated review[J].J Orthop Surg，2009，4（12）：12.

[10]Sakellariou VI，Grigoriou E，Mavrogenis AF，et al.Heterotopic ossification following traumatic brain injury and spinal cord injury：insight into the etiology and pathophysiology[J].J Musculoskelet Neuronal Interact，2012，12（4）：230-240.

[11]Saad A，Azzopardi C，Patel A，et al.Myositis ossificans revisited-the largest reported case series[J].J Clin Orthop Trauma，2021，17（2021）：123-127.

病例 28 颅脑损伤后伴气管切开患者的肺康复

一、病历摘要

患者男性，20岁。

主　诉：车祸致意识改变、肢体乏力1个月余。

现病史：家属代诉患者1个月余前不慎发生车祸，致神志昏迷，由"120"送至外院就诊，完善头、胸、全腹部CT提示：双额颞叶脑挫伤，蛛网膜下腔出血，颅骨多发骨折、右颧弓骨折，累及双眼眶内侧壁、右神经管，双肺挫伤。收入急诊重症监护室（emergency intensive care unit，EICU），予以呼吸机辅助呼吸、输血、化痰、预防脑血管痉挛、脱水、抗感染、营养神经等对症支持治疗，住院期间因感染严重行气管切开术。经治疗后患者神志转清，四肢乏力较前改善，左上肢可稍抬离床面，但无法抓握伸展，余肢体活动可。现门诊拟"创伤性颅脑损伤"收住入院。病程中，患者反复低热，伴咳嗽、咳痰，痰难以咳出，患者不能独自站立及行走，进食、穿衣、转移、如厕、入浴等日常生活大部分需要他人辅助。精神疲倦，留置空肠管，鼻饲饮食，二便正常，体重较前减轻10kg。

既往史：否认高血压、冠心病、糖尿病等慢性疾病史。有气管切开术。有输血史（具体不详）。无吸烟、饮酒史。

家族史：否认家族遗传病史及类似疾病史。

体格检查：体温37.5℃，脉搏110次/分，呼吸20次/分，血压102/64mmHg。神志清楚，营养不良，轮椅推入病房。气管造口状态，呼吸平顺，鼻饲饮食。心腹查体未见明显异常，双肺可闻及痰鸣音。

专科检查：定向力、定位力、计算力正常，记忆力减退。不能言语，可点头及手势示意交流，右侧额部有一长约10cm挫伤瘢痕，眼动充分，未见眼震及复视。双瞳孔等大等圆，直径约3mm，直接、间接对光反射灵敏，面部痛、触觉对称正常。张口正常，鼻唇沟右侧变浅，露齿向左倾斜，伸舌偏左，悬雍垂居中，吞咽反射减弱。

肺康复体查：视诊：无异常胸廓外形，腹式呼吸为主，呼吸频率较为浅快，呼吸节律正常。触诊：胸廓对称，其中下胸廓活动度下降，最大值约1.5cm；呼吸肌触诊中，左侧胸大肌与双侧腹直肌触之较为疲软。

徒手肌力检查：左上肢肌张力下降，余肢体肌张力正常，左上肢近端肌力

3- 级、远端肌力 2 级，余肢体肌力 5- 级。生理反射存在，病理征未引出。肢体被动关节活动度检查正常；改良 Ashworth 分级：肌张力 0 级；Brunstrom 分期：左上肢 3 期，左手 2 期，左下肢 3 期。双侧肢体针刺、轻触、振动觉对称无减退、关节位置觉正常。生理反射存在，病理征未引出。左侧指鼻试验笨拙。

功能评定：坐位平衡分级 2 级，立位平衡分级 0 级，Berg 平衡量表评分 3 分，FMA 评分 45 分，洼田饮水试验 5 级，日常生活活动能力改良 Barthel 指数评分 32 分。呼吸肌评估：最大吸气压力 30 cmH$_2$O，最大呼气压力 11.11 cmH$_2$O，呼气峰流速 59.52 L/s。

咳嗽评估：咳嗽能力分级 2 级，且为弱功能咳嗽，其余呼吸模式、频率无明显改变。

辅助检查：

头胸及全腹 CT：①双额颞叶脑挫裂伤，蛛网膜下腔出血，双颞部硬膜下出血可能，脑肿胀，颅内积气，额骨、枕骨、颞骨、蝶骨、筛骨多发骨折，右颧号骨折累及双眼眶内侧壁、右神经管，并鼻旁窦积液；左乳突积液，双髁窝、颞下窝肿胀积气；②颈椎未见明显骨折，未见脱位；③双肺挫伤，建议随访复查；④左侧腹股沟区点状积气；⑤余胸腹部 CT 平扫未见明显异常。

吞咽造影：吞咽障碍（口腔期、咽期，误吸）。

纤维喉镜检查：左声带麻痹。

心肺运动测试：①整体运动能力：整体的心肺运动功能状态极重度减退，峰值摄氧量达预计值百分比为 31%；最大氧脉搏（O$_2$ Pulse）下降，实测值为 6.2 mL/beat；无氧阈值降低，实测值为 10.9 mL/beat，预计值为 18.76；通气有效性正常，无氧阈时二氧化碳通气当量实测值为 26，VE/CO$_2$ slop 实测值为 27；呼吸末氧分压正常，实测值为 118.2 mmHg；呼吸末二氧化碳分压正常，实测值为 44.3 mmHg；②心电图：静息心电图大致正常；运动中心电图未见 ST-T 改变；运动后心电图未见 ST-T 改变；③运动及呼吸流速容量环反应：运动动态呼气末肺容积呈现递减模式，提示气道开发良好；④静息肺功能：轻度限制性通气功能障碍。

疾病诊断：①重型颅脑损伤后恢复期；②颅骨多发骨折；③右侧视神经管骨折；④右额部皮肤挫裂伤；⑤气管造口状态；⑥左侧胸壁胸膜下血肿；⑦肺部感染。

功能诊断：①左侧肢体偏瘫；②嗓音障碍；③认知障碍；④平衡障碍；⑤中

枢性面瘫；⑥肺功能下降；⑦日常生活活动能力受限；⑧社会参与能力下降。

二、诊疗经过

在全面的入院检查基础上，经过详细康复评估，发现该患者本次就诊，康复方面的主要问题包括认知功能、运动功能、言语功能、吞咽功能、心肺功能、日常生活活动能力、心理状态和社会参与能力评定。整体康复目标分为短期和长期，短期目标重在提高患肢肌力、平衡功能和手功能，改善吞咽和言语功能，增强心肺功能，拔除胃管和气管套管等。长期目标则着重于恢复患者的日常生活自理能力及社会参与水平，回到学校继续学习。在常规康复治疗基础上，采用针对性的康复方案：针对吞咽障碍予以口颜面训练、喉颈部手法放松、喉功能训练、吞咽手法及姿势代偿训练、深咽神经肌肉刺激术＋气脉冲感觉刺激，经治疗后拔除胃管。针对嗓音障碍予以嗓音功能训练，促进呼吸与发声的协调，经治疗后能正常发音。针对呼吸功能下降，予以呼吸训练、体能训练、肌肉功能训练等，经肺康复训练后，患者心肺功能明显改善，MIP 由 30 cmH$_2$O 升至 109.42 cmH$_2$O（预计值 109.06 cmH$_2$O），MEP 由 11.11 cmH$_2$O 升至 64.64 cmH$_2$O（预计值 110.49 cmH$_2$O），最终患者拔除气管套管。

三、病例特点及讨论

此病例为年轻患者，既往体健，此次发病有明确的重型颅脑损伤史，入院时患者整体状态欠佳，鼻饲饮食，气管造口状态，有多种功能障碍，如左侧肢体运动功能障碍、吞咽及嗓音功能障碍与心肺功能下降等，且伴有反复发热及肺部感染。为此我们组成以医师为核心，联合肺康复治疗师、吞咽言语治疗师、物理治疗师、营养师等的康复治疗团队，且家属参与康复治疗。

针对患者的左上肢肌力下降和手功能差的问题，上肢予以主动运动、上肢机器人训练；手功能进行牵张与仰卧位滞空训练、兴奋性刺激易化手指伸展运动、腕关节背伸、手指伸展动作诱发训练等。同时予以电针、功能性电刺激等治疗。经治疗后患者左上肢肌力提升至 4- 级，可独立完成大部分日常生活活动。

1. 针对患者心肺功能下降的问题　气道廓清能力与吸气肌肌力训练是重中之重（病例 28 图 1）。根据患者病史，考虑心肺功能下降可能与其在 ICU 昏迷期间连接呼吸机半个月有关，因患者在连接呼吸机后，仅需 48 小时便会出现膈肌萎缩，且萎缩速度为指数型提升。首次评估患者吸气压力为 18.73 cmH$_2$O，远小于预计值的 80%；咳嗽能力为 2 级且为弱功能咳嗽，并对患者进行了心肺运动测试等系列评估，结果表明患者整体的心肺运动功能状态极重度减退。为此，患者进行心肺功能训练，具体方法如下：选用聚陆医疗呼吸训练器 F 型进行吸气肌评估与训练，康复处方为吸气肌渐进性抗阻训练方法，阻荷为吸气肌评估的吸气压力的 30%，每组 10 ～ 15 次，每日 2 ～ 3 组；提升气道廓清能力方面，选用聚陆医疗呼吸训练器 F 型的 PEP 训练联合辅助咳嗽训练，PEP 训练阻荷选用 5 档阻力，每组 10 次，每日 2 组，从而达到帮助患者松动黏附在支气管内黏稠的痰液，并配合辅助咳嗽更好地咳出体外，辅助咳嗽如患者直立坐位，背靠椅背，治疗师双手置于患者肋缘下，在患者咳嗽时，双手向内向上施压，重复 2 ～ 3 次。经治疗后，患者咳嗽能力提升至 4 级且为有效咳嗽，吸气压力提升至 79 cmH$_2$O，呼气峰流速达到 171.03，已远远超过正常咳嗽所需呼气流速。

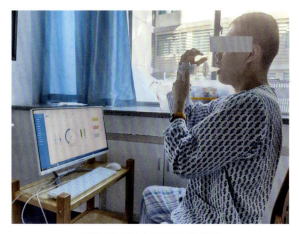

病例 28 图 1　呼吸功能训练

面对患者年纪较轻，出现心肺耐力下降方面的问题，需进行综合分析与治疗。在心肺运动试验中（病例 28 图 2），患者心肺耐力极重度下降，无氧阈仅为预计值的 58%，表明其疲劳抵抗能力较差，无法进行长时间的有氧运动；最大摄氧量仅达到预期最大摄氧量的 31%，说明患者运动耐受性严重下降；根据患者在运动过程中正常的通气功能、正常的运动呼吸储备，以及连续脉搏血氧饱和度，表明患者的呼吸系统疾病并未导致其运动受限或呼吸功能受限。但在试验过程中患者却出现了无氧阈与最大氧脉搏的大幅下降情况，表明其循环系统可能存在问题，但试验期间持续的心电图监测并未出现心肌缺血的证据，因此考虑患者此症状的出现与其外周肌群氧摄取减少有关。因此，我们选择用多种运动方式制订患者运动处方。

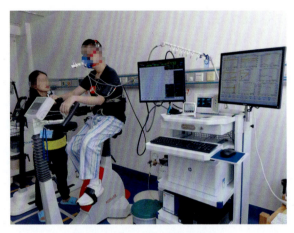

病例 28 图 2　心肺运动测试

2. 针对患者留置气管套管的问题　经团队的综合康复治疗后予以拔除气管套管。依据气管切开拔管的必要条件及采取的治疗策略如下：①控制肺部感染。加强气道湿化、气囊管理、气道分泌物管理、按需吸痰、体位管理等，同时根据痰药敏结果予以左氧氟沙星注射液抗感染治疗等；②增强咳嗽能力。予以阈值吸气肌力量训练、膈肌起搏器治疗、佩戴说话瓣膜下进行呼吸训练及咳嗽能力训练、呼吸训练器训练等；③气道通畅性评估。采用电子喉镜进行评估，观察上气道结构是否存在狭窄、喉前庭分泌物多少、声带活动度等；并予以完全堵管测试 1 分钟、半堵管到全堵管这种渐进式堵管方式，观察患者的呼吸及血氧情况；④呼吸中枢驱动评估。堵管后心电监护示呼吸平顺，未吸氧状态下经皮血氧饱和度 90% 以上；⑤堵管后血气分析。拔管前进行血气分析检查，未吸氧状态下 $PO_2 \geqslant 60$ mmHg，且 $PCO_2 \leqslant 50$ mmHg，可考虑拔管。经治疗 8 天后，患者拔除气管套管。

3. 针对吞咽障碍的问题　我们进行了吞咽障碍的临床评估，如 V-VST 的评估，并进一步进行了吞咽造影的评估，患者吞咽的主要问题：隐性误吸，咳嗽力量欠佳；吞咽启动延迟，会厌谷及梨状隐窝明显残留，多次吞咽不易清除，环咽肌开放不全；右侧面部功能障碍：口腔少量残留；左侧声带麻痹：音质异常，低音量，语音欠清晰。

针对上述吞咽问题,采取的吞咽治疗策略:①喉颈部手法放松。放松喉部、颈部肌群,为接下来的训练做基础;②口颜面训练。a. 穴位按摩;b. 感觉刺激:冰刺激擦刷敲打面颊部额头及口唇部;c. 运动训练:抬眉训练、闭眼训练、耸鼻训练、示齿训练、唇功能训练(抿唇、缩唇、展唇、鼓腮)等;③深咽神经肌肉刺激术+气脉冲感觉刺激。利用味觉(酸)及冰刺激和气脉冲对软腭、舌部、后咽缩肌、悬雍垂等处进行深咽神经肌肉刺激,促使患者更易产生咽反射;④喉功能训练。推撑法促进声门闭合;⑤吞咽手法治疗。声门上吞咽法、门德尔松吞咽手法,促进喉上抬;⑥吞咽代偿姿势。低头、转头代偿吞咽动作。经治疗 13 天后,患者拔除胃管,能经口进食。

针对患者嗓音问题,康复治疗包括:①自我调整。避免大声说话;保持口腔湿润;自主牵拉活动颈部和喉部;②嗓音训练。推撑发声练习、低音调发"i",改善声带闭合的能力;③重读治疗,促进呼吸与发声的协调。经治疗后,患者能正常发音,语言清晰,交流流畅。

四、病例相关问题及分析

根据以上患者所有病历资料,我们对脑外伤合并肺疾患康复的几个特性问题进行了讨论,希望有助于提高对类似病例的诊治水平和服务质量。

1. 颅脑损伤后伴气管切开患者如何进行早期康复治疗?

颅脑损伤是指头部受到一定强度的外力作用,导致脑神经细胞功能发生异常变化,甚至脑组织出现挫裂、水肿、血管破裂等损伤病变,属于中枢神经创伤疾病。受伤原因包括交通事故、高处坠落、运动损伤、枪击伤等,其中交通事故为首要原因。颅脑损伤发病率占全身各种创伤的1/3左右,其中约 20% 是重型颅脑损伤。数据显示全球每年约 6900 万人遭受脑外伤,国内颅脑损伤发生率为(55.4 ~ 64.1)/10 万,颅脑损伤已经成为全世界的健康和社会经济问题,是引起年轻人死亡和致残的一个主要原因。

颅脑损伤患者(特别是中、重度颅脑损伤)早期病情比较重,常伴有各类并发症,需要我们把握好适应证及禁忌证,联合临床多学科和多个康复亚专科开展早期康复治疗,并适时调整康复治疗方案,循序渐进。与脑卒中最大的不同在于:颅脑损伤患者皮质损害常大于脑实质损害,特别是意识障碍。颅脑损伤的康复预后因素包括:脑损伤的性质、范围、程度(如有否下丘脑损伤?脑干损伤?弥漫性轴索损伤？颅内血肿？）；昏迷程度（如 Glasgow 评分）；年龄；基础疾病和并发症（如有否颅内高压？肺部感染？泌尿系感染？呼吸、循环功能不全？脑积水？癫痫？）；治疗是否及时和正确？（如重型颅脑损伤患者是否及时血肿清除和开颅减压？并发症的及时预防和处理等）。

颅脑损伤患者生命体征（体温、脉搏、呼吸和血压等）稳定，神经损伤功能不再进展，特别是颅内压持续 24 小时稳定在 180 mmH$_2$O 内即可进行早期康复治疗。主要的康复治疗措施包括：①体位管理。定时变换体位，稳定的患者可抬高床头 30°；良肢位摆放，抗痉挛的发生；②如果患者意识未恢复。进行促醒治疗；③肢体被动或主动康复。维持关节活动度；④呼吸道的管理。特别是气管切开患者，加强口腔及气道护理；⑤对各类功能障碍进行评估和康复治疗。包括心肺功能康复；⑥防治各类并发症。包括肺部感染、泌尿系感染及皮肤感染；深静脉血栓形成等；⑦高压氧治疗；⑧传统治疗，包括针灸治疗；⑨神经调控技术。如中枢神经调控技术（有创深部脑刺激、重复经颅磁刺激、经颅直流电刺激、经颅交流电刺激），外周神经调控技术（迷走神经刺激、正中神经电刺激）；⑩干细胞移植治疗等。

2. 颅脑损伤后伴气管切开患者的肺康复评估与治疗是什么？

颅脑损伤患者的肺康复评估：①呼吸模式评估。呼吸运动模式与躯干部肌肉活动及启动顺序密切相关。正常情况下，呼吸运动自腹部运动开始。吸气时，腹部向外鼓出，胸廓下部在水平方向增宽；呼气时，腹部下陷，腹壁拉向脊柱。随着身体活动强度的增加，呼吸运动增强，呼吸辅助肌肉（胸锁乳突肌、斜角肌、胸大小肌）开始参与。在放松状态下，如果呼吸伴有上胸部提升，提示有呼吸运动模式异常。吸气时，出现胸骨垂直提升的错误模式，而不是胸廓下部水平方向增宽，提示可能是辅助呼吸肌群（斜角肌、斜方肌及肩胛提肌）的过度活动。当发现呼吸模式异常时，心肺康复训练就要适时调整方案，甚至暂停康复训练；②静态肺功能检测。可反映肺的气体交换功能，主要指标包括：肺容量、肺顺应性、气道阻力、肺通气功能、通气/血流比值、气体弥散、小气道功能，以及动脉血气分析等；③运动心肺功能。是目前国际上普遍使用的衡量人体呼吸和循环功能水平的心肺功能检查之一，用于探讨循环与呼吸系统的生理和病理生理，通过观察递增运动负荷下人体的心肺功能指标变化，对采集的指标进行综合分析，反映心脏、呼吸和循环系统之间的相互作用与贮备能力。常用指标主要有：最大摄氧量（VO$_2$max）、代谢当量（MET）、氧通气等量（VE/VO$_2$）、无氧阈（AT）、运动最大通气量（MVV）、二氧化碳排出量（VCO$_2$）、每分通气量（VE）、呼吸末氧分压（PETO$_2$）、呼气末二氧化碳分压（PETCO$_2$）、呼吸困难指数（Dyspnea index）、肺泡－动脉血氧分压差（PA-aDO$_2$）、心排血量（CO）、每搏量（SV）等。

呼吸康复作为非药物治疗的重要干预措施，其目的在于增强呼吸肌的肌力和耐力、预防呼吸肌疲劳和呼吸衰竭的发生、降低再住院率和住院时长、提高患者生活质量等。呼吸康复的内容包括：肢体运动训练、呼吸训练、医疗、心理支持和健康教育，其中运动训练和呼吸训练是核心。

肢体运动训练包括：肌肉电刺激治疗、肌肉易化技术、辅助肌力训练、等长／等张肌力收缩、阻抗肌力训练等。肌力训练强度与训练量需要根据患者病情实际情况进行及时调整。早期康复是通过被动活动、辅助运动、主动运动和（或）阻力练习、体位、转移到椅子上和站立等运动方式来实现。

呼吸训练包括放松训练、腹式呼吸训练、缩唇呼吸、呼吸控制训练、主动呼吸循环技术及呼吸训练器辅助练习等。气道廓清技术是运用物理或者机械方式作用于气流，促进气管、支气管内的分泌物排出，或者促发患者咳嗽使痰液排出。包括体位引流、叩击、振动和摇动、咳嗽训练和物理因子治疗等。辅助咳嗽训练法包括：腹部推挤辅助法、肋膈辅助咳嗽法、被动咳嗽训练等。物理因子疗法如低频电疗法、体外膈肌电刺激、超声疗法、超短波等，可作为呼吸康复的辅助治疗手段。一项随机对照试验（randomized controlled trial，RCT）将术后入住SICU 的 200 例患者随机分为早期康复干预组和常规照护组，早期康复干预组给予目标为导向的早期康复干预，结果显示早期康复干预组 SICU 住院期间的活动能力显著提高，住院时间明显缩短，患者出院时的功能独立性更强。荟萃分析结果显示吸气肌训练可有效改善肺功能和心肺耐力，减少卒中后肺部感染的发生率。

3. 颅脑损伤后伴气管切开患者吞咽与呼吸之间的关系是怎样的？

正常吞咽过程常分为口腔准备期、口腔期、咽期和食管期等四个部分，咽腔是吞咽和呼吸共用的通道，吞咽时咽期必须快速、有效，使呼吸仅有短暂的中断；其次，必须保护气道，防止食团进入肺，在这一过程中呼吸与吞咽之间存在稳定而协调的交互关系。

关于气管切开患者吞咽与呼吸的关系：在呼吸功能方面，由于气管切开后打破了正常的呼吸循环链，咽腔及喉前庭等无气流通过，导致上呼吸道黏膜敏感性降低、气道加温和加湿功能破坏、嗅觉丧失和发音功能丧失等；气管切开导致气道阻力下降，使呼气末正压难以维持，导致肺不张、咳嗽反射减弱，增加分泌物潴留。在吞咽功能方面，气管切开套管的放置可妨碍舌喉复合体上抬、减少会厌翻转幅度，削弱吞咽时的气道保护功能；长期气管切开置管可使咽肌力量减弱，导致吞咽时咽腔内压力下降，加重咽部食物残留等。吞咽 - 呼吸模式的改变，可增加气管切开患者渗漏误吸的风险和吸入性肺炎的发生，加大拔管难度。有多项研究提示，吞咽障碍会增加困难拔管失败风险且呈正相关。

鉴于吞咽与呼吸之间的相互影响关系，为此进行了诸多康复技术的研究。多个研究表明吞咽障碍患者进行吞咽姿势控制，可以改变食物的运转路线，使吞咽位置改变，有助于食管的上括约肌放开，降低吞咽的压力，使食物可以顺利摄入，且吞咽姿势的代偿可使呼吸停顿的时间较直立进食明显延长，因此能降低食物的残留与误吸。Guillen-Sola 等人研究表明吸气肌和呼气肌训练可显著改善患者的呼吸肌的力量和吞咽功能。如研究显示气管切开患者使用语音阀，可以进行良好的沟通、改善吞咽功能，恢复正常的呼吸功能包括咳嗽功能，可以更早地拔管。李勍等人研究将能耐受 4 小时语音阀佩戴作为困难拔管患者拔管的指征之一。陶林花等人用体外膈肌起搏联合呼吸训练能有效改善脑卒中后吞咽障碍患者的吞咽功能和呼吸功能。

五、病例点评

颅脑损伤后伴气管切开患者的康复在临床上比较常见，且早期康复治疗与脑卒中康复比较具有不同特点，具有明确的外伤意外史，特别是中、重型颅脑损伤患者病情更重、常伴有多发伤和并发症。颅脑损伤患者皮质损害常大于脑实质损害，特别是早期意识障碍。因此，需要我们把握好适应证及禁忌证，联合临床多学科和多个康复亚专科开展早期康复治疗，并适时调整康复治疗方案，循序渐进。

该病例为重型颅脑损伤患者的早期，病情较重，合并多种问题，如肢体运动功能障碍、吞咽及嗓音功能障碍与心肺功能下降等，且伴有反复发热及肺部感染。为此，对患者进行综合评估和全面的康复治疗。首先，针对气管切开、肺部挫伤及反复肺部感染，进行了呼吸功能的详细评估，采取了运动训练、呼吸训练、医疗、心理支持和健康教育等综合康复治疗。同时，针对吞咽功能进行了吞咽造影等精准评估，予以口颜面训练、喉颈部手法放松、喉功能训练、吞咽手法及姿势代偿训练、深咽神经肌肉刺激术＋气脉冲感觉刺激等全面的吞咽康复治疗。经治疗后，患者病情明显好转，依据成人气管切开的拔管规范，成功拔除气管套管，最后拔除胃管，安全进食。总体来说，这个病例展示了全面个性化康复计划和跨学科团队合作的重要性。

（病例提供者：李　眺　蓝嘉威　珠海市人民医院）

（点评专家：郑海清　中山大学附属第三医院）

参考文献

[1]Satyadev N, Warman PI, Seas A, et al.Machine learning for predicting discharge disposition after traumatic brain injury[J].Neurosurgery, 2022, 90（6）：768-774.

[2]曹志刚，冯海霞，李亚斌，等. 基于神经调控机制的重型颅脑损伤后意识障碍促醒治疗新进展 [J]. 中国实用神经疾病杂志，2020，23（15）：1364-1368.

[3]周媚媚，郑洁皎，徐友康，等. 呼吸康复在慢性呼吸系统疾病中的临床应用进展 [J]. 中国康复医学杂志，2022，37（2）：265-269.

[4]呼格吉乐图，艾冬雪，张晓敏，等. 气道廓清技术在重型颅脑损伤昏迷患者肺康复中的应用 [J]. 中国康复，2022，37（8）：473-476.

[5]Roberts KJ.Enhancing early mobility with a speaking valve[J].Respir Care, 2020, 65（2）：269-270.

[6]杨涛，欧阳斐，赵焱，等. 呼吸康复训练治疗出血性脑卒中相关性肺炎的疗效观察 [J]. 中华物理医学与康复杂志，2019，41（3）：210-212.

[7]Langmore SE, Krisciunas GP, Warner H, et al.Abnormalities of aspiration and swallowing function in survivors of acute respiratory failure[J].Dysphagia, 2021, 36（5）：81-841.

[8]Guillen-Sola A, Messaggi-Sartor M, Ram rez-Fuentes C, et al.The Retornus-2 study：impact of respiratory muscle training in subacute stroke patients with dysphagia, study protocol of a doubleblind randomized controlled trial[J].Trials, 2021, 22（1）：416.

[9] 李勍，姜宏英，周婷，等．气管切开术后拔管困难患者成功拔除气切套管的相关因素分析 [J].
中国康复医学杂志，2023，38（9）：1227-1232.

[10] 陶林花，傅晓倩，陆操，等．体外膈肌起搏联合呼吸训练对脑卒中后吞咽障碍患者吞咽和
呼吸功能的影响 [J]. 浙江医学，2024，46（2）：191-195.

病例 29　主动脉机械瓣并人工血管置换术后心脏康复

一、病历摘要

患者男性，33 岁。

主　诉：主动脉瓣瓣膜并人工血管置换术后 2 周，四肢乏力，活动后胸闷、气短，恐惧运动。

现病史：患者于入院前 1 个月余出现间断胸闷、憋气、咳嗽，平卧位明显，坐起后可减轻，曾就诊于外院，考虑为心功能不全，主动脉夹层。于 2021 年 3 月 17 日于外院行主动脉瓣机械瓣置换及升主动脉人工血管置换术，术后顺利拔管，术后仍感双下肢无力，行走 100 米即感乏力需休息。为进一步康复治疗而收入我院心脏康复中心。

既往史：否认高血压、糖尿病、心脏病等病史，无吸烟、饮酒史，否认家族遗传病史及类似疾病史。

体格检查：体温 36.2 ℃，脉搏 75 次 / 分，呼吸 19 次 / 分，血压 137/68 mmHg。面色苍白，胸部正中可见长约 20 cm 手术瘢痕，伤口纱布覆盖，中下段可见纱布有少许淡黄色渗出。肺腹阴性。心律齐，心率 75 次 / 分，主动脉瓣听诊区可闻及金属瓣起闭音。双下肢无水肿。

专科评估：日常生活活动能力评分 95 分，徒手肌力评估四肢肌力正常，身体活动情况分级低级，GAD-7 评分 10 分，PHQ-9 评分 10 分。左手握力 32.2 kg，右手握力 32.1 kg，10 秒平衡测试正常。3 米往返：10.21 秒。坐立起测试：10.21 秒。6 分钟步行距离 204 米。

药物评估：抗凝、降脂、β 受体阻滞剂，降压治疗。

营养评估：采用心脏健康餐盘与脂肪餐评估量表进行评估，结果：饮食习惯良好。

运动能力评估：体适能及心肺耐力低下。

心理评估：中度焦虑、抑郁状态。

尼古丁依赖评估：无吸烟史。

辅助检查：心脏超声（2021 年 3 月 24 日）：Bentall 术后，左心增大，主动脉瓣窦部增宽，肺动脉主干及右肺动脉增宽，左肺动脉细窄，二尖瓣反流，左心功能减低，心包积液（少量）。

疾病诊断：①主动脉瓣机械瓣置换及升主动脉人工血管置换术，心功能3级（NYHA分级）；②心肺功能低下；③主动脉夹层；④贫血。

功能诊断：①有氧能力低下；②日常生活活动能力受限；③社会参与能力下降。

二、诊疗经过

患者在外院行"主动脉瓣瓣膜并人工血管置换术"后并未进行心脏康复训练，主要原因是患者术后身体虚弱且处于焦虑状态，对运动产生恐惧心理。入我院后，患者接受了全面的基础检查和详细的康复评估，对患者进行系统详细的康复宣教，让患者认识到术后心脏康复的重要性及康复训练实施过程中的安全把控措施。以此基础上为患者制定了有针对性的康复计划，短期目标重在通过低强度的运动减少患者对运动的焦虑和恐惧心理，在心理上可以接受康复训练，同时增加心肺耐力，提高日常生活活动能力；远期目标是让患者形成一个良好的、科学的运动习惯，尽早恢复社会功能。第1周给予患者低强度床旁抗阻训练，同时进行呼吸训练以增强患者吸气肌肌力，让患者接受并适应运动强度；第2周在第1周运动形式的基础上增加低强度的有氧运动，如步行训练、低强度功率自行车等，运动强度在第1周的基础上逐渐增加到目标强度；第3周在第2周的基础上，运动形式不变，增加运动时间，提高运动总量，见病例29表1。经过20天的康复运动干预，患者逐渐恢复体能，各项能力明显提升。

病例29表1　康复治疗过程

	方式	强度	时间	频次
第1周	健康教育		5～10分钟	BID
	心理治疗：放松训练		5～10分钟	BID
	日常生活活动能力训练	RPE：10～11分	5～10分钟	BID
	腹式呼吸训练	RPE：10～11分	10分钟	BID
	床旁抗阻训练	RPE：10～11分	20分钟	BID
	站立训练	RPE：10～11分	10分钟	BID
第2周	肌耐力训练	RPE：11～12分	5～10分钟	BID
	心理治疗：放松训练		5～10分钟	BID
	有氧运动：功率自行车	RPE：11～12分	10～15分钟	BID
	弹力带抗阻训练	RPE：11～12分	5～10分钟	BID

续表

方式		强度	时间	频次
	呼吸训练：吸气肌负荷训练	RPE：11～12分	10分钟	BID
第3周	有氧训练：功率自行车	RPE：12～13分	20～30分钟	BID
	心理治疗：放松训练		5～10分钟	BID
	弹力带抗阻训练	30%～50% 1 RM	15分钟	BID
	吸气肌负荷训练	30%～40% PImax	10分钟	BID
	上下楼梯	RPE：12～13分	15分钟	BID

注：RPE，Borg自感劳累评分；1 RM，1次重复最大力量；PImax，最大吸气压力；BID，2次/日。

出院前专科评估：①日常生活活动能力评分95分，徒手肌力评估四肢肌力正常，身体活动情况分级低级。左手握力35.5 kg，右手握力34.4 kg；②药物评估：抗凝、降脂、β受体阻滞剂，降压治疗；③营养评估：采用心脏健康餐盘与脂肪餐评估量表进行评估，结果：饮食习惯良好；④运动能力评估：10秒平衡测试正常。3米往返：5.38秒。坐立起测试：9.41秒，6分钟步行距离424米；⑤心理评估：GAD-7评分3分，PHQ-9评分3分，无焦虑、抑郁状态。

患者康复前后综合评估结果对比见病例29表2。

病例29表2　患者康复前后综合评估结果

项目名称	入院时	出院时
体重（kg）	88	86
腰围（cm）	93	92
腰臀比	0.93	0.94
左/右握力（kg）	32.2/32.1	35.5/34.4
4米步行速度测试（m/s）	10.21	3.03
起立-行走计时测试（秒）	10.21	5.35
日常生活活动能力评分（分）	95	95
口腔最大吸气压（cmH$_2$O）	37	55
6分钟步行距离（米）	204	424
GAD-7评分（分）	10	3
PHQ-9评分（分）	10	3

注：GAD-7，广泛性焦虑量表；PHQ-9，健康问卷抑郁症状群量表。

三、病例特点及讨论

患者青年男性，首发症状为心功能不全，外院检查明确主动脉夹层，行升主动脉人工血管置换术治疗后 2 周，运动能力下降明显。患者有强烈的术后运动的期望，但是术后伤口疼痛和乏力使患者对运动产生恐惧心理，甚至过度关注自身的各项生命体征的变化，基于患者此种心理状态，我们科室心理治疗师为患者制定了有针对性的心理放松治疗，并同时增加对患者的健康教育，让患者认识到术后运动康复在专业心肺康复治疗师的监督和指导下是非常安全的，训练强度循序渐进，缓解患者对运动的恐惧心理。

经过康复科综合评估和积极的健康教育及有针对性地放松心理治疗，患者逐渐开始接受运动康复，在给予患者精准的运动指导的基础上，运动强度循序渐进，经过 20 天的运动康复干预，患者逐渐恢复体能，各项能力明显提升。

主动脉夹层是临床上一种较为危急的心血管疾病，主要是由于患者的主动脉内膜组织破损，在持续高压状态下血流进入血管壁导致内膜分离，进一步扩张至主动脉长轴方向。该病发生时会表现为突发撕裂样的胸、背、腹痛，通常发病急、进展快，具有较高的临床病死率。现阶段，随着医疗技术水平的提高及对该病研究的不断深入，主动脉夹层手术治疗极大提高了该病的存活率。

《中国心脏康复与二级预防指南解读》指出，心脏康复根据康复的不同阶段分为Ⅰ期心脏康复（院内康复期）、Ⅱ期心脏康复（院外早期康复或门诊康复期）、Ⅲ期心脏康复（院外长期康复）。Ⅰ期心脏康复的目标为：缩短住院时间，促进日常生活活动能力及运动能力的恢复，增加患者自信心，减轻心理痛苦，降低再住院率。Ⅱ期心脏康复增加了中等强度的运动，是Ⅰ期康复的延续也是Ⅲ期康复的基础。Ⅲ期康复的目标为指导患者形成健康的生活方式和运动习惯。Ⅰ期心脏康复能够提高患者心肺功能、促进心血管损伤恢复。专家指出，患者所能承受的最高强度的心脏康复运动能够有效地降低心血管疾病患者再住院率的发生，提高患者的生活质量。国外康复中心的一项研究表明，早期的康复锻炼有助于 A 型主动脉夹层患者达到理想的静息血压值并对患者心肺功能的恢复产生有利的影响。因此，构建 A 型主动脉夹层患者Ⅰ期心脏康复方案从加速患者康复、减少并发症的发生等方面是十分必要的。对于这些发病年龄偏低、住院时间长的主动脉夹层患者积极开展院内康复（Ⅰ期心脏康复）意义重大。

但由于疾病本身复杂多变，病情变化迅速，手术后会出现诸多并发症，患者痛苦程度高，且医疗费用高，加之患者自身对疾病的了解程度有限，这些均会导致患者出现心理应激反应，对术后康复造成不良影响。

因此，心外科术后康复的患者从入院开始，应对患者进行持续的心理干预。通过健康教育向患者解释手术对身体和心理变化的影响，减少患者对术后恢复的过度焦虑和抑郁，帮助患者接受并适应现阶段的情绪心理状况。同时可指导患者进行冥想训练和放松训练，帮助患者减轻压力。鼓励患者听正念音频，保持积极的情绪。对于有严重心理问题的患者，可转介至心理咨询师或精神医师处，进行专业指导。

本病例为年轻患者，对疾病死亡率高有一定的了解，术后有很强的运动欲望，希望尽早恢复到工作岗位，但是由于自身对疾病的认识不清楚，以及术后运动后会产生胸闷、气短，导致对运动产生恐惧心理，同时对未来是否可以回到岗位上产生焦虑，在初始评估结果显示焦虑、抑郁情绪明显。因此患者心理恐惧运动，导致运动量下降，卧床时间增加，心肺储备能力下降，各项功能下降。基于此，我们在患者康复初期把重点放在给患者做好康复宣教和心理放松治疗的干预上，消除患者心理对运动的恐惧。在患者可以接受运动以后，然后再循序渐进地增加运动强度，逐渐增加到目标强度，完成提高日常生活活动能力，养成良好的运动习惯，回归社会的康复目标。

四、病例相关问题及分析

根据以上病例资料，我们总结了关于主动脉瓣瓣膜并人工血管置换术患者康复的具有代表性的几方面问题进行讨论，希望为广大康复同仁提供参考。

1. 主动脉瓣瓣膜并人工血管置换术患者早期做运动康复安全吗？都有哪几种形式？

主动脉夹层是临床上一种较为危急的心血管疾病，死亡率很高，临床常以人工血管置换术作为治疗手段，且术后早期康复的作用已被广泛认可，但主动脉夹层患者病情复杂，变化迅速，手术后会出现诸多并发症，所以Ⅰ期心脏康复实施的安全性一直是讨论的重点。在《中国心脏康复与二级预防指南解读》指出，患者在生命体征平稳后即可开始心脏康复，且安全性已经在国内外的研究中得到证实。因此，主动脉瓣瓣膜并人工血管置换术患者在术后早期病情稳定，生命体征平稳开展心脏康复是安全的。

早期康复（即Ⅰ期心脏康复）的形式包括有氧运动、抗阻训练、平衡训练和柔韧性训练。有氧运动一般包括床旁功率自行车训练、步行训练、上下台阶训练、有氧操等，抗阻训练一般包括床旁抗自身重力训练、哑铃训练、弹力带训练、呼吸肌抗阻训练等。训练强度一定是从低强度开始，循序渐进，逐渐过渡到目标强度。每周进行有氧运动3次以上，抗阻训练，每周进行2次，训练时阻力为轻或中度，联合进行有氧运动和抗阻训练可更大程度地提高运动能力。

2. 如何把控主动脉瓣瓣膜并人工血管置换术患者早期运动康复中的安全？

心脏外科术后患者运动康复存在一定的风险，所以在运动中的安全把控至关重要，不仅需要专业的心脏康复团队，还要做好患者在运动中各项指标的监测，以便及时发现隐患，预防不良事件的发生。

患者初次评估时，根据患者的病情和运动能力等确定患者的运动危险分层，运动时患者受监护的次数会根据其运动危险分层的结果有所不同，病情越复杂的患者需要监测的次数越多。主动脉瓣瓣膜并人工血管置换术患者早期的运动危险分层为高危，运动训练时需要全程佩戴心电监护设备，且有心脏康复科临床医生和心肺物理治疗师在场，及时记录运动中的各项指标。

同时在运动中，心肺物理治疗师需要及时关注患者的症状水平，包括：疲劳程度（主观、客观）、呼吸急促程度（主观、客观）、客观监测指标（心率、血压、血氧、心电图）、面部表情（苍白、发绀）、脑血管灌注（意识与认知状况）、外周血管灌注（疼痛、皮温）、汗液分泌等，及时识别运动当中的危险信号，避免意外发生。

3. 动脉瓣瓣膜并人工血管置换术后患者心理状态对其康复预后的影响及处理方法。

心外科患者常常由于术后疼痛、呼吸功能下降、运动能力减弱等常常发生心理情绪的变化，会出现减少社交活动，减少日常活动量，甚至发生焦虑或抑郁，不仅降低患者参与心脏康复的意愿，影响患者的康复进程，而且还影响患者的生活质量，运动能力、心理状态与其生活质量均具有相关性，三者相互影响。因此，对于动脉瓣瓣膜并人工血管置换术后患者的心理状态需要高度重视，早期干预，避免由于心理和情绪问题影响患者预后。

干预动脉瓣瓣膜并人工血管置换术后患者心理状态的方法分为药物治疗和非药物治疗两大类。药物治疗主要包括抗抑郁药、抗焦虑药等，这些药物通过调节大脑中的神经递质来改善情绪和情感。非药物治疗包括认知行为疗法、心理放松治疗等心理疗法，同时可以配合音乐治疗和运动疗法等，这些方法有助于患者认识并改变消极思维模式，减少对运动的恐惧，提高应对压力和社会适应能力。因此，早期心理干预采用全面而个体化的方法，综合药物和非药物干预，并涉及由康复科医生、心外科医生、精神科医生、心理学医生、康复治疗师、康复护士和社会工作者等组成的多学科团队。定期评估患者的心理状态和康复进展，并根据个人需求和病情变化及时调整治疗方案，以确保最佳的康复效果。

五、病例点评

主动脉夹层在临床上十分凶险，是导致猝死的常见原因之一。按照 Stanford 分型将主动脉夹层分为 A 型和 B 型，A 型主动脉夹层属于心血管疾病中最为凶险的一类，该病起病急骤、进展快，死亡率达每年 6/10 万人，严重威胁到患者的生命安全。一旦确诊为 A 型主动脉夹层需要立即进行开放性手术修复，未经手术治疗的急性 Stanford A 型主动脉夹层发病 24 小时内病死率每小时增加 1% ～ 2%，发病 1 周病死率超过 70%，发病年龄低、病死率高，严重影响患者的生存和生活质量。

A 型主动脉夹层术后患者由于手术会留有残余夹层，因此再度引发夹层破裂的风险仍然存在，所以如何指导患者进行康复运动就成了研究的难点。应用时机理论，根据患者不同阶段的不同需求来制订心脏康复计划，能够根据患者机体差异来促进康复运动的顺利进行。

另外，主动脉夹层患者在术后也容易出现焦虑、抑郁等心理问题，导致焦虑、抑郁的可能原因为发病时剧烈的疼痛、手术的风险及效果、远期生存及生活质量、高昂的治疗费用等。

焦虑、抑郁是心血管疾病的危险因素，两者互相影响、互相促进。有研究发现，焦虑、抑郁情绪会引起机体一系列生理反应，导致血压升高，而主动脉夹层的发生与血压关系密切。中国超过 80% 的主动脉夹层患者有高血压病史，高血压也是主动脉夹层患者破裂的主要因素，由此可见，降低患者焦虑、抑郁等负性情绪直接改善患者的心理状态，间接促进病情康复。

该病例属于主动脉夹层行主动脉机械瓣并人工血管置换术后，出现心理问题导致患者不能正常进行Ⅰ期心脏康复，如对术后康复运动的恐惧，对未来是否可以回归工作岗位的焦虑等。该心脏康复团队在早期对患者的治疗重点放在心理干预上，应用心理放松治疗缓解患者的焦虑问题，且重点进行了健康教育，对患者术后的康复意义和重要作用进行科普。此外，待患者可接受运动后，该团队为患者制定了详细的、有针对性的、循序渐进的康复计划，包括持续性的心理干预，使患者在20天内运动功能、心理状态等均有很明显提升。总体来说，这个病例展示了心理干预在心外科术后患者的重要作用和全面个性化康复计划的重要性。

（病例提供者：郭军辉　郭金龙　北大医疗海洋石油医院）

（点评专家：朱志中　天津市环湖医院）

参考文献

[1] 袁丽霞，丁荣晶．中国心脏康复与二级预防指南解读［J］．中国循环杂志，2019，34（S1）：86-90.

[2] Duan YP, Liang W, Guo L, et al.Evaluation of a web-based intervention for multiple health behavior changes in patients with coronary heart disease in home-based rehabilitation：pilot randomized controlled trial［J］.J Med Internet Res, 2018, 20（11）：e12052.

[3] Fuglsang S, Heiberg J, Hjortdal VE, et al.Exercise-based cardiac rehabilitation in surgically treated type-A aortic dissection patients［J］.Scandinavian Cardiovascular Journal, 2016, 51（2）：1-21.

[4] 憨春红，孙全敬，董丽敏，等．六西格玛理论对主动脉夹层围术期患者预后及焦虑抑郁情绪的影响分析［J］．国际精神病学杂志，2020，47（3）：616-619.

[5] 李莉，罗红侠．心理护理干预联合健康宣教对主动脉夹层动脉瘤患者不良情绪和治疗依从性的影响［J］．中国肿瘤临床与康复，2020，27（10）：1245-1248.

[6] Cifani N, Proietta M, Tritapepe L, et al.Stanford-A acute aortic dissection, inflammation, and metalloproteinases：a review［J］.Annals of medicine, 2015, 47（6）：441-446.

[7] 孙立忠. 主动脉夹层诊断与治疗规范中国专家共识 [J]. 中华胸心血管外科杂志，2017，33 （11）：641-654

[8] 朱佳琪，董妍，马跃文. 心脏外科术后 I 期心脏康复作用途径研究 [J]. 中国康复医学杂志，2021，36（04）：477-480.

[9] 中国心脏内外科冠心病血运重建专家共识组. 中国心脏内、外科冠心病血运重建专家共识 [J]. 中华胸心血管外科杂志，2016，32（12）：707-716.